睡眠こそ最強の解決策である

WHY WE SLEEP

The New Science of Sleep and Dreams

睡眠コンサルタント／睡眠科学者
カルフォルニア大学バークレー校教授
マシュー・ウォーカー

桜田直美［訳］

WHY WE SLEEP

The New Science of Sleep and Dreams

by Matthew Walker, PhD

Illustration credits appear on below URL.
http://www.sbcr.jp/book/suimin/

私に書くきっかけを与えてくれたダッチャー・ケルトナーへ

睡眠こそ最強の解決策である■目次

PART 1 眠りとは何か？

PART 2 なぜ眠りが重要なのか？

PART 3 なぜ夢を見るのか？

PART 4 睡眠とどう向き合うべきか？

眠りとは何か？

PART 1

第1章

「眠り」という謎

――最先端科学が明かす睡眠の真実

あなたはこの1週間、自分は十分に眠ったと自信をもって言えるだろうか？　最後に目覚まし時計の助けを借りずにすっきり起きられた日を思い出せるだろうか？　たいていの人は、いずれかの答えが「ノー」になるだろう。実際のところ、先進国に暮らす大人の3分の2が、健康にいいとされる8時間睡眠を確保できてはいない。

現代人は睡眠不足と言われても、とくに驚きはないだろう。しかしその結果がどうなるかを知れば、きっと驚くに違いない。

睡眠時間が6時間か7時間を下回る状態が長く続くと、免疫機能が衰え、ガンのリスクが2倍にもなる。それに加えて、睡眠時間はアルツハイマー病を発症するかどうかのカギも握る。また、心血管病や脳卒中、鬱血性心不全などを発症するリスクが高まる。「落ち着かない心は眠りを妨げる」とシャーロット・ブロンテも言っていたように、睡眠不足は、うつ病、不安、自殺傾向などのさまざまな心の問題の原因にもなる。

寝不足のときは食欲が増すと感じたことはないだろうか。じつは、これは単なる気のせいではない。睡眠が足りないと空腹を感じるホルモンが大量に分泌され、逆に満腹を感じるホルモンは少なくなるからだ。その結果、十分に食べても食欲が消えず、際限なく食べたくなってしまう。

以上のことを総合すれば、**睡眠不足は寿命を短くする**ということも容易に理解できるだろう。「眠るのは死んでからだ」という言葉もあるが、この言葉通りの人生を送っていると、睡眠不足で生活の質が下がり、しかも早死にするという皮肉な結果になってしまう。睡眠不足をゴム紐にたとえるなら、永遠に引っ張り続けることはできず、いずれ必ずパチンと跳ね返ってくるということだ。

睡眠不足は先進国の流行病だ

悲しいことに**人類は、自分の意思で睡眠時間を削っている唯一の種族**だ。睡眠不足は健康や幸福感に悪い影響を与えるだけでなく、社会や経済活動の妨げにもなっている。現に**世界保健機関（WHO）が、睡眠不足は先進国の流行病だと宣言を出した**ほどだ。

この1世紀の間で睡眠時間がもっとも大幅に減少した国々、たとえばアメリカ、イギリス、日本、韓国、それに西ヨーロッパ各国などは、先に述べたような心身の病気がもっとも増えている国でもある。これは決して偶然ではない。

この深刻な事態を受けて、私を含む睡眠の専門家たちがついに立ち上がった。医師たちに働きかけて、**患者に「睡眠」を処方する**という活動にとり組み始めた。

すべては睡眠で最適化される

これまで社会が睡眠に無関心だったのは、睡眠の必要性を十分に訴えてこなかった科学界の責任でもある。つい最近まで、**睡眠は生物学の最後に残った大いなる謎**だった。

科学界には、遺伝学、分子生物学、最新のデジタル技術といった問題解決の切り札が存在するが、それらをもってしても眠りの謎を解明することはできなかった。DNAの二重らせん構造を発見してノーベル賞を受賞したフランシス・クリック、古代ローマの高名な教育者にして修辞学者のクインティリアヌス、さらにはジークムント・フロイトといった一流の頭脳が眠りの謎にとり組んできたが、誰もこの暗号を解読することはできなかった。

医師も科学者も、「人はなぜ眠るのか」という問いに対する明確な答えをもっていなかった。睡眠は、食欲と性欲と並ぶ人間のもっとも基本的な欲求だ。食欲と性欲の機能についてはずっと昔からわかっていたが、睡眠だけが大いなる謎として私たちを悩ませてきた。

人が眠る理由を進化の観点から解明しようとしても、かえって謎は深まるばかりだ。どんな観点に立ったところで、睡眠はやはり、何の意味もない愚かな行為にしか見えないのだ。たとえば、眠っている間は食べ物を集めることはできない。人づきあいもできない。配偶者を見つけて子孫を増やすこともできない。子どもの世話もできない。中でも最悪なのは、寝ている間は完全に無防備な状態になるということだ。いつ肉食獣に食われてしまってもおかしくない。こう考えると、人間の行動の中で、睡眠ほど存在意義がわからないものはないだろう。

睡眠はさまざまな不利益をもたらすのだから、むしろ人間は、眠らないように進化すべきではなかったか。実際ある睡眠学者は、こんなことを言っている。

「生きるために睡眠が絶対に必要でないのなら、睡眠という機能をつくってしまったことは、進化にとって最大の不覚と言えるだろう」

それでも睡眠はしぶとく残ってきた。それどころか、現在まで研究の対象になった生き物は、すべて睡眠という行為が存在する。この事実からわかるのは、睡眠は地球上に生物が誕生したまさにその瞬間、またはその直後から存在し、進化してきたということだ。さらには、その後に続く進化の過程でも淘汰《とうた》されなかったのだから、睡眠には不利益を補ってあまりあるほどの大きな利益があると考えられる。

睡眠はきわめて複雑で、とても興味深い機能だ。私たちが思っている以上に、健康に重大な影響を与えている。睡眠の役割は決して1つではない。むしろ脳と身体の両方にたくさんの恩恵をもたらしている。身体の臓器であっても、脳の機能であっても、**すべてが睡眠によって最適化されているの**だ（それは裏を返せば、睡眠が足りないと臓器も脳もきちんと機能しなくなるということでもある）。

睡眠は心身の健康を保つ最強の薬

ここ20年ほどの間に、睡眠に関して多くの謎が解明されてきた。その結果、睡眠は進化の失敗作ではないということが明らかになった。睡眠には、健康にとってじつにさまざまな効果がある。**睡眠という薬を規則正しく摂取するかどうかは、あなた次第**だ（ちなみに多くの人は、規則正しく摂取することを選ばない）。

たとえば脳の中を見てみると、学習、記憶、合理的な決断と選択といった機能が睡眠によって強化される。睡眠は心の健康にとっても欠かせないものであり、私たちは寝ることによって感情を整え、また次の日も安定した心で社会の荒波を乗り越えることができるのだ。

さらに研究が進み、最近ではあの最大の謎である「夢」についても多くのことが解明されてきた。人間だけでなく、夢を見るすべての生き物が、夢にしかできないさまざまな恩恵を受けている。たとえば**夢には、つらい記憶をやわらげたり、過去と現在の知識を融合させて創造性を刺激したりする働き**がある。

首より下のほうに目を向けると、ここでも睡眠は大きな仕事をしている。免疫機能や、病気や病原菌への抵抗力を強化し、あらゆる病気からあなたを守ってくれる。また、睡眠によってインスリンとグルコースのバランスが調整され、代謝が正常になる。さらに適切に眠ることによって食欲も正常化され、健康的な体重を維持できるようになる。それに加えて、腸内細菌が元気になって健康が保たれるという効果もある。高血圧を予防して、心臓の機能を正常に保つ働きもある。

もちろん、健康的な食生活と定期的な運動も大切だ。しかし最新の研究によって、どうやら、**食事、運動、睡眠のうち、健康のためにもっとも大切なのは、睡眠であること**がわかってきた。きちんと眠れなかった1日と、不健康な食事をした1日、運動不足の1日を比べると、もっとも悪影響が大きいのはきちんと眠れなかった1日だ。心身の健康をここまで力強く回復してくれるものは眠りだけだ。自然な機能であっても、医学的な処置であっても、眠りほどの力をもつものは存在しない。

睡眠に関する研究が進んだおかげで、睡眠の利点はすでに常識になった。すると今度は、逆に睡眠によって阻害される機能はあるのかという疑問がわいてくる。そして今のところ、睡眠が何らかの害になる証拠はまったく見つかっていない。

最新の睡眠研究によって、**睡眠は心身の健康を保つ最強の薬**だということが明らかになった。母なる自然が与えてくれた、もっとも効果的な「死なない方法」である。しかし残念なことに、睡眠不足がもたらす深刻な害については、きちんと知らされていないのが現状だ。現在、健康に関する議論でもっとも欠けているのはこの部分だろう。本書はそうした状況を正すために、科学的に正確な情報を使って睡眠不足の害を広く伝え、さらに**睡眠をめぐる心躍る発見の旅にみなさんを招待したい**と思う。この本を読めば、睡眠への認識を改め、さらにそのありがたさが実感できるようになるはずだ。

世界最先端の睡眠の科学

個人的な話をすれば、私は睡眠が大好きだ。ただ眠るのが好きというだけでなく、睡眠にまつわるすべてが好きだ。睡眠の謎を解明すること、睡眠のすばらしさを広く伝えることに情熱をもっている。睡眠という素晴らしい贈り物を、すべての人に楽しんでもらいたい。

私が睡眠と恋に落ちたのは、今から20年以上も前のことになる。当時の私は、ハーバード・メディカルスクールの精神医学教授だった。それから睡眠に関する研究を重ね、現在はカリフォルニア大学バークレー校で神経科学と心理学の教授を務めている。

とはいえ、睡眠との恋は一目惚れで始まったわけではない。私が睡眠を研究するようになったきっかけは、まったくの偶然だった。当初は、睡眠のようなやっかいな分野に足を踏み入れるつもりはまったくなかった。18歳のとき、私はクイーンズ・メディカルセンターに入学した。ここはイギリスのノッティンガムにある大病院で、数多くの脳科学者が働いていることでも知られている。そして勉強した結果、自分は医学に向かないと判断した。医学はつねに答えを求める分野だが、私は疑問のほうに魅力を感じるタイプだ。私にとっては、答えは次の質問に続く道でしかない。そこで私は、医学から神経科学に鞍替えし、そして卒業すると、ロンドンの医学研究会議の支援を受けて神経生理学で博士号を取得した。

私が睡眠研究に何らかの貢献をするようになったのは、博士号の研究をしているときのことだった。当時の私は、初期の認知症患者の脳波の働きを研究していた。一般の印象とは異なり、一口に認知症と言ってもさまざまな種類がある。もっとも多いのはアルツハイマー病だが、数ある認知症の1つにすぎない。治療にあたっては、どのタイプの認知症かを見きわめることがきわめて重要になる。

私は研究で、覚醒時と睡眠時に分けて脳波を測定した。どのタイプの認知症になるかは、脳波の種類によって決まるのではないかという仮説を立てていたからだ。日中の覚醒時に測定した脳波には、これといった特徴は見られなかった。しかし睡眠時の脳波を見ると、認知症のタイプによって明確な違いが認められる。そこで私は、睡眠によって認知症のタイプを早期に発見することが可能になるのではないかと考えた。

私は睡眠に夢中になった。よい答えがつねにそうであるように、睡眠が与えてくれた答えも、さらに刺激的な質問につながっていく。認知症患者の睡眠障害は、それ自体が認知症の原因になっているのだろうか？　記憶障害、攻撃性、幻覚、妄想といった認知症の症状も、睡眠不足が原因になっているのではないだろうか？

私は可能なかぎりあらゆる書物を読んだ。そして、信じられないような事実が明らかになってきた。**人はなぜ眠るのか、その理由がまだ解明されていなかったの**だ。眠りの働きがわからなければ、認知症と眠りの関係もわからないままだ。そこで私は、まず眠りの謎を解明することにした。

私は認知症の研究を中断すると、博士研究員として大西洋を越えてハーバード大学にわたり、人間のもっとも大きな謎の研究に着手した。**古今東西の偉大な科学者たちでさえも今まで解くことのできなかった、「人はなぜ眠るのか」という謎**だ。じつを言うと、2年もあれば謎は解けるだろうと思っていた。それはうぬぼれではなく、純粋に何もわかっていなかったからだ。あれは今から20年前のことだ。どんなに動機が立派でも、それだけで難しい問題が簡単になってくれることはない。

20年にわたる私自身の研究と、世界中のラボで行われてきた数千もの研究を組み合わせた結果、多くの答えが見つかった。これらの発見のおかげで、私はさまざまな世界で貴重な体験をする機会に恵まれた。プロスポーツのNBA、NFL、イギリスのプレミアリーグで睡眠コンサルタントを務め、ピクサー・アニメーション、政府機関、有名テクノロジー企業や金融企業と一緒に仕事をし、さらにテレビ番組やドキュメンタリーの製作にも携わることができた。私を含む研究者たちの発見によって、睡眠の働きがついに明らかになったのだ。

最後に、本書の構成について説明しておきたい。全体は4つのパートで構成されている。まずパート1では、睡眠という難問の謎を解明していく。そもそも睡眠とは何か。私たち人類にとって、正しい睡眠とは何か。年齢によってどのように睡眠パターンが変わるのか。

パート2では、睡眠の効果と睡眠不足の恐ろしさについて見ていく。睡眠は、健康のカギを握るまさに万能薬だ。睡眠が不足すると、あらゆる種類の健康問題につながる。そして最終的には死に至る。これを読めば、誰もが睡眠不足の恐ろしさを実感できるだろう。

パート3は夢を科学的に説明する。そして、夢を見ている人の脳をのぞき見る。なぜ人は夢を見るのか、夢の内容は何に左右されるのか、数々の疑問がこのパートで明らかになる。

パート4では、不眠症を含むさまざまな睡眠障害について見ていく。私たちの多くが、夜ぐっすり眠ることができない。その理由は、誰もが思いつくものもあれば、意外なものもある。そこからさらに視野を広げ、睡眠不足と社会の関係についても見ていこう。そして最後に、本書を前向きなトーンでしめくくるために、私たちが良質な睡眠をとり戻すための道筋を提案する。21世紀にふさわしい新しい睡眠を考えていこう。

とはいえ、パート1から4まで順番に読む必要はない。どの章もだいたいそれだけで完結しているので、ビュッフェのように好きな章だけ選んでもよし、コースメニューのようにすべての章を楽しんでもよし。それぞれのスタイルに応じて読んでもらいたい。

そして最後にもう一言。本書を読みながら眠くなったとしても、私は一向に気にしない。むしろそれを望んでいるぐらいだ。睡眠と記憶の関係を知っていれば、本を読みながら眠くなるのは、著者にとってこのうえない喜びであることが理解できるだろう。睡眠には、記憶を脳に定着させる効果があるのだから。本書を読みながら、ぜひうとうとしてもらいたい。

第2章

睡眠リズムをとり戻す
――カフェイン、時差ボケ、メラトニンの影響

人の身体は、「いつ寝るか」ということをどのように判断しているのだろうか。寝る時間、起きる時間を決める要素は大きく分けて2つある。今これを読んでいる瞬間も、その2つの要素が、あなたの心と身体に大きな影響を与えている。1つ目の要素は、脳の奥深くに組み込まれた、24時間単位の時計から送られてくるシグナルだ。その時計が夜と昼のリズムをつくっている。夜のある時間になったら眠くなり、朝のある時間になったら目が覚めるようになっているのも、その時計があるおかげだ。

もう1つの要素は、脳内で生成される化学物質だ。起きている時間が長くなるほどその化学物質の量が増え、脳に**「睡眠圧」**がかかるようになっている。この体内時計と化学物質のバランスによって、日中は覚醒し、夜になると眠くなるというリズムができあがっているの

だ。そして睡眠の質も、一部はこのバランスによって決まっている。

すべての生物に体内時計が備わっている――人間にもオジギソウにも

先ほどあげた睡眠にまつわる疑問の多くは、脳に刻まれた24時間のリズムと深い関係がある。このリズムは**「概日リズム」**とも呼ばれている。地球上に暮らす生物のうち、寿命が数日以上あるものは、すべてこの概日リズムを備えている。脳内に存在する24時間単位の時計が概日リズムとコミュニケーションをとりながら、脳のすべての部位と、体内のすべての臓器に信号を出しているのだ。

この24時間のリズムによって、目を覚ましている時間と、眠る時間が決まっている。しかし、このリズムがコントロールしているのは、睡眠と覚醒のパターンだけではない。飲んだり食べたりする時間や、気分や感情、排出する尿の量、体温、代謝の善し悪し、さまざまなホルモンの分泌量も、このリズムの影響を受けている。

オリンピックで新記録が出るかどうかも、競技が行われる時間と密接な関係がある。人間の活動がいちばん活発になる時間は午後の早い時間だ。さらには出産と死亡の時間にまで、どうやら概日リズムがあるようだ。その理由は、**代謝、心臓の働き、体温、ホルモン分泌といった命にかかわる身体の働きが、概日リズムの影響を受けている**からである。

この生体ペースメーカーの存在が発見されるはるか以前、時間を止めるという画期的な発想で実験を行った人物がいる——1729年、フランス人地球物理学者のジャン＝ジャック・ドルトゥス・ドゥ・メランが、植物に体内時計が備わっているということを、世界で初めて発見した。

ドゥ・メランは、向日性の植物の研究をしていた。向日性とは、太陽の動きに従って向きを変えることだ。中でも彼がとくに興味をもったのはオジギソウだった。オジギソウは太陽の動きで向きを変えるだけでなく、夜になるとまるで水が切れたようにしおれてしまう。そして朝になると、再び傘のように葉が開くのだ。オジギソウは毎朝毎晩、この行動をくり返す。そのためチャールズ・ダーウィンは、オジギソウを「眠る葉」と呼んでいた。

ドゥ・メランの実験が行われるまで、オジギソウのこの習性については、日の出と日の入りに対応しているのだろうと考えられていた。たしかに理にかなった推論だ。太陽の光に反応して葉が開き（たとえ曇りの日でも）、そして日が沈んで暗くなると葉が閉じる。しかし、ドゥ・メランの実験によって、この通説が完全に覆されることになる。

彼はまず、オジギソウを日の当たる場所に置いた。太陽の光を遮るものはなく、夜は真っ暗になる。すると予想通り、日中は葉が開いていて、夜になると閉じていた。

そこでドゥ・メランは、実験に天才的なひねりを加えた。オジギソウを箱に入れて密閉し、24時間そのままにしておいたのだ。箱の中は、昼も夜も関係なくずっと真っ暗だ。その真っ暗な24時間で、彼は何度か光が入らないように気をつけながら箱の中を観察した。するとたとえ真っ暗でも、日中はまるで太陽の光を浴びているように元気に葉を広げていたのだ。そして日が沈む時間になると葉を閉じ、夜の間はずっとしおれたような状態になる。

これは革命的な発見だった。ドゥ・メランの実験によって、生物はただ太陽の光に反応しているのではなく、独自の時計をもっていることが明らかになったのだ。あの植物のどこかに24時間単位の時計が埋め込まれ、太陽の光とは関係なく、独自にリズムを刻んでいる。つまり太陽の影響を受けるだけでなく、「内発的な」リズムも備えているということだ。

意外なことに、人間にもオジギソウと同じようなリズムがあることがわかるまでに、それから200年も待たなければならなかった。とはいえ、ドゥ・メランの実験によって、体内時計の理解が深まったことも事実だ。1938年、シカゴ大学のナサニエル・クライトマン教授と、研究助手のブルース・リチャードソンは、さらに革新的な研究に着手しようとしていた。ここまで体を張った研究は、まさに彼らの比類ない献身と情熱のたまものだろう。

人間の体内リズムはきっちり24時間ではなくだいたい24時間

クライトマンとリチャードソンは、自らが実験台になろうとしていた。たくさんの食料と水、それに折りたたみ式のベッドを2台用意すると、ケンタッキー州にある巨大な洞窟、マンモス・ケーブに乗り込んだ。ここは世界でもっとも深い洞窟の1つであり、奥まで行くと太陽の光がまったく届かない。クライトマンとリチャードソンは、この完璧な暗闇を利用して、人間の体内リズムに対する理解に革命を起こした。

２人の研究者は、食料と水の他に、実験に使うさまざまな器具ももち込んでいた。体温計や睡眠と覚醒のリズムを計測する機械などだ。それらをベッドの脇に設置して、その計測エリアをメインの居住空間とする。ベッドの下には水があり、害になるような動物が近づけないようになっていた。

クライトマンとリチャードソンが知りたかったのは、日光と体内リズムの関係だ。日光の影響をまったく受けない空間にいると、睡眠と覚醒、そして体温変化のリズムは完全に狂ってしまうのか。それとも日光に関係なく、リズムは保たれるのか。

最終的に、２人は暗闇の中で32日間すごした。その結果、髭が伸び放題になっただけでなく、２つの画期的な発見もする。１つは、**人間もオジギソウと同じように、太陽の光の影響を受けない体内時計を備えている**ということ。つまりクライトマンもリチャードソンも、洞窟生活の間に睡眠と覚醒のリズムが完全に乱れることはなく、だいたい15時間起きて９時間眠るというリズムを保っていたのだ。

問題はもう１つの発見だ。実験の間、２人の睡眠と覚醒のリズムはきっちり24時間ではなく、一貫してそれよりも長かったのである。当時20代だったリチャードソンは、26時間から28時間のリズムだった。そして40代のクライトマンは、リチャードソンよりは24時間に近かったが、それでも24時間よりは長かった。つまり、太陽の光という外側の影響をとり除くと、２人の体内で刻まれるリズムは24時間ではなかったということだ。だんだんと遅れていく時計と同じように、２人の体内時計も、外界の時間より遅れていったのだ。

私たちの体内リズムはきっちり24時間ではなく、「だいたい」24時間の周期で刻まれている。クライトマンとリチャードソンの実験から70年以上が経過した現在、人間の大人の体内時計は、平均して24時間と15分の長さで1日のリズムを刻んでいるということがわかっている。1日24時間という地球の自転のリズムとほぼ同じではあるが、スイス製の時計のように正確に24時間というわけではない。

ありがたいことに、たいていの人は真っ暗な洞窟の中で暮らしているわけではない。定期的に太陽が昇ってくれるおかげで、体内時計の遅れを直すことができる。つまり太陽の光は、時計のネジを回して遅れを直す指のような役割を果たしているのだ。太陽光があるおかげで、私たち人間の体内時計は、正確な24時間のリズムを刻むことができている。

脳が体内時計をリセットする

脳が太陽光を使って体内時計をリセットするようになったのは、偶然の結果ではない。私たちが暮らす自然環境の中で、太陽光はもっともあてにできる信号だ。地球が誕生してから現在にいたるまで、朝になったら日が昇り、夜になったら日が沈むというリズムが1日も欠かさずくり返されてきた。地球に暮らすほとんどの種族は、この太陽のリズムに合わせて、体温調整などの内的な活動や、食事などの外的な活動を決めている。

とはいえ、脳が体内時計をリセットするのに使っている信号は太陽光だけではない。たとえば、食事、運動、体温の変化や定期的な社交の活動なども、体内時計をリセットする信号の役割を果たす。盲目などの理由で光を感知することができなくても、何らかの概日リズムを維持しているのはそのためだ。体内時計をリセットする刺激は、すべてまとめて「ツァイトゲーバー」と呼ばれている。これはドイツ語で、「時間を与えるもの」「同調させるもの」といった意味だ。

体内時計をリセットする機能を担っているのは、脳の真ん中にある視交叉上核《しこうさじょうかく》という部位だ。「視交叉」とは、眼球から伸びている視神経が交叉する場所のこと。視交叉上核がこの場所にあるのは偶然ではない。眼球から送られてくる光の信号を「サンプル」し、体内時計の狂いを直して、正確な24時間のリズムを保っているのだ。

視交叉上核は2万個の脳細胞（またはニューロン）からできている。2万と聞くと多いと思うかもしれないが、脳全体はおよそ1000億個のニューロンで構成されているので、全体から見ればごく小さな部位だ。とはいえ、小さいからといってろくに仕事をしていないわけではない。むしろその正反対であり、この小さな体内時計は、身体全体のリズムをコントロールする指揮者の役割を果たしている。これは人間だけでなく、すべての種族に当てはまる。視交叉上核の働きは無数にあり、この章のテーマである覚醒と睡眠のコントロールもその1つだ。

昼間に活動する昼行性の種族は、体内の概日リズムによって、昼の間に脳や身体が活動するようになっている。私たち人間も昼行性だ。そして夜になると活動が低下し、眠りへと向

図1 ▶ **典型的な24時間の概日リズム（中核温の変化）**

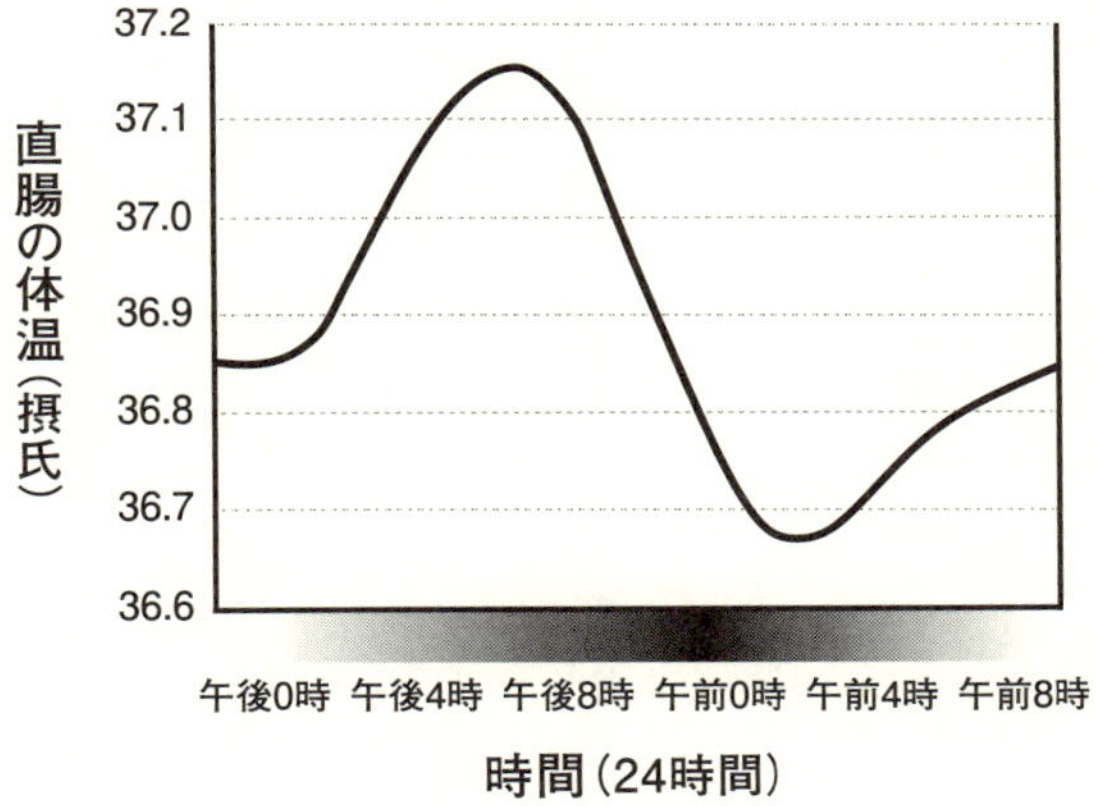

かっていく。図1はそんな概日リズムの一例であり、1日のうちの体温の変化を表している。ここで言う体温とは、正確には直腸で計測した人間の大人の中核温（身体の中心の温度）だ。左端の「午後0時」から体温は上昇を始め、午後遅くにピークを迎え、その後は下がっていく。就寝時間が近づくと、計測を開始した午後0時の体温よりもさらに下がる。

図1を見ればわかるように、一般的に寝る時間である午前0時が近くなると体温は低下する。そして就寝からおよそ2時間後に体温がもっとも低くなる。しかしこの体温変化は、実際に寝ているかどうかは関係ない。仮に一晩中起きていても、中核温は同じようなパターンで変化する。実際の睡眠と覚醒に関係なく（体温が低下するとたしかに眠くなるが）、体温は1日を通して変化しているのだ。

この体温変化のパターンは、あらかじめ身

体に組み込まれた概日リズムの典型的な一例と言えるだろう。まるでメトロノームのように正確なリズムを刻み、このパターンが永遠にくり返される。

視交叉上核がコントロールしているのは体温だけではない。他には睡眠と覚醒のパターンもあげられる。これは、睡眠と覚醒が概日リズムのコントロール下にあるということであり、その逆ではない。つまり、あなたが実際に寝ているか、それとも起きているかということに関係なく、概日リズムは24時間周期で睡眠パターンを決めているということだ。このように、概日リズムは個人の中では一定している。とはいえ、まわりを見わたしてみればわかるように、すべての人が同じ概日リズムを備えているわけではない。

なぜ朝型人間と夜型人間がいるのか？

変わることのない24時間のパターンをすべての人が備えているが、パターンの波形は人によって大きく違っている。たとえば、いわゆる「朝型人間」と呼ばれる人は、覚醒のピークが午前中に来て、夜の早い時間に眠くなる。彼らは人口のおよそ40％を占めている。だいたい夜明けとともに起き、しかもそれが苦にならない。朝早い時間に、いちばん生産性が上がる。反対に「夜型人間」と呼ばれる人は、人口のおよそ30％だ。寝るのが遅く、そして起きるのも遅い。午後にならないと起きてこないような人もいる。残りの30％は、朝型と夜型の中間であり、私自身もそうであるようにやや夜型に傾いている。

夜型の人は、どんなにがんばっても、夜の早い時間に眠ることができない。彼らが眠くなるのは、たいてい夜中の12時を過ぎてからだ。寝るのが遅いのだから、必然的に早起きは嫌いだ。たとえ目は覚めていても、午前中は脳がまだ睡眠モードにあるために、頭がうまく働かない。とくに前頭前皮質《ぜんとうぜんひしつ》と呼ばれる脳の部位が目覚めていない。

この部位は目の上あたりにあり、たとえるなら脳の司令塔のような役割を果たしている。前頭前皮質は、高度な思考や論理を司り、感情をコントロールしている。夜型の人は、朝早く起こされると、前頭前皮質がまだ「オフライン」の状態にあるのだ。早朝でまだ温まっていないエンジンと同じで、彼らは体温が上がって活動モードに入るまでに時間がかかる。

朝型と夜型の分類は、「クロノタイプ」とも呼ばれている。大人の場合、**クロノタイプはほぼ遺伝で決まる**ことが多い。あなたが夜型であるなら、おそらく両親のどちらか、または両方が夜型だろう。悲しいことに、夜型人間は社会から不当な扱いを受けることが多い。

とくに大きな問題は2つある。1つは、「怠け者」のレッテルを貼られてしまうこと。その理由は、夜更かしで朝寝坊だからだ。まわりの人たち（主に朝型人間）はそんな夜型を厳しく非難する。そういう生活になるのはだらしないからであり、努力すれば改善できるはずだと勘違いしているからだ。しかし悲しいかな、夜型たちは好きこのんで夜型になったわけではない。この生活パターンがＤＮＡに組み込まれてしまっているのだ。彼らはなにも、わざとだらしない生活を送っているのではない。遺伝子に決められた運命に従っているだけだ。

そしてもう1つの問題は、社会のスケジュールが朝型に合わせてつくられていること。以前に比べれば状況は改善されてきているが、それでもたいていの会社は、まだ夜型人間にとっては厳しいスケジュールで動いている。その結果、夜型の人は午前中に生産性を上げることができず、せっかく生産性がピークを迎えても、もう仕事が終わる時間だ。

そして、夜型にとっていちばんつらいのは、このスケジュールでは慢性的に睡眠不足の状態になるということだ。遅い時間にならないと寝つけないのに、朝は朝型と同じ時間に起きなければならない。睡眠不足は深刻な病気の原因にもなり、現に夜型の人たちは、うつ病、不安障害、糖尿病、ガン、心臓発作、脳卒中のリスクが高くなっている。

この状況を改善するには、社会のしくみを変えることが必要だ。就労時間に柔軟性をもたせ、クロノタイプに合った働き方を可能にしなければならない。

しかし、そもそもなぜ人間には朝型と夜型があるのだろうか。人間は社会的な動物なのだから、すべての人が同じクロノタイプで、同じ時間に寝起きしたほうが、他者との交流が最適化されるのではないだろうか？　しかし、その考え方は間違っているかもしれない。後でまた詳しく見ていくが、人間はどうやら、家族や部族全体で一緒に眠るように進化してきたようだ。1人で寝たり、カップルだけで寝たりするのは自然に反している。そう考えれば、人によってクロノタイプが違う理由も理解できるだろう。

夜型人間は、夜中の1時か2時になるまで眠くならず、朝は9時か10時まで寝ている。一方で朝型人間は、夜は9時ごろに寝てしまうが、朝は5時ごろに目を覚ます。その結果、群れ全体が眠って外敵に襲われやすくなる時間を、わずか4時間まで減らすことができるのだ。群れの全員が同じ時間に寝ていたら、襲われやすい状態が8時間になってしまう。見張りが誰もいない時間が半分になれば、生き残る確率は50%上昇する。ここまで劇的に生存率が上がるような特徴があるなら、母なる自然が見逃すわけがない。もちろん彼女は見逃さず、しっかり私たち人類に授けてくれた。

「吸血鬼ホルモン」メラトニン

視交叉上核は、ある物質を使って、夜と昼の情報を脳と身体に送り続けている。その物質とは、**「メラトニン」**と呼ばれるホルモンだ。メラトニンは、別名**「暗闇のホルモン」**や**「吸血鬼ホルモン」**とも呼ばれている。なにやら恐ろしげな名前だが、こんなふうに呼ばれるのは、ただ単に夜になると分泌されるホルモンだからだ。

日が沈んであたりが暗くなると、視交叉上核は「メラトニンを分泌せよ」という指令を出す。すると、脳の奥深くにある松果体《しょうかたい》という部位から、血中にメラトニンが分泌される。メラトニンは、まるで大音量の拡声器のように、脳と身体に向かって「暗くなったぞ！　暗くなったぞ！」と大声で叫ぶ。その瞬間に、私たちの身体は正式に夜に突入し、眠るための準備を始めるのだ。

以上のように、メラトニンは「暗くなった」という情報を全身に送ることによって、眠りに就く「タイミング」をコントロールしている。とはいえ、メラトニンは眠りそのものを生

図2 ▶ **メラトニンのサイクル**

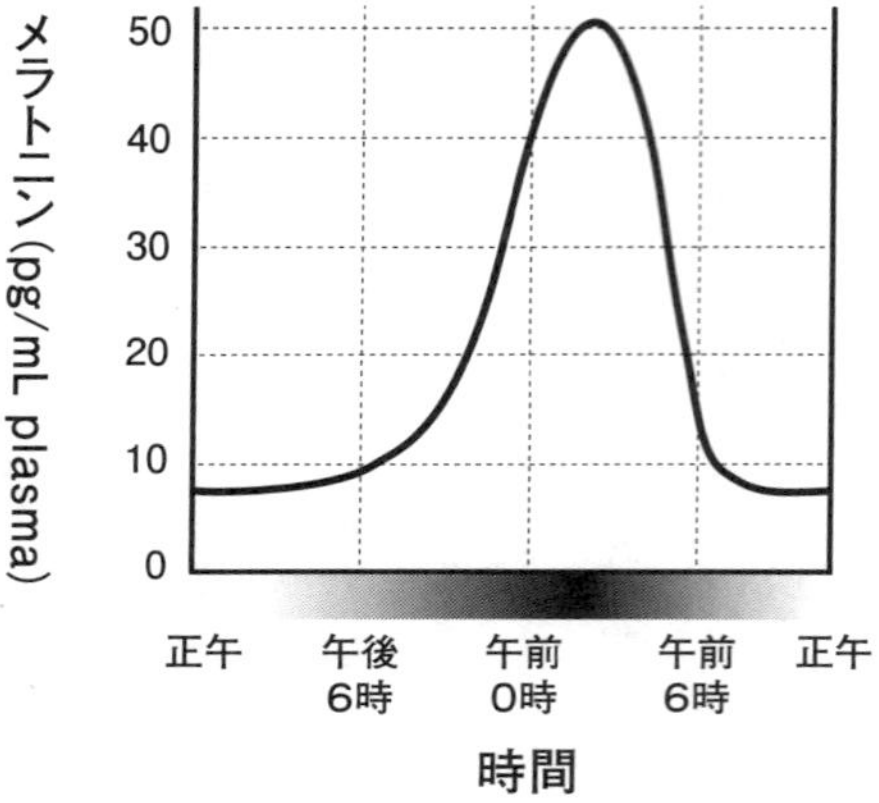

み出しているわけではない。この点は多くの人が誤解しているので、区別をはっきりさせておこう。

睡眠がオリンピックの100メートル競走だとすると、メラトニンは「位置について」のコールからスタートの合図までを担うスターターと同じ役割を果たしている。レース（睡眠）が始まるタイミングなら、スターター（メラトニン）がコントロールすることができるが、自身はレースに参加していない。この比喩を使って説明を続けるなら、実際にレースで走る（睡眠を発生させる）選手は、脳の他の部位ということになる。メラトニンの役割は、実際に睡眠を発生させる脳の部位を、スタートラインに誘導することだ。

睡眠が始まると、体内のメラトニンは、夜から朝にかけてゆっくりと減っていく。夜が明け、太陽の光が目を通して脳に入ってくると（まぶたを閉じていても光を感知することはできる）、松果体にブレーキがかけられてメラトニンの分泌が止まる。血中にメラトニンがなくなると、脳と身体は「睡眠の時間は終わった」というメッセージを受けとる。睡眠というレースはここで終了し、また活動的な覚醒の状態の出番となる。このしくみを見れば、私たち人間は「ソーラーパワー」で動いているとも言えるだろう。そして太陽が沈むと、メラトニンのブレーキが効かなくなる。再び血中のメラトニンが増え、睡眠というレースが始まるのだ。

図2は、血中に分泌されるメラトニンの量の変化を表している。量が増え始めるのは、夕暮れから数時間後だ。その後すぐに急上昇し、午前4時ごろにピークを迎える。その後は夜明けに向かって減り続け、朝が過ぎるとほぼ測定できないレベルにまで減少する。

時差ボケの恐ろしい真実——睡眠リズムとタイムゾーンの移動

ジェットエンジンの発明によって、大量の人間が地球上のどこへでも移動できるようになった。一見すると朗報だが、じつは予想外の問題も生み出している。ジェットエンジンでの移動は速すぎるので、体内時計の調整が終わらないうちに違うタイムゾーンに入ることになる。それがいわゆる**「時差ボケ」の正体**だ。たとえ現地は昼間でも、身体はまだ夜だと思っているので、だるさや眠気がとれない。そして夜になると、身体は昼間だと思っているために、今度は眠れないという問題が発生する。

時差ボケのメカニズムを、私が先日サンフランシスコからイギリスの自宅に帰ったときの体験を例に考えてみよう。ロンドンとサンフランシスコの時差は8時間で、ロンドンのほうが早い。私がイギリスに着いたとき、ヒースロー空港のデジタル時計は午前9時を告げていたが、私の体内時計はまだカリフォルニア時間のままなので、午前1時だと思っている。本来ならぐっすり眠っているはずの時間だ。そのため私は、ひどい倦怠感を覚えながらロンドンの昼間をすごすことになる。体中の細胞が睡眠を要求しているからだ。

しかし、問題はそこで終わらない。ロンドン時間の午前0時、私は疲れた身体をベッドに横たえ、眠気がやってくるのを待っていた。しかし、ロンドンに暮らすほとんどの人は寝ている時間だというのに、私は一向に眠くならない。ロンドンでは真夜中だが、カリフォルニア時間の体内時計は午後4時だと思っているからだ。私の生活パターンでは、午後4時は起きて活動している時間なので、いくらベッドで横になっても眠ることができない。自然な睡眠が訪れるのは、まだ5時間か6時間も先のことだ。そのころになるとロンドンはもう朝なので、私は講義のために起きなければならない。これは睡眠と覚醒のリズムが完全に狂った状態だ。

これが時差ボケだ。昼間は疲れて眠く、それなのに夜になると目がさえて眠れない。体内時計が新しいタイムゾーンに合っていないので、昼を夜だと思い、夜を昼だと思っているのだ。

しかしありがたいことに、この状態が永遠に続くわけではない。太陽の光という刺激を使って、体内時計をロンドン時間に合わせることができる。しかし、調整が完全に終わるまでにはかなり時間がかかる。新しいタイムゾーンにやってくると、**あなたの視交叉上核は、1日につき1時間しかずれを直すことができない**からだ。だから時差が8時間なら、調整が終わるまでに8日間かかるということになる。そうやってやっとの思いで体内時計の調整をすませたというのに、私は9日後にはサンフランシスコに戻ることになっている。かわいそうな私の体内時計は、今度は8時間遅らせる努力をしなければならないのだ!

気づいている人もいるかもしれないが、西に移動するときよりも、東に移動するときのほうが、時差ボケの症状が強く出ることが多い。その理由は2つある。1つは、東に移動すると時間が進むので、いつもより早い時間に寝なければならなくなるということ。これは精神的にかなりストレスになり、やろうと思っても簡単にできることではない。一方で西に移動する場合は時間が遅くなるので、いつもより遅くまで起きていることになる。早く寝るよりも遅く寝るほうが心理的に楽であり、実行するのも簡単だ。

そしてもう1つの理由は、前にも触れたように、太陽光の影響をまったく受けないとき、自然な体内時計は24時間よりも15分ほど長くなるということ。15分ぐらいたいしたことないと思うかもしれないが、自然のリズムは24時間より長いということは、1日の時間を短くするよりも長くするほうが、身体にとっては簡単だという意味になる。東に移動すると、1日の時間は24時間よりも短くなる。しかし身体は24時間より長いリズムで動いているので、合わせるのがことさらに大変になるのだ。

それはともかく、移動するのが東であっても西であっても、時差ボケは心理的なストレスになり、細胞、臓器、身体の主な機能なども大きな影響を受ける。科学者たちは以前から、飛行機の客室乗務員の研究を行ってきた。彼らは違うタイムゾーンを頻繁に移動し、新しいタイムゾーンに合わせるような時間もない。

その結果、心配な事実が2つ発見された。1つは、彼らの脳の一部、具体的には学習と記憶に関連する部位が、実際に小さくなっていたこと。これは、**タイムゾーンが頻繁に変わるストレスで、脳細胞が破壊された**からだと考えられる。そしてもう1つは、短期記憶の機能が著しく低下していたこと。同じ年代の人と比べ、物忘れがかなり多くなっていた。

パイロット、客室乗務員、シフト勤務の労働者を対象にした他の研究では、さらに心配な事実が発見された。彼らはガンやⅡ型糖尿病のリスクが平均よりもかなり高くなっているのである。タイムゾーンを頻繁に移動するということ以外は、条件がほぼ同じ人と比較した場合でも、健康リスクは高くなるという結果になった。

このような時差ボケの恐ろしさを知れば、パイロットや客室乗務員が、時差ボケの影響をできるだけ小さくしたいと思うのも理解できるだろう。時差ボケ解消で彼らが愛用しているのが、メラトニンのサプリメントだ。ここでまた、サンフランシスコからロンドンに移動する例で考えてみよう。ロンドンに着いた当日、私はなかなか寝つけず、うとうとするだけでぐっすり眠ることはできなかった。その理由の一部は、ロンドンで夜になっても、私の体内でメラトニンが十分に分泌されなかったことにある。体内はまだカリフォルニア時間のままなので、メラトニンの分泌が始まるまで時間があるからだ。

しかしそこで、ロンドンに着いてから信頼できるメラトニン・サプリを飲んだとしよう。手順はこうだ。ロンドン時間で夜の7時か8時にメラトニン・サプリを飲む。人工的に血中のメラトニンを増やすことで、ずっとロンドン時間で暮らしている人と同じ状態になる。その結果、私の脳は「今は夜だ」と判断し、睡眠レースを始める合図を出す。それでも実際の睡眠を発生させるのは難しいが（少なくとも私にとっては）、スタートの合図は出るので、時差ボケの状況でも眠りに入りやすくなる。

午後のコーヒーが夜の睡眠を奪う――カフェインと睡眠圧

睡眠と覚醒を決める要素は2つあり、24時間単位の概日リズムはその最初の1つだ。そして2つ目の要素が「睡眠圧」になる。今この瞬間も、あなたの脳内では、「アデノシン」と呼ばれる化学物質が着々と増えている。アデノシンの増加は、起きている間ずっと続いている。だから起きている時間が長くなるほど、脳内のアデノシンも多くなるということだ。アデノシンは、起きている時間を計測する装置だという考え方もできる。

脳内のアデノシンが増えると、眠りたいという欲求が高まる。この現象が「睡眠圧」だ。脳内に蓄積されたアデノシンは、脳の覚醒を司る部位のボリュームを下げ、睡眠を司る部分のボリュームを上げるという、2つの技を同時にこなすことができる。アデノシンの量がピークに達すると、もう眠くて眠くてたまらないという状態だ。たいていの人は、12時間から16時間起きているとこの状態になる。

しかし、ある種の化学物質を使えば、アデノシンから出る睡眠信号を消し、眠気を覚ますことができる。その物質が、「**カフェイン**」だ。カフェインはサプリメントではない。もっとも広く使われている（または、濫用されている）向精神性の物質だ。世界でもっとも取引量が多い商品は原油だが、カフェインは原油に次ぐ2位につけている。**カフェインの摂取は、人類史上もっとも長く続いている薬品の人体実験**とも言えるだろう。しかも、正式な監督者のいない実験だ。カフェインに匹敵する物質はアルコールぐらいしか存在しない。

カフェインとアデノシンは、アデノシンを歓迎する脳の部位（受容体）をめぐって戦いをくり広げる。そしてカフェインが見事に勝利を収め、カフェインを摂取した私たちは眠気を感じなくなるのだ。これはたとえるなら、耳の穴に指をつっこんで音を遮断するようなものだ。カフェインは受容体をアデノシンから奪って占拠することで、通常ならアデノシンから送られる「眠い」という信号を遮断している。その結果、たとえ大量のアデノシンが体内にあっても、眠くならずに起きていられるのだ。

体内のカフェイン量は、飲んでからおよそ30分後にピークを迎える。しかしここで問題なのは、体内にカフェインがずっと残り続けることだ。薬理学の世界では、薬の効果について語るときに「半減期」という表現を使う。これは読んで字のごとく、薬の成分の半分が体外へ排出されるまでの時間だ。カフェインの半減期は、平均して5時間から7時間になる。たとえば**午後7時30分ごろに夕食後のコーヒーを1杯飲んだとすると、午前1時30分になってもまだ半分のカフェインが体内に残っている**ことになる。

たった半分だと思って甘く見てはいけない。それでもカフェインはかなり強力であり、それにもう半分を分解するという大変な作業もまだ残っている。脳は夜通しカフェインの影響と戦うことになるので、その状態でぐっすり眠れるわけがない。ほとんどの人は、コーヒー1杯ぐらいなら影響はないと勘違いしている。そのため、よく眠れないまま朝を迎えたときに、まさか10時間前に飲んだ夕食後のコーヒーのせいだとは思いもよらないのだ。

カフェインを含んでいるのは、コーヒーや一部のお茶、多くのエナジードリンクだけではない。ダークチョコレート、アイスクリームなどの食べ物や、減量のための錠剤や痛み止めなどにも含まれている。寝つきが悪い、眠りが浅いなどの症状を訴える人は、自分は不眠症なのではないかと疑っているが、じつは知らずに摂取しているカフェインが犯人であることが多い。さらに注意しておきたいのは、カフェインをとり除いた「デカフェ」も、カフェインをまったく含まないわけではないということだ。1杯のデカフェのコーヒーには、通常のコーヒーの15〜30%のカフェインが含まれている。

カフェインの刺激は時間の経過とともに消えていく。カフェインの分解を担当するのは、肝臓から分泌されるある酵素だ。この酵素による分解の速度は人によって異なり、その大部分は遺伝で決まっている。とくに分解の速い人は、夕食時にエスプレッソを飲んでも、午前0時ごろにぐっすり眠ることができる。しかし、たいていの人はここまで効率的にカフェインを分解することはできない。体内からカフェインが完全に消えるまでにかなり時間がかかるため、カフェインの影響を受けやすくなる。朝に1杯のコーヒーかお茶を飲むだけで、カフェインの効果は1日中続くことになる。さらにもう1杯飲んだりしたら、たとえそれが午後の早い時間であっても、かなり寝つきが悪くなるだろう。また、年齢もカフェインの分解速度に影響を与える。年齢が上がるほど、分解速度が遅くなり、体内に長くカフェインが残ることになる。

夜更かしするためにコーヒーを飲むときは、その副作用も覚悟しなければならない。それは、肝臓がカフェインを完全に分解したときに起こる**「カフェイン・クラッシュ」**だ。おもちゃの電池が切れた瞬間と同じで、カフェインがなくなったことでエネルギーのレベルがガクッと低下する。集中力が切れ、頭がうまく働かなくなり、強烈な眠気が襲ってくる。

カフェイン・クラッシュのしくみはすでに解明されている。カフェインが体内にある間、眠気を誘う化学物質（アデノシン）はカフェインによってブロックされているが、それでも量は増え続けている。一方で脳は、アデノシンの増加に気づいていない。カフェインが壁になって、アデノシンと受容体を切り離しているからだ。

しかしカフェインの分解が終わり、受容体のブロックが解除されると、アデノシンの影響が一気に襲ってくる。コーヒーを飲む2～3時間前に感じていた眠気に加え、その間に増えていたアデノシンによる眠気も感じることになる。カフェインが受容体をブロックしている間、アデノシンはじゃまなカフェインがいなくなるのを今か今かと待ちかまえていた。そし

図3▶ **さまざまなドラッグがクモの巣をつくる能力に与える影響**

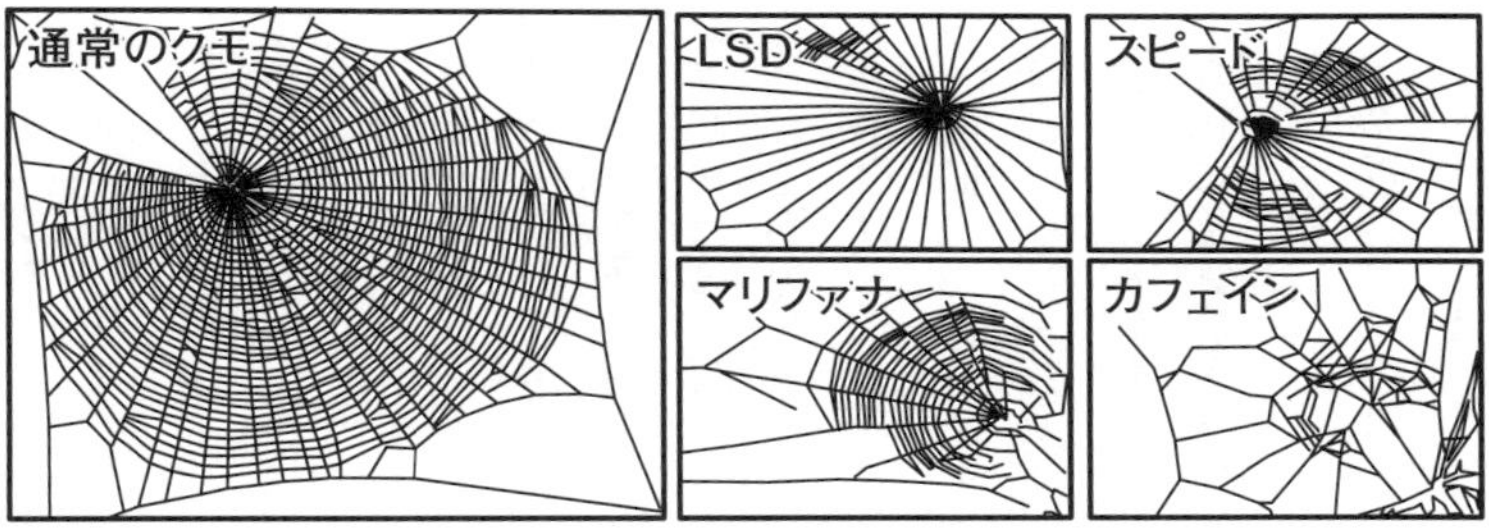

ていざいなくなると、一斉に受容体を占拠する。
それが起こると、あなたは暴力的なまでの眠気に襲われる。これがカフェイン・クラッシュだ。このアデノシンの猛攻に対抗するには、さらにカフェインを摂取するしかない。これが悪循環の始まりであり、やがてカフェインへの依存を招く。カフェインがないと起きていられないような状態だ。
カフェインの力をさらに実感してもらうために、1980年代にNASAが行った実験を紹介しよう。昆虫のクモにさまざまなドラッグを与え、それからどんな巣をつくるかを観察したのだ。与えたドラッグは、LSD、スピード（アンフェタミン類の覚醒剤）、マリファナ、そしてカフェインだ。結果は図3の通りだ。違いはあまりにもはっきりしている。カフェインを与えられたクモは、まともな巣をつくることがまったくできなくなってしまった。他のドラッグと比べても、カフェインの影響はあまりにも顕著である。
ここではっきり指摘しておこう。**カフェインは精神**

刺激性のドラッグだ。それに加えて、小さな子どもや10代の子どもでも簡単に摂取できる唯一のドラッグでもある。その結果については、また後で詳しく見ていこう。

いつ眠くなるのか、いつ目が覚めるのか——睡眠と覚醒

カフェインの話はいったん終わりにしよう。前にも述べたように、眠りをコントロールする要素は大きく分けて2つある。1つは、視交叉上核が司る24時間単位の概日リズムであり、もう1つはアデノシンから送られる睡眠圧だ。もしかしたらあなたは、この2つが協力して働いていると考えているかもしれない。しかし実際のところ、そうではない。2つはそれぞれまったく別のシステムであり、お互いに相手の存在に気づいていないのだ。たしかにそれぞれの働きは連携しているが、協力しているわけではない。

図4は、48時間の眠りのサイクルを表している。点線は概日リズムで、別名「プロセスC」とも呼ばれる。正弦波《せいげんは》と同じように、波の上下の動きが一定している。図の左から見ていくと、目が覚める数時間前から概日リズムの活動が上昇するのがわかる。活動が上昇すると、脳と身体に目覚めをうながす信号が送られる。この現象は、たとえるなら大音量のマーチングバンドが遠くから近づいてくるようなものだ。最初、音はかすかに聞こえるだけだが、バンドが近づくにつれてどんどん大きくなる。そして健康な大人の場合、ほとんどの人が午後の早い時間に概日リズムのピークを迎える。

図4 ▶ 睡眠と覚醒を司る2つの要素

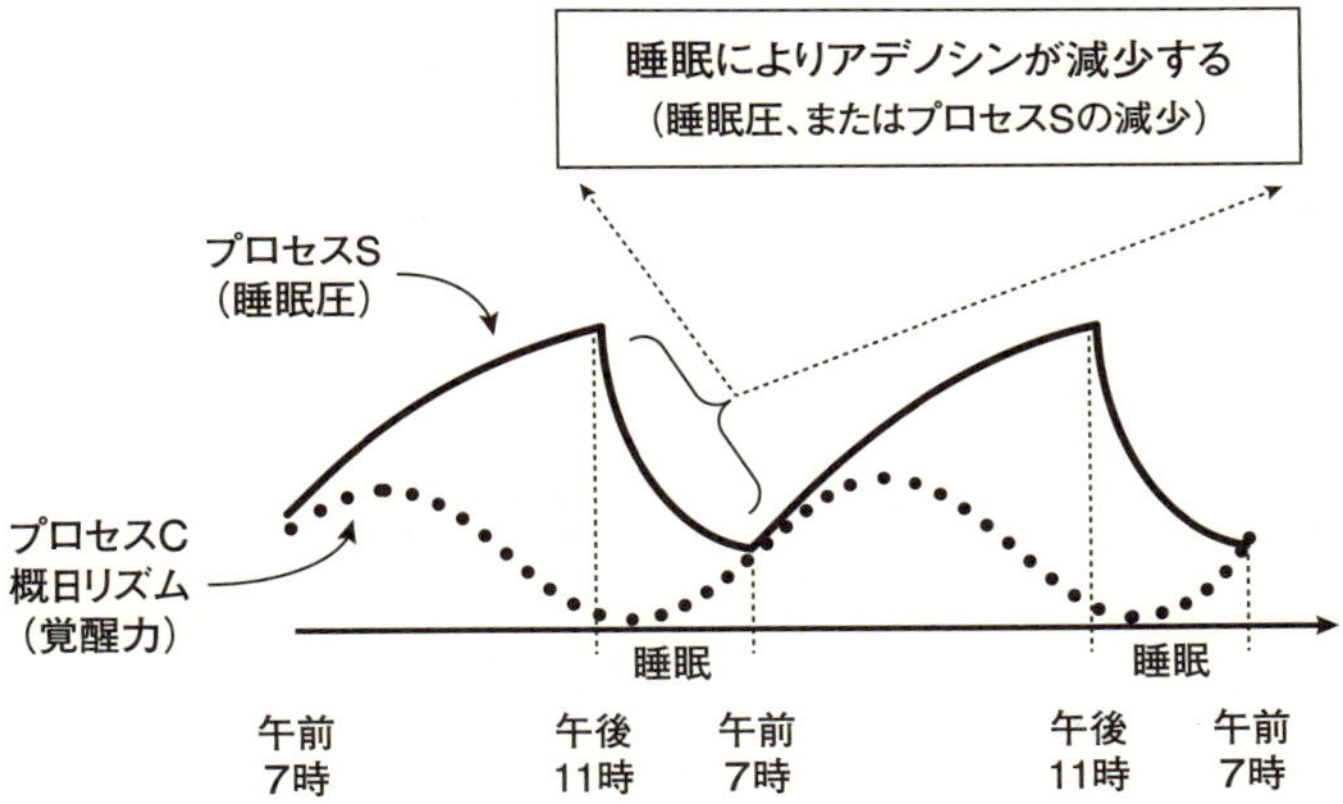

さてここで、睡眠をコントロールするもう1つの要素であるアデノシンについて見ていこう。アデノシンは睡眠圧をつくり出す。睡眠圧は「プロセスS」とも呼ばれている。図の実線がプロセスSだ。起きている時間が長くなるほど、体内のアデノシンの量が増え、眠気が強くなっていく。

午前の中ごろからお昼前の時間であれば、起きてからまだそんなに時間がたっていない。そのため、蓄積されたアデノシンの量はまだほんのわずかだ。それに加えて、点線の概日リズムは力強く上昇している。少ないアデノシンと、力強い概日リズムの組み合わせによって、この時間帯は「完全に覚醒している」という状態になることができる。図の実線と点線の間にある距離は、睡眠圧の強さを表している。距離が長くなるほど、眠気は強くなる。

図5 ▶ **覚醒力**

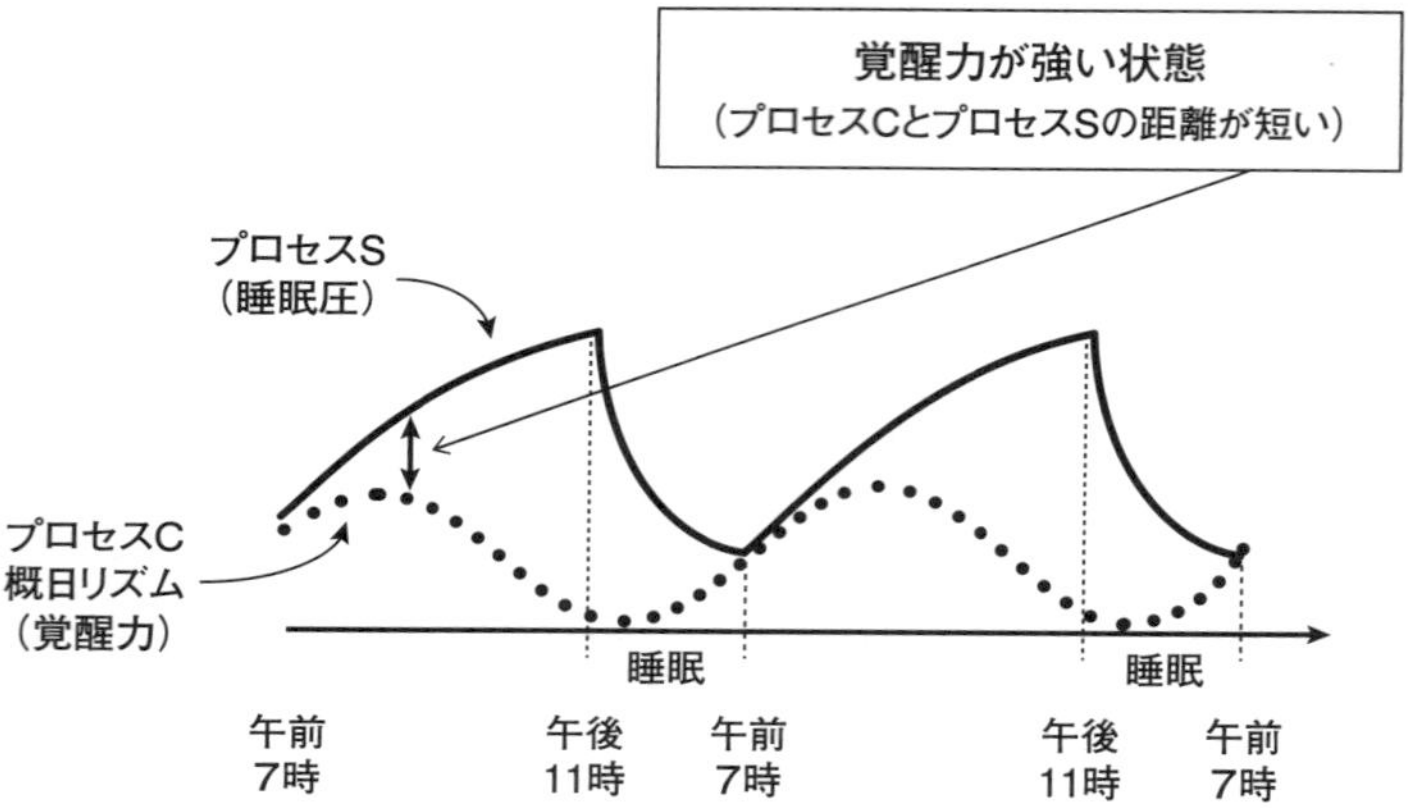

たとえば、朝の8時に起きた場合、午前11時の時点で実線と点線の開きはほとんどない。（図5の上下矢印を参照）。距離が短いということは、睡眠圧は弱く、頭は完全に覚醒している。

しかし午後11時にもなると、状況はがらりと変わる。（図6を参照）。この時点で、すでに起きてから15時間たっているので、脳内には大量のアデノシンが蓄積されている。図の実線が急上昇しているのがわかるだろう。それに加えて、概日リズムを表す点線は下降している。活動レベルが落ち、覚醒も弱まっている状態だ。

その結果、図6の上下の矢印を見ればわかるように、実線と点線の間にある距離が長くなっている。大量のアデノシン（高い睡眠圧）と、概日リズムの弱まり（活動レベルの低下）という強力な組み合わせにより、強い眠気が

図6 ▶ **睡眠圧**

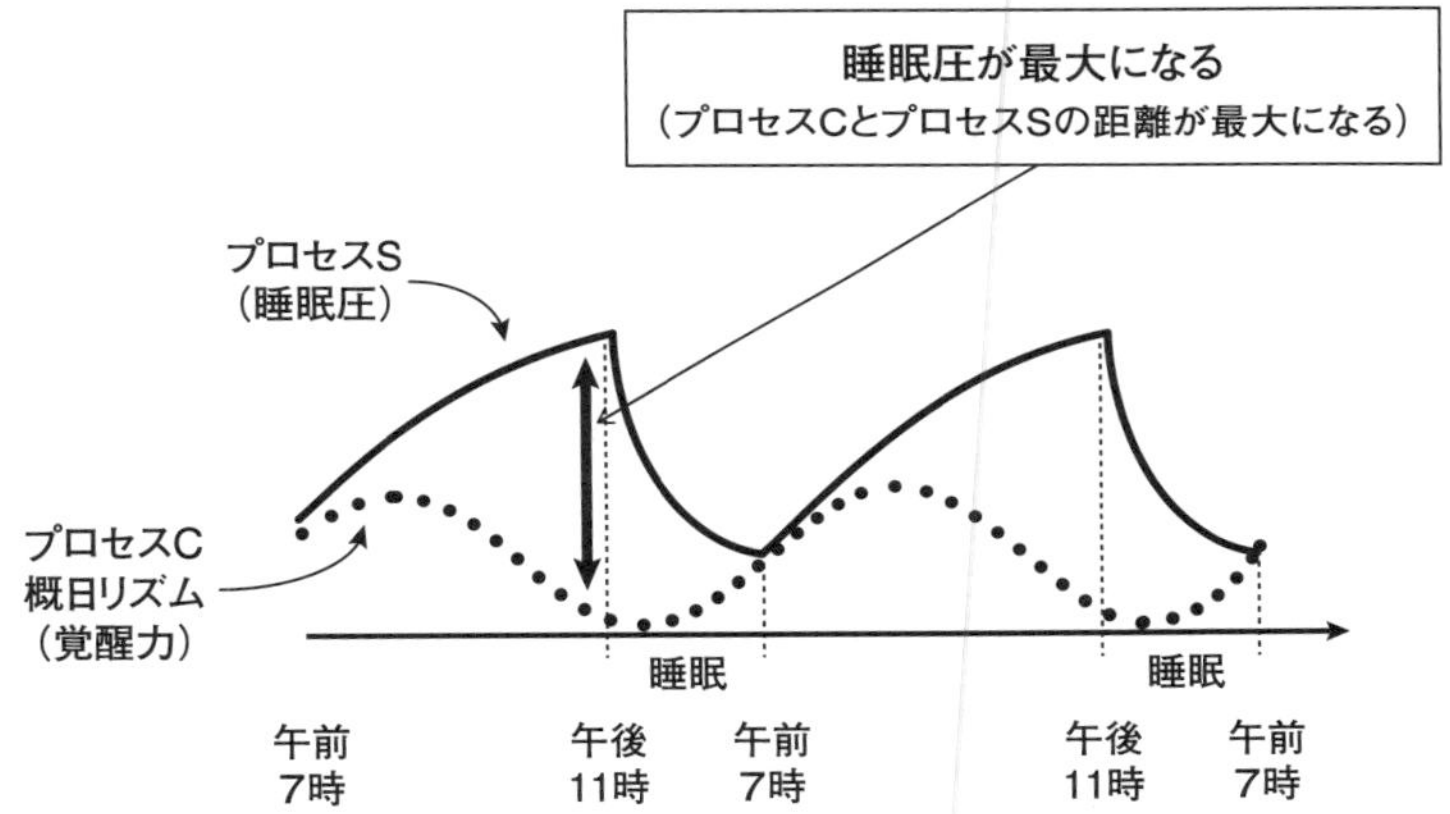

引き起こされるのだ。

それでは、実際に眠ってしまったら、脳内に蓄積されたアデノシンはいったいどうなるのだろうか。睡眠中の脳内では、その日に蓄積されたアデノシンをとり除く作業が行われている。大人の場合、8時間ほどぐっすり眠れば、脳内のアデノシンは一掃される。ちょうどこの作業が終わったころ、概日リズムのマーチングバンドがタイミングよく復活し、元気に演奏しながら近づいてくるのだ。

朝になり、アデノシンがなくなって、代わりに概日リズムの力が増してくると（図6の実線と点線が接している時点）、自然と目が覚めるようになっている。図の例では、その時間は午前7時だ。一晩ぐっすり眠ったあなたは、心身ともに活力があふれ、再び16時間の活動に向かっていく準備ができている。

徹夜すると脳はどうなる?――アデノシンと概日リズム

あなたには徹夜の経験はあるだろうか。もしあるなら、おそらく記憶に残っているかぎりでも、眠くてたまらない時間となぜか頭が冴えわたる時間の両方を経験しただろう。不思議な現象だが、24時間まったく眠らない状態の人を観察した結果、そのからくりが明らかになった。眠りと覚醒を決める2つの力、24時間単位の概日リズムと、眠気を起こすアデノシンは完全に別の存在であり、たいていは一緒に行動しているが、別行動も可能だということだ。

ここで図7を見てみよう。同じ48時間の単位だが、今度の被験者は24時間ずっと起きている。夜になっても眠らない時間が長くなると、脳内のアデノシンはどんどん増加していく(図の実線)。排水口に栓をして水を出しっ放しにすると、シンクに水がどんどんたまっていくようなものだ。夜を通じて、アデノシンが減少することはない。そもそも眠らないのだから減りようもないのだ。

起きている間、脳内のアデノシンは増え続ける。そのため、長時間起きているほど睡眠圧も強くなると考えるだろうが、必ずしもそうとはかぎらない。たしかに夜が深くなるほど眠気が強くなり、朝の5時か6時に眠気のピークを迎えるが、その後は目が冴えて活力が復活するのだ。脳内ではアデノシンが増え続けているはずなのに、なぜこのようなことが可能になるのだろうか。

図7 ▶ **徹夜と睡眠圧**

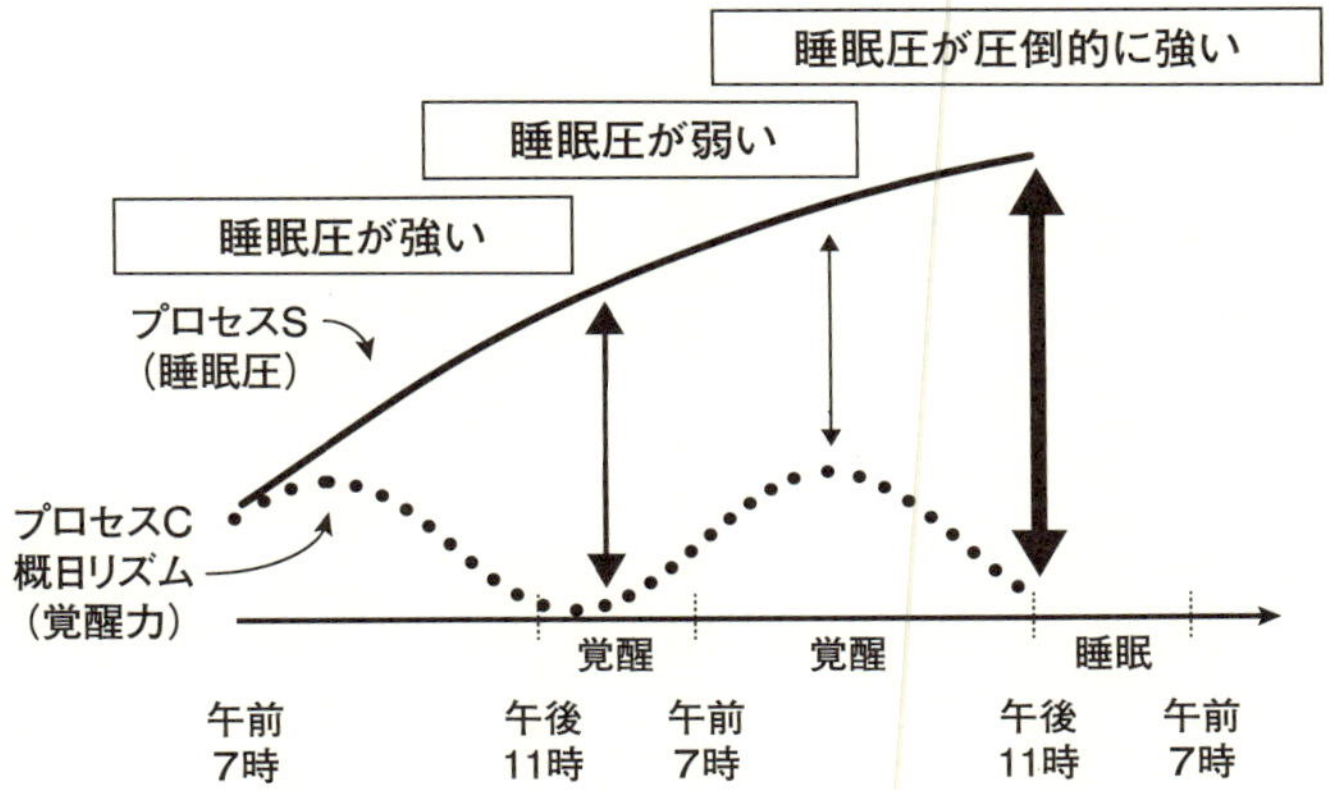

答えは、24時間単位の概日リズムにある。概日リズムは睡眠圧と異なり、実際に眠っているか起きているかに関係なく、独自の24時間のリズムで動いている。脳内のアデノシンがどんな状態になっていようとも、決まった時間に睡眠を促し、決まった時間に覚醒を促す。睡眠が足りているかどうかは関係ない。

図7をもう一度見てみよう。午前6時ごろ猛烈な眠気に襲われるのは、アデノシンによる睡眠圧が強まっていることに加え、概日リズムの力がもっとも低くなっているからだ。実線と点線の間の距離は、午前3時の時点でかなり長くなっている（左側の上下の矢印）。

しかし、このいちばんつらい時間を乗り越えると、むしろ逆に元気になってくる。朝になると概日リズムの力が再び上昇し、脳内に蓄積されたアデノシンの影響を一時的に抑えることができるからだ。午前11時ごろに概日リズムがピークを迎えると、図7の実線と点線の間の距離は短くなっている。

つまり徹夜をすると、午前3時の時点より、アデノシンがより増えている午前11時のほうが眠気を感じないということだ。とはいえ、せっかくの復活も長くは続かない。午後になって概日リズムが下降を始めるとともに、脳内のアデノシンもさらに蓄積されていく。そして午後の遅い時間か夕方になると、朝に訪れた一時的な覚醒はすべて消えている。アデノシンによる睡眠圧の影響をフルに受け、猛烈な眠気に襲われる。図7の午後9時の時点を見ると、実線と点線の間が大きく広がっているのがわかるだろう。ここでカフェインかアンフェタミンでも摂取しないかぎり、眠りの誘惑に抵抗することはできない。

あなたの睡眠は足りているのか?

極端な睡眠不足の状態は別にしても、普段の自分の睡眠が足りているかどうかはどうやって判断したらいいのだろうか。この疑問に正確に答えるには病院できちんと検査をする必要があるが、簡単な2つの質問に答えることでだいたいの判断ならできる。

(1)朝起きてから、午前10時か11時ごろに眠くなるだろうか? 答えが「はい」なら、眠りの量が足りないか、または眠りの質が悪いか、またはその両方だ。

(2)カフェインを摂取しなくても午前中から頭がきちんと働くだろうか? 答えが「いいえ」なら、おそらく慢性的に睡眠不足の状態にあり、カフェインでむりやり目覚めさせている状態だ。

どちらも見過ごせない症状であり、自分に問題があるとわかった人は、睡眠の状態を改善させる必要がある。この2つの質問と、その対策については、第13章と第14章で詳しく見ていこう。

一般的に、午前中に眠くなる、カフェインがないと目が覚めないといった症状は、睡眠不足が原因だ。理想を言えば、睡眠時間は最低でも8時間か9時間は欲しい。睡眠不足の影響はたくさんあり、たとえば脳内にアデノシンが溜りすぎるというのもその1つだ。これは借金と同じで、朝になっても返済されていないアデノシンがまだ脳内に残っている。そして返済が終わっていない状態のままで、1日をすごすことになる。こうやって、アデノシンという借金の残高がどんどん積み上がっていくのだ。

借金から逃げることはできない。返済されなかったアデノシンは、次の日も、またその次の日も脳内に残り、慢性的な睡眠不足の状態をつくり上げる。このようにアデノシンの借金を抱えている人は、慢性的な疲労を訴え、心身ともにさまざまな症状に悩まされることになる。現在、世界中の先進国で、この**睡眠負債**が蔓延している状態だ。

睡眠不足かどうかを判断するための基準はまだある。たとえば、目覚ましがなくても決めた時間に起きられるかどうか。もし起きられないのなら、その時間に起きると睡眠時間が足りていないということになる。また、パソコンで文章を読むとき、何度も読み返さないと意味が頭に入らないのなら、それも睡眠不足が原因かもしれない。

第3章 レム睡眠とノンレム睡眠
——なぜ眠りは時間を奪うのか、夢は時間を引き延ばすのか

ある日、夜の遅い時間に、友だちと話しながら自宅に帰ってきたとしよう。リビングに入ると、家族（仮にジェシカと呼ぶ）がカウチで横になっている。物音をまったく立てず、顔は横を向いている。あなたはすぐにふり返ると、友だちに向かって「静かに。ジェシカが寝ているんだ」と言う。しかし、なぜあなたは一瞬見ただけで、ジェシカが寝ていると判断したのだろう。昏睡状態にある、最悪の場合は死んでいると判断しなかったのはなぜなのか？

そもそも寝ているとはどんな状態か——睡眠を定義する

「ジェシカは寝ている」という一瞬の判断は、おそらく正しいだろう。そしてうっかり物音

を立てて彼女を起こしてしまい、自分の判断の正しさを確認することになるはずだ。たいていの人は、人が寝ているかどうかを経験から判断できるようになっている。

カウチに横になるジェシカは、睡眠の特徴をほぼすべて備えている。第一に、陸上で生活する生き物なら眠るときたいてい横になる。第二に、寝ている生き物は筋肉が弛緩する。とくに目につくのは、姿勢を保つ骨格筋の弛緩だ。睡眠でこれらの筋肉が弛緩すると、身体は緊張感を失ってぐったりする。眠る生き物は、自分の下にあるものに完全に体重をあずける。ジェシカの頭の位置がそのいい例だ。

第三に、寝ている生き物は、コミュニケーションを行わず、反応もしない。あなたと友だちがリビングに入ったとき、ジェシカは何も反応しなかった。起きていたら何らかの反応を見せただろう。そして第四の特徴は、簡単に覚醒させられるということ。そこが昏睡、知覚麻痺、冬眠、それに死と違うところだ。近くで物音を立てれば、ジェシカはすぐに目を覚ますだろう。第五の特徴は、睡眠には24時間周期の一定したパターンがあるということだ。人類は昼行性の動物なので、たいてい昼は起きて、夜は寝るというパターンになる。

それではここで、角度を変えた質問をしよう。あなた自身が眠っているかどうかは、どうやって判断するのだろうか？　朝、幸運にも目を覚ますことができたら、「今まで自分は眠っていた」と判断するだろう。それに加えて、睡眠の質まで判断することもできる。これは他人の睡眠を判断するのとはまた違い、主観的な判断だ。

主観的な判断ではあるが、全体に共通する判断基準も存在する。1つは、外界の認識がなくなること。人は眠ると、自分のまわりにあるものをまったく意識しなくなる。または、少なくとも明確には意識していない。実際のところ、たとえ眠っていても、耳は音を聞いているし、まぶたを閉じていても目は見えている。鼻の嗅覚、舌の味覚、肌の触覚なども同じだ。五感がとらえた知覚は、寝ている間も絶え間なく脳に送られてくる。しかし、**寝ている間は視床と呼ばれる部位に知覚をブロックするバリケードが築かれ、ことごとくはじき返されてしまう**のだ。

実際より少し小さいレモンのような形をした視床は、脳内で知覚の門番のような役割を果たしている。どの知覚を通し、どの知覚を通さないかを決めている。門を通ることを許された知覚は、脳の表面の皮質と呼ばれる場所に送られ、実際に知覚されることになる。

健全な眠りに入っているときは門が閉じられているので、知覚が皮質まで送られることはない。そのため、身体のさまざまな器官から送られてくる外界の情報を、あなたが知覚することもない。あなたの脳は、外界とのコンタクトを完全に断っている状態だ。これがつまり、「寝ている」ということになる。

睡眠を主観的に判断するもう1つの方法は、時間感覚の喪失だ。これは2つの矛盾する方法で感じることになる。1つは、**時間の空白ができる**こと。飛行機で寝てしまったときを思い出してみよう。目が覚めたら真っ先に時間をチェックするはずだ。なぜそんなことをするのかというと、寝ている間に時間の感覚を失ったからだ。時間の空白ができたことで、自分は寝ていたと確信することができる。

しかし、たしかに意識のレベルでは時間の感覚をなくしているが、無意識のレベルでは、脳は無類の正確さで時間を刻んでいるのだ。たとえば、朝の決まった時間に起きなければならないとしよう。目覚ましを6時にセットして寝る。そしてふと目を覚まして時計を見ると、5時58分だった。こんな経験は誰にでも一度はあるのではないだろうか。どうやら脳は、寝ている間も驚くほど正確に時間を刻むことができるようだ。脳の仕事の多くがそうであるように、この仕事もあなたに気づかれることなく遂行されている。そして必要になったときに、意識のレベルに上がってくる。

最後に、時間感覚の喪失の例をもう1つあげておこう。それは夢を見ているときの時間の遅れだ。この遅れは、睡眠そのものさえも超えることがある。**夢の世界では、時間は時間ではなくなる。**たいていは引き延ばされる。

目覚ましが鳴り、スヌーズボタンを押して二度寝したときのことを思い出してみよう。あなたはまた夢の世界に入る。5分後に再び目覚ましが鳴ったとき、とても5分しかたっていないとは思えないはずだ。1時間か、またはそれ以上たったように感じるだろう。夢を見ていない睡眠時は時間の感覚をすべて失っているが、夢を見ているときは時間の感覚が残っている。ただ正確ではないというだけだ。たいていの場合、**夢の世界の時間は、実際の時間よりも長くなっている。**

この時間の遅れに関して、正確な理由はまだわかっていない。しかし、ラットの脳細胞を記録する最近の実験によって、興味深い事実が明らかになった。実験では、まずラットに迷路を走らせる。そしてラットが空間を把握する過程で、脳細胞の発火パターンを記録する。さらにラットが眠ってからも記録は続ける。この実験で、眠りのさまざまなステージにおける脳の活動を観察することができた。

最初に驚いたのは、迷路の空間を把握している間に起こった脳細胞の発火パターンが、睡眠中も再現されたということだ。これはつまり、寝ている間に、脳細胞レベルで記憶が「再生」されることを意味する。さらに驚くべき発見は、その再生のスピードだ。人間の場合は**夢を見るとされているレム睡眠の間、記憶の再生スピードが遅くなったの**である。起きて迷路を記憶しているときに比べると、半分から4分の1のスピードになっていた。人間が夢を見ているときに時間の遅れが生じるのも、おそらくそれが理由だと考えられる。少なくとも現在のところは、もっとも説得力のある説明だ。

レム睡眠とは何か？　ノンレム睡眠とは何か？

他人が眠っていることや、自分が眠っていることは、誰でも感覚的に判断できる。しかし科学的にきちんと証明したいなら、電極を使って脳の信号を記録しなければならない。具体的には、脳波の活動と、眼球運動と、筋肉の活動を記録する。これらの信号は、まとめて「ポリソムノグラフィー」と呼ばれている。

１９５２年、当時シカゴ大学の大学院生だったユージン・アセリンスキーと、ナサニエル・クライトマン教授は、このポリソムノグラフィーを使って睡眠研究におけるもっとも重大な発見をした。ちなみにクライトマン教授は、第2章で紹介した、洞窟にこもる実験でも知られている。

アセリンスキーは、昼夜にわたって赤ちゃんの眼球運動を観察した。そして寝ているときに、眼球が激しく動くときがあるということを発見する。それに加えて、この睡眠の状態になると、脳波の動きも目立って活発になる。起きているときの脳波とほぼ同じだ。そして眼球運動が起こる睡眠の前後には、眼球が動かない長い睡眠がある。この静かな睡眠の間は、脳波の活動も穏やかで、ゆっくりと上下をくり返している。

奇妙な発見はそれだけではない。眼球運動の起こる睡眠と、起こらない睡眠は、どうやら寝ている間ずっと、一定のパターンで何度も何度もくり返されているようなのだ。

アセリンスキーがこの発見をクライトマン教授に報告すると、教授はその現象に再現性があるか確認することにした。プロの研究者なら当然の態度だ。クライトマンは自分にもっとも近しい人や、もっとも大切な人を使って実験を行うことが多く、今回もまた、生まれたばかりの自分の娘を被験者に選んだ。娘の名前はエスターだ。実験の結果、再現性は確認された。

その時点で、クライトマンとアセリンスキーは、やっと自分たちの発見の重大さに気がついた。人間はただ眠るのではない。睡眠の間、まったく違う2つの状態をくり返しているのだ。2人はそれぞれの状態を、レム睡眠、ノンレム睡眠と名づけた。レム（REM）とは、

「rapid eye movement（素早い眼球の動き）」の頭文字だ。

クライトマンが教えるもう1人の大学院生、ウィリアム・デメントもチームに加わった。3人はさらに研究を重ね、レム睡眠と夢の間には密接な関係があることを証明した。脳が起きているときとほぼ同じ活動をするレム睡眠の間に、人は夢を見ているのである。

ノンレム睡眠については、それから数年にわたってさらに議論が続けられ、4つの異なった段階に分割されることになった。段階の名前はノンレム・ステージ1からステージ4（おもしろみのない名前で申し訳ない）で、数字が大きくなるほど眠りが深いことを表している。つまりステージ3と4は、ノンレム睡眠の中でももっとも深い眠りになる。ここで言う眠りの深さとは、起こすことの難しさだ。ステージ1や2の眠りにある人よりも、3や4の眠りにある人のほうが、起こそうとしてもなかなか起きない。

なぜ深い眠りと浅い眠りがあるのか——睡眠サイクルの謎

エスターの実験から歳月を経て、現代の私たちは睡眠には2つの段階があることを知っている。レム睡眠とノンレム睡眠が交互に現れ、脳の支配をめぐって夜通し争っているのだ。そして脳の支配者は、およそ90分ごとに入れ替わる。まずノンレム睡眠が脳を支配し、そしてレム睡眠が支配を奪うというサイクルだ。戦いが終わると、休む間もなくすぐに次の戦いが始まる。それが90分のサイクルでくり返されているのだ。まるでジェットコースターに

図8▶**睡眠構築**

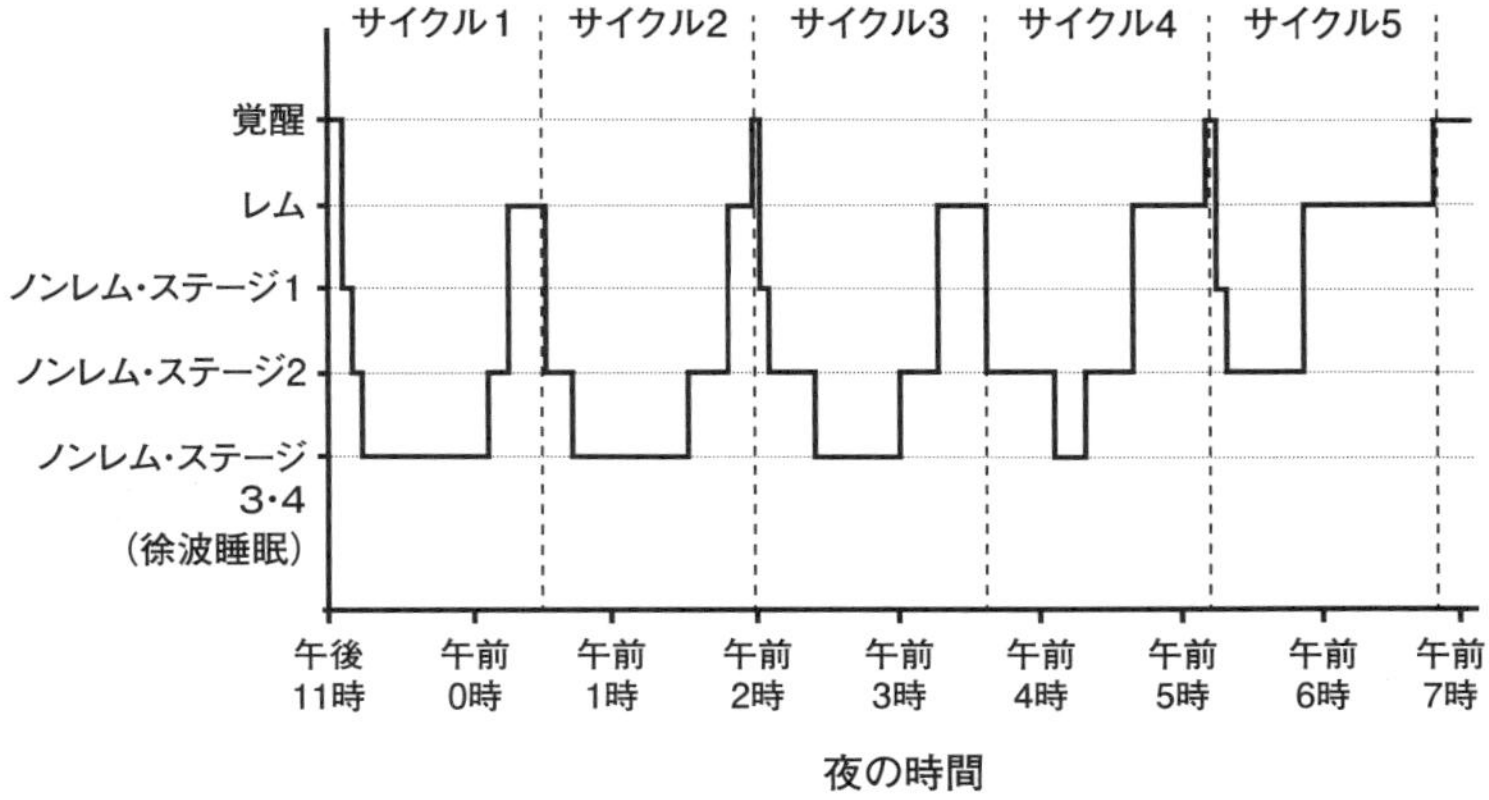

乗っているような浮き沈みが一晩中続いている。それを図で表したのが図8だ。

図8の縦軸は脳のさまざまな状態だ。いちばん上が「覚醒」で、それからレム睡眠、さらにノンレム睡眠のステージ1から4へと眠りが深まっていく。横軸は時間の経過だ。左端の午後11時に始まり、右端の午前7時で終わっている。この図の正式な名前は「ヒプノグラム（睡眠図）」だ。

この図に90分ごとに区切る縦の点線がなかったら、90分ごとにくり返されるパターンが見つけられない人も多いだろう。その原因は、睡眠のステージが偏っているという、睡眠のもう1つの特徴にある。

たしかに夜を通して、90分のサイクルでノンレム睡眠とレム睡眠が交互に出現しているが、90分内のレム睡眠とノンレム睡眠の比率が大きく変わっているのがわかるだろう。夜の前半を見ると、90分サイクルの大部分は深い眠りのノンレム睡眠であり、レム睡眠はほとんど現れない。図8のサイクル1がそれにあたる。しかし夜の後半に入ると、ノンレムとレムのバランスが変わり、今度はレム睡眠が大部分を占めるようになる。ノンレム睡眠はほとんど現れないか、またはまったく現れない。図8のサイクル5が、典型的なレム睡眠に支配された睡眠だ。

なぜ私たち人間は、このような複雑なパターンで眠るように進化したのだろうか。なぜレム睡眠とノンレム睡眠を交互に何度もくり返すのだろうか。最初に必要なノンレム睡眠をまとめてとり、その後で必要なレム睡眠をまとめてとるというパターンではいけないのだろうか。または、その逆では？

もし夜通しずっと寝られないことを考えて、ノンレムとレムを交互に出現させているのだとしたら、ノンレムとレムの配分をどのサイクルでも同じにするべきではないだろうか。なぜ前半はノンレムが優勢で、後半はレムが優勢になっているのだろう。なぜパターンにばらつきがあるのか。こんな面倒なパターンをデザインするのは、母なる自然にとっても大変な作業だったのではないだろうか。

人類、それに他の哺乳類や鳥類がこの睡眠パターンになった理由について、まだ科学的にはっきりした答えは出ていない。しかし、いくつかの仮説なら存在する。1つは、寝ている間に脳の神経回路を更新して、限りある記憶スペースをより効率的に使うために、ノンレムとレムを複雑にくり返す睡眠が必要だという説だ。

記憶スペースの容量は、ニューロンとそのつながりの数で決まっている。そのため脳は、古い記憶をなるべく残しつつ、さらに新しいスペースも確保するという難しい仕事をしなければならない。この絶妙なバランスを達成するには、新しい記憶と、以前にも似たようなものがあった記憶、くり返しになる記憶を分ける必要がある。

第6章でも詳しく見ていくが、深いノンレム睡眠のいちばん大切な機能は、もういらなくなったニューロンのつながりを削除することだ。対照的に、夢を見るレム睡眠は、ニューロンのつながりを強化する役割を果たしている。

2つの睡眠で記憶スペースの容量不足を解消する

ここで、粘土を使って像を造ると想像してみよう。まず、大きな粘土のかたまりを台座に置く。大きな粘土のかたまりは、寝るまでに脳内に蓄積されたすべての記憶にあたる。次に、粘土のかたまりを削り、大まかな形にしていく。これが長時間続くノンレム睡眠だ。その間に、細部の造形を行うこともある（短いレム睡眠）。

この最初の段階が終わると、また粘土を大まかに削る作業が始まり（2度目の長いノンレム睡眠）、それからさらに細部をつくり込んでいく（先ほどより少し長いレム睡眠）。このサイクルを何度かくり返すと、求められる作業のバランスが変わる。大まかに削る作業はほぼ終わり、今度は細部のつくり込みがメインになる（レム睡眠が大半を占め、ノンレム睡眠の出番はほとんどなくなる)。

このように、**睡眠は巧みな技を使って、記憶スペースの容量不足という問題を解決しているのだ。**人生で経験することはつねに変化する。記憶のカタログも永遠に更新していかなければならない。記憶という彫刻が完成することはないのだ。そのため、脳は毎日眠らなければならず、そして眠るたびにこのサイクルをくり返さなければならない。これが、ノンレム睡眠とレム睡眠が交互に出現し、前半はノンレム睡眠が支配して、後半はレム睡眠が支配するという複雑なパターンができあがった理由の1つだ。

この睡眠パターンには、ほとんどの人が気づいていない危険が隠れている。たとえば、就寝時間が午前0時で、翌朝は6時に起きなければならないとしよう。これでは8時間睡眠が確保できない。この場合、何%の睡眠を失うことになるのだろうか?

8時間が6時間に減るのだから、単純計算では答えは25%だ。しかし、実際は必ずしもそうではない。ほとんどのレム睡眠は睡眠の後半に行われるので、睡眠時間が少ない状態で起きると、レム睡眠の60~90%を失うことになる。逆に起きるのは8時でも、午前2時に就寝した場合、今度はノンレム睡眠の大部分を失うことになる。

これはムリなダイエットで栄養が偏っているのと同じような状態だ。ノンレム睡眠もレム睡眠も、脳や身体にとってとても大切な役割を果たしている。どちらか一方が極端に少なくなったりすると、心身ともに深刻な影響が出てしまうのだ。このことについては、後の章で詳しく見ていこう。ともかく、心身の健康にとって、睡眠不足は致命的だということは覚えておいてもらいたい。

脳はどのように眠りを生み出しているか

あなたをカリフォルニア大学バークレー校にある私の睡眠研究室に招待し、頭と顔に電極をつないで眠ってもらったとしたら、あなたの睡眠中の脳波はどんなパターンを見せるだろうか。今この瞬間、覚醒してこの文章を読んでいるときの脳波と、どんな違いがあるのだろう。意識があるとき（覚醒）、意識がないとき（深いノンレム睡眠）、夢を見ているとき（レム睡眠）で、脳波はどのように異なるのだろうか。

青年期から中年期の健康な大人であれば、図9に見られる3つの波形がすべて現れる。どの波形も30秒間の脳波の動きであり、それぞれ覚醒時の脳波、深いノンレム睡眠時の脳波、レム睡眠時の脳波を表している。

起きているときの脳は忙しく働いている。おそらく1秒間に30回から40回は波が上下しているだろう。この波形は、とても速いドラムのビートの波形に似ている。これは「高速周波数」と呼ばれている。それに加えて、覚醒時の脳波には決まったパターンが存在しない。つまり、ドラムのビートは単に速いだけでなく、リズムがバラバラだということだ。

この場合、それまでの脳波のパターンから、次のパターンを予測することはできない。この脳波を音に変換しても（ちなみに、私は自分の研究室で実際にこれを行っている。「睡眠を音にす

図9 ▶ **覚醒時と睡眠時の脳波**

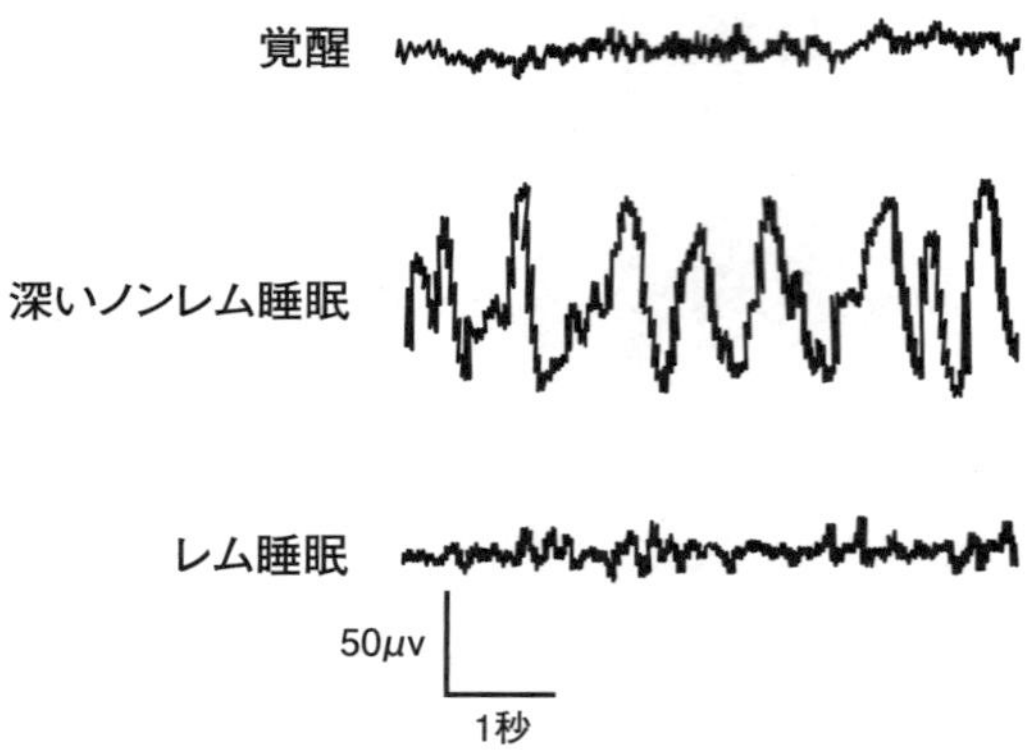

る」プロジェクトの一環だ。結果はなかなか不気味な音になった)、その音に合わせてダンスをすることはできないだろう。まとめると、覚醒時の脳波の大きな特徴は、高速周波数と、決まったパターンがないことの2つだ。

あなたはもしかしたら、覚醒時の脳波はきれいな波形を描いていると想像していたかもしれない。たいていは論理的な思考を行っているのだから、脳波もそれを反映しているはずだ、と。しかし、予想に反して、**覚醒時の脳波はまったくのカオス**だ。なぜそうなるのかというと、脳の各部位が、それぞれ勝手に独自の情報処理を行っているからだ。それを脳波という形に1つにまとめると、まるで一貫性のないバラバラの波形になる。

話をわかりやすくするために、ここで満席のフットボール・スタジアムを想像してみよう。フィールドの中央に、天井から1本のマイクが吊されている。観客の1人ひとりが、1つひとつの脳細胞だ。そして、天井から吊されたマイクが、頭につながれた電極になる。

ゲームが始まる前、スタジアムの観客は、それぞれが勝手に、好きなことを好きなタイミングで話している。全員で一斉に同じことを話しているのではない。話す内容もタイミングもバラバラだ。その結果、天井のマイクが拾う音声は、ただガヤガヤ言っているだけで何の意味もなさない。

被験者の頭につながれた電極は、脳内の活動をすべて記録することになっている。そして脳内では、音、視覚、匂い、触覚、感情などありとあらゆる情報を、別々の場所にある各部位が、自分のタイミングで処理している。バラバラの情報を大量に処理しなければならないので、脳波はつねに忙しく働いている。だから覚醒時の脳波は、高速で動くカオスになっているのだ。

さて、あなたは私のラボで今から眠りに就こうとしている。ベッドに横たわり、部屋の中が暗くなった。何度か寝返りを打ち、そして眠りに落ちる。まず訪れるのは、浅いノンレム睡眠だ。これはステージ1と2になる。それに続いて、ステージ3と4の深いノンレム睡眠に入っていく。

このステージ3と4は、合わせて「**徐波《じょは》睡眠**」と呼ばれている。ここで、図9の脳波のパターンに戻り、真ん中の波形を見れば、徐波睡眠と呼ばれる理由がわかるはずだ。この波形では、波が上下するペースがかなり遅くなっている。おそらく1秒につき2つから4つの波しかないだろう。覚醒時の脳波に比べると10倍の遅さだ。

ノンレム睡眠時のゆっくりした脳波は、覚醒時の脳波よりもずっと統一感があって安定している。前の波形を見れば、次の波形が正確に予測できるぐらいの安定ぶりだ。このノンレム睡眠のパターンを音にして、朝目覚めたときに本人に聞かせると、ゆったりとした一定のリズムを実感することができる。

しかし、ノンレム睡眠の脳波のリズムに合わせて身体を揺らしていると、別のことにも気づくかもしれない。ゆったりしたリズムの合間に、ときどき新しい音が出現するのだ。音は短く、数秒しか続かない。そして必ず下向きの波形のときに出現する。ちょっとしたトリル（顫音《せんおん》）のような音で、ある種の言語で発音する巻き舌の「r」の音か、または満足したネコがゴロゴロのどを鳴らす音にも似ている。

これは「**睡眠紡錘波**《ぼうすいは》」の音だ。睡眠紡錘波とは、脳波の活動が急に激しくなるときの波形で、たいていは1つのゆっくりした波が終わるときに出現する。浅いノンレム睡眠と深いノンレム睡眠の両方で見られ、深い睡眠のゆっくりとした力強い脳波が主流になる前から存在する。睡眠紡錘波の機能はたくさんあるが、その1つは、夜間の見張りをする兵士のようなものだ。外界の音を脳から遮断し、眠りを守っている。睡眠紡錘波が力強く、頻繁に現れるほど、大きな音がしても目を覚まさなくなる。

深い眠りのゆっくりした脳波をさらに観察すると、またおもしろいことに気づく。それは波が発生する場所だ。自分の目の間の、鼻の付け根の少し上あたりに指を置いてみよう。その指を、おでこに向かって上に五センチほどずらす。そこが、深い眠りの脳波のほとんどが生まれる場所だ。脳の部位でいうと、前頭葉の真ん中になる。いわば深い眠りが発生する震源地のようなものだ。

しかし、深い眠りの波紋は、同心円状に広がるわけではない。たいていは一方向にしか広がらず、おでこから後頭部に向かっていく。これはたとえるなら、スピーカーから流れる音と同じだ。スピーカーから流れる音も一方向にしか進まず、そのためスピーカーの前にいる人のほうが、後ろにいる人よりもよく聞こえるだろう。そして広い屋外に設置されたスピーカーから出る音と同じように、おでこから出た脳波は後頭部に行くにしたがってだんだんと弱くなり、やがて消えてしまう。反響して戻ってくることはない。

深い眠りの間、脳は何をしているか

1950年代から60年代にかけて、科学者たちがこのゆっくりした脳波の計測を始めたころ、ある種の思い込みが形成された。それは、脳波がゆっくりしているのは、脳が活動していないからだという思い込みだ。こう考えてしまうのも理解できる。深いノンレム睡眠時に現れるゆっくりした脳波は、麻酔で眠っている患者、またはある種の昏睡状態にある人の脳波によく似ているからだ。

しかし、この思い込みは完全に間違っている。実際のところ、ノンレム睡眠時の脳は、他に類を見ないきわめて高度なニューロンの連携活動を行っているのだ。無数の脳細胞が一体となり、見事なユニゾンで発火をくり返している。研究室でこの驚くべき脳の活動を見るたびに、思わず畏敬の念がわいてくる。睡眠とは、まことに驚異以外の何ものでもない。

ここでまた、フットボール・スタジアムの例に話を戻そう。天井からマイクがぶら下がり、睡眠というゲームがまさにくり広げられている。観客（脳細胞）はゲーム前の勝手気ままなおしゃべりをやめ、今は声を合わせて声援を送っている。これが深い眠りの状態だ。全員の声が1つになり、マントラのようなチャントをくり返している。すると突然、彼らは一斉に元気な叫び声を上げ、脳波の波形が急に突出する。その後、数秒ほど沈黙し、脳波に長いくぼみが現れる。

このように、深いノンレム睡眠時の脳波は、一見するとただ怠けているようだが、実際はかなり高度な活動をこなしているのである。それを知れば、もう深い眠りのことを、ただの冬眠や惰眠とは呼べなくなるだろう。

夜寝ている間、あなたの脳の表面では、驚くべき電気のハーモニーが何度も何度も流れている。このしくみを理解すれば、寝ている間に意識がなくなる理由もわかるはずだ。前にも説明したように、脳の中心部にある視床という部位が、寝ている間はすべての知覚情報（音、視覚、触覚など）をシャットアウトしている。そのため、知覚情報が脳の表面にある皮質に届くことはない。

外界の刺激が入ってこなくなると、意識がなくなるだけでなく（ノンレム睡眠時に夢を見ないのも、時間の感覚がなくなるのも、すべて意識がなくなるからだ）、皮質が「リラックス」してデフォルトモードに入る。皮質のデフォルトモードが、前にも出てきた徐波睡眠だ。この状態にある脳は、活発でありながら、高度に統制のとれた動きをしている。まるで瞑想をしているようだが、起きているときの瞑想と深い睡眠はまったく違うものだ。

ノンレム睡眠で情報を整理し、レム睡眠で情報を統合する

ノンレム睡眠の深い眠りは、心身の健康にとって欠かせない機能だ。この点については、第6章で詳しく見ていこう。とりあえずここでは、眠りと記憶の関係について言及しておきたい。眠りが記憶を保存するメカニズムを理解すると、ゆっくりした脳波の本当の実力がよくわかるからだ。

車で長時間走っていると、それまで聞いていたＦＭラジオの電波が弱くなることがあるだろう。それに対してＡＭラジオは、いつでもはっきり聞くことができる。このＦＭとＡＭの違いは、電波の性質で説明できる。ＦＭの電波は高速周波数で、波が上下する速度がＡＭ電波よりもずっと速い。ＦＭラジオの利点の1つは、高品質の情報を大量に送れることであり、そのためＡＭよりも音がいい。

しかし、大きな欠点もある。ＦＭの電波は、すぐに息切れしてしまうのだ。たとえるなら、短距離の爆発力はあるが、長距離を走るスタミナはないランナーのようなものだ。対し

てＡＭの電波はゆっくりした波形で、スリムな長距離ランナーにたとえられる。ＡＭにはＦＭのような爆発力はないが、代わりに広範囲をカバーできるという長所があるのだ。

人間の脳もそれと同じだ。覚醒時の脳波はＦＭラジオで、睡眠時の脳波はＡＭラジオにたとえられる。深い睡眠時のゆっくりした脳波は脳の広範囲をカバーするので、離れた位置にある脳の部位のコミュニケーションが可能になる。その結果、脳の別々の場所に保管されている記憶を送ったり受けとったりすることができるようになるのだ。

そう考えると、ノンレム睡眠のゆっくりした脳波は、それぞれが宅配便の役割を果たしているともいえる。情報の詰まった荷物を、脳のさまざまな部位に運んでいるのだ。この遠くまで届くゆっくりした脳波には、「ファイルを移動する」という重要な役割がある。夜になって眠るたびに、**深い眠りのゆっくりした脳波が、短期の記憶が保管されている場所から新しい記憶の入った荷物を受けとり、長期の記憶を保管する場所に届けている。**こうすることで、記憶がしっかりと脳に刻み込まれるのだ。

つまり、こうまとめることができる。覚醒時の脳波の役割が、外側の情報を受けとることであるなら、ノンレム睡眠の脳波の役割は受けとった情報を吟味することだ。その吟味の過程で、情報を移動したり、記憶を整理したりしている。

起きているときは情報を受けとり、ノンレム睡眠のときは情報を整理しているのだとしたら、レム睡眠のときはいったいどんなことが起こっているのだろうか。ここで図9をまた見てみよう。図のいちばん下が、レム睡眠時の脳波になる。たしかに眠ってはいるが、脳波の波形はノンレム睡眠とはまったく違う。むしろいちばん上にある覚醒時の脳波にそっくりだ。それもそのはずで、最近のMRIを使った研究によると、**いくつかの脳の部位では、覚醒時よりもレム睡眠時のほうが最大で30%も活動量が増える**という。

そのため、レム睡眠は**「逆説睡眠」**と呼ばれることもある。脳は起きているように見えるが、身体は間違いなく眠っているからだ。脳波を見ただけでは、覚醒時とレム睡眠を区別するのは不可能に近い。

レム睡眠に入ると、覚醒時のようなバラバラで速いペースの脳波が再び現れる。深いノンレム睡眠の間、ゆっくりとシンクロして動いていた皮質の脳細胞たちは、レム睡眠に入るとまた覚醒時の状態に戻り、それぞれの細胞が、それぞれのペースで、それぞれの情報を処理するようになる。

これはまさに起きているときの脳の動きだが、あなたは間違いなく眠っている。そして眠っているということは、外界からの情報は入ってこない。それでは、レム睡眠時の脳は、いったいどんな情報を処理しているのだろうか?

起きているときと同じで、レム睡眠の間も視床が情報の門の役割を果たしている。違うのは、情報がどこから来るかということだ。レム睡眠時は、外界からの情報は入ってこない。脳内の感情、動機、記憶といった情報が、同じく脳内のスクリーンに映し出されている状態だ。あなたは毎晩、この劇場に連れてこられ、まことに不条理でありながら、自分のこととしか思えないドラマを見せられる。

情報処理という観点から覚醒、ノンレム睡眠、レム睡眠を区別するなら、覚醒時は外側の情報を受けとり、ノンレム睡眠時は受けとった情報をふり返り、そしてレム睡眠時は整理された情報を統合しているといえるだろう。レム睡眠で情報を統合することで、生の素材が互いにつながり、さらに保存されている過去の経験ともつながる。その結果、さらに正確な外界の姿を構築し、同時に独創的なひらめきや問題解決の作業も行っているのだ。

夢を見ているとき、身体はマヒ状態になる

すでに見たように、レム睡眠時の脳波と、覚醒時の脳波はとてもよく似ている。電極から送られてくる情報を映したモニターを見るだけで、その人がレム睡眠の状態なのか、それとも起きているのかを見分けることはできるのだろうか？　見分けるカギは、筋肉にある。

私たちの研究室では、被験者の頭だけでなく、身体にも電極をつないでいる。起きているときは、たとえベッドに横になってリラックスしていても、全身の筋肉にはある種の緊張が存在する。この緊張は、電極で簡単に検知することができる。そしてノンレム睡眠になると、いくらかの緊張は消えるが、すべて消えるわけではない。むしろほとんどの緊張が残っている。

しかしレム睡眠に突入すると、大きな変化が起こる。**夢を見る段階が始まる数秒前になると、身体は完全に麻痺した状態になり、それがレム睡眠の終わりまでずっと続くのだ。**この

とき、全身の筋肉はまったく力が入っていない。私がこっそり部屋に入り、起こさないようにその人の身体をもち上げたら、まるで人形のようにぐにゃりとたれ下がるだろう。しかし、安心してもらいたい。動かなくなるのは自分の意思で動かす随意筋だけだ。意思とは関係なく動く不随意筋には力が入っているので、呼吸や心臓の鼓動が止まることはない。しかし、他の筋肉は完全に弛緩した状態になる。

この筋肉を弛緩させるという情報は、脳幹から脊髄を通って全身に送られる。この情報が伝わると、上腕二頭筋も、大腿四頭筋も、すべて緊張を失ってぐったりする。脳からの指令にまったく応じない状態だ。レム睡眠によって、完全に身体を拘束されている。しかしありがたいことに、レム睡眠の刑期は永遠ではない。レム睡眠のサイクルが終われば、また身体の自由をとり戻すことができる。このように、レム睡眠時は、脳は活発に動いているが、身体は完全にぐったりしているので、研究者はレム睡眠時と覚醒時を簡単に見分けることができる。

しかし、そもそもなぜ人間は、レム睡眠時に身体が完全に動かなくなるように進化したのだろうか。それは、**身体が動かないおかげで、夢の内容を実際に行動に移さずにすむ**からだ。レム睡眠の間、脳内では行動の指令が次から次へと送られている。夢の中で、あなたは活発に動いている。母なる自然は賢いので、夢の中の動きが本物の動きにならないように、私たちに拘束衣を着せることにしたのだ。

眠っているときは外界の情報が入ってこないので、夢の中と同じようにいきなり走り出したりしたら、大変なことになりかねない。おそらく人類という種は絶滅していただろう。脳が身体を麻痺させてくれるおかげで、私たちは安全に夢を見ることができるのだ。

レム睡眠の間に、実際に脳から動きの指令が出ていることは、どうしたらわかるのだろうか（本人による夢の内容の申告は別にして）。そのヒントは、レム睡眠時にも身体が麻痺しない不運な人たちの存在にある。彼らは夢の中での動きを、実際に行ってしまうのだ。第11章でも詳しく見ていくが、この症状は大きな悲劇につながることが多い。

そして最後に、レム睡眠の名前の由来になった眼球の動きのことも忘れてはいけない。深いノンレム睡眠の間、眼球はまったく動かない。しかし、夢の段階が始まると、目の上下につないだ電極からはまったく違う情報が送られてくる。1952年にクライトマンとアセリンスキーが、眠る赤ちゃんを観察していたときに発見したのと同じ情報だ。

レム睡眠の間は、眼球がまぶたの下で激しく動くことがある。当初、科学者たちは、眼球の動きは夢の中の視覚情報に呼応していると考えていた。しかし、それは正しくない。むしろレム睡眠の生理的な性質と関係しているのだ。このことについては、第9章で詳しく見ていく。

ところで、このような複雑な眠りを経験するのは、すべての種族の中で私たち人類だけなのだろうか？　人間の他にレム睡眠がある種族は存在するのだろうか？　もし存在するなら、彼らも夢を見ているのだろうか？　次の章で、その答えを探っていこう。

第4章 ヒトは眠りで進化した
——脳の半分しか眠らないイルカ、長時間眠らない渡り鳥

生き物はいつから眠るようになったのだろうか。大型の類人猿だろうか。またはもっと早くて、爬虫類か、それともさらにその祖先の魚類だろうか？

眠らない動物などいない

現在まででわかっているかぎり、地球上に暮らすあらゆる動物が眠る。または、眠りにとてもよく似た行動をとる。例外は存在しない。動物の中には、ハエ、ハチ、ゴキブリ、サソリなどの昆虫や、小魚から巨大なサメまでを含む魚類、カエルなどの両生類、亀、コモドオオトカゲ、カメレオンなどの爬虫類などが入る。彼らはみな、紛れもなく睡眠をとる。

進化の梯子をさらに登ると、今度は鳥や哺乳類が現れる。彼らもまた、トガリネズミからオウム、カンガルー、ホッキョクグマ、コウモリまで、すべての種族が眠る。そしてもちろん、私たち人間も眠る。睡眠はすべての生き物に共通する現象だ。

原始的な甲殻類や棘皮動物などの無脊椎動物、それにミミズでさえ眠りの時間を楽しんでいる。彼らの眠りは「レサーガス（lethargus）」というかわいらしい名前で呼ばれていて、人間と同じように外側の刺激に反応を示さなくなる。そして、これも人間と同じように、ミミズも寝不足のときほど寝つきが早く、ぐっすり眠るようになる。刺激に対する反応が鈍ることで、それは明らかだ。

以上のことから、睡眠の起源を推定することはできるだろうか。ミミズがこの世に誕生したのはカンブリア爆発のころなので、遅くとも5億年前ということになる。つまり脊椎動物が誕生する以前から、睡眠は存在したと考えられる。脊椎動物の一種である恐竜が現れるのはこれよりも後のことであり、そしてさまざまな研究を総合すると、恐竜は寝ていたと推測される。ディプロドクスやトリケラトプスが丸まって眠っているところを想像してみよう。なんともかわいらしいではないか！

進化の過程をさらにさかのぼると、24時間以上の寿命があるなら、バクテリアのようなごく単純な単細胞生物でも、地球の明るさと暗さに呼応した活動期と休止期があることがわかる。このパターンが私たちの概日リズムの前身であることが、最近の研究によってわかってきた。

睡眠ははるか昔から存在するということだ。その起源は、地球に生命が誕生したころまでさかのぼる。DNAのような基本的な構造と同じように、どうやら睡眠は、地球上に存在するすべての生き物に共通する特徴であるようだ。とはいえ、睡眠の中身は種族によって大きく違っている。

私たちは夢を見るように進化した

計測できるかぎりでは、すべての種族にノンレム睡眠がある。しかし、昆虫、両生類、魚、それにほとんどの爬虫類は、レム睡眠があるという明らかな証拠がない。進化の過程で遅れて出現した種である鳥類や哺乳類には、完全なレム睡眠がある。

つまり、**レム睡眠がある（夢を見る）という特徴は、進化的に見れば新しい**ということになるだろう。

しかし、睡眠にはよくあることなのだが、ここでも変則が存在する。先ほど私は、すべての哺乳類にレム睡眠があると書いた。しかし、クジラなどの水生哺乳類についてはまだ意見が分かれている。イルカやシャチなどの一部の水生哺乳類は、レム睡眠をしないのである。1969年の研究で、ゴンドウクジラ属が6分間のレム睡眠を記録したという実例はあるが、現在にいたるまでの調査や研究のほとんどで、水生哺乳類がレム睡眠（またはレム睡眠と一般的に思われているもの）をするという証拠は見つかっていない。

ある意味で、これは理にかなっている。前にも見たように、レム睡眠の間は身体の筋肉が完全に弛緩している。水生哺乳類はときおり水から出て呼吸する必要があるので、泳ぐ能力を失うと死につながりかねない。寝ている間に身体が完全に麻痺したら、泳ぐことができずに溺れてしまうだろう。

アザラシやセイウチなどの鰭脚類《ききゃくるい》（ヒレの脚をもつという意味）まで話を広げると、謎はさらに深まる。鰭脚類も水生哺乳類の一種であり、水中と陸上の両方で暮らしている。陸上にいるときの彼らには、レム睡眠とノンレム睡眠の両方がある。人間や、他の陸生動物と同じだ。

しかし海の中にいるときは、ほとんどレム睡眠をしなくなる。水中のアザラシが経験するレム睡眠は、陸にいるときのわずか5～10％だ。海にいるアザラシを2週間にわたって観察したところ、その間にはっきりしたレム睡眠が記録されることは一度もなかった。彼らはその間、短いノンレム睡眠をくり返すことで生き残っている。

このような例外があるとはいえ、それでレム睡眠の有用性が覆されるわけではない。レム睡眠だけでなく、夢を見ることも、それを経験する種族にとっては間違いなく必要なものだ。このことについては、パート3で詳しく見ていこう。

変則的な存在であるアザラシも、陸に上がったときはレム睡眠を回復させる。彼らがレム睡眠を完全に捨てないことからも、その必要性は明らかだろう。ただ水の中にいるときは必要ないというだけだ。おそらく水中では、浅い眠りのノンレム睡眠で十分なのだろう。イルカやクジラは、いつもそうやって眠っていると考えられる。

個人的には、水生哺乳類にもレム睡眠はあると考えている。クジラやイルカなどのクジラ目であっても、まったくレム睡眠をしないということはないだろう。私が思うに、彼らが水中で経験しているレム睡眠は一般のレム睡眠とは違い、そのため計測が難しいのではないだろうか。たとえば時間がごく短いのかもしれないし、私たちが観測できない時間に発生しているのかもしれない。または、まだ観測する方法のない脳の場所で起こっているのかもしれない。

私独自の説は信じられないというのなら、1つ指摘しておきたいことがある。かつて、ハリモグラやカモノハシなどの単孔類（卵を産む哺乳類）は、レム睡眠をしないと考えられていた。しかし現在は、レム睡眠、またはレム睡眠らしきものをするということがわかっている。

睡眠中の脳波は脳の表面である皮質からとるのが一般的だが、彼らの皮質からは、レム睡眠の特徴的な動きの激しい脳波がまったく観測されない。しかし、計測の場所を皮質からもっと脳の中心部に移動すると、典型的なレム睡眠の脳波が現れる。カモノハシの場合、レム睡眠の脳波は他の哺乳類よりも多いぐらいだ！

レム睡眠はないと思われていた単孔類にも、たとえベータ版であるとはいえ、立派にレム睡眠はあるということがわかった。単孔類は原始的な哺乳類であり、そして哺乳類の進化が進むにつれ、より洗練されたレム睡眠が出現する。だから私が思うに、現在はレム睡眠がないと思われているイルカやクジラ、アザラシも、単孔類のような変則型のレム睡眠が、いずれ観察されるのではないだろうか。そもそも、「ある」という証拠がないことは、「ない」という証拠にはならないのだから。

レム睡眠とノンレム睡眠、どちらが重要か?

すべての哺乳類にレム睡眠はあるのかという問題はともかく、1つ確実に言えることがある。それは、進化の過程で最初に出現したのはノンレム睡眠だということだ。その事実から、次の疑問が浮かんでくる。私が一般に向けて講演をするたびに、必ず聞かれる質問だ。

レム睡眠とノンレム睡眠では、どちらのほうが重要なのだろうか? 人間にとって本当に必要なのはどちらの睡眠なのか?

「重要性」や「必要性」の定義はじつにさまざまだ。そのため、この質問への答えも何通りも考えられる。それはともかく、答えを知るもっとも簡単な方法は、レム睡眠とノンレム睡眠の両方をもつ種族(鳥類でも哺乳類でも)を一晩徹夜させて、さらに翌日も夜まで寝かせないという実験をしてみることだろう。

レム睡眠もノンレム睡眠も同じように奪われているので、脳はどちらの睡眠も欲している状態だ。ここで問題は、翌日の夜にやっと寝られたときに、脳はどちらの睡眠をより多く必要とするかということだ。ノンレムもレムも同じくらいなのか。それともどちらかのほうが多いのか。もしそうなら、より多く必要とされた睡眠のほうが重要だということなのか?

この実験は、さまざまな鳥類や哺乳類を使ってこれまでに何度も行われてきた。被験者の中には人間も含まれる。はっきりした結果は2つある。1つは、睡眠を奪われた次の日の夜は、普段よりも睡眠時間がずっと長くなるということ。人間であれば、普段は8時間ほどだが、徹夜明けの夜は10時間から12時間になる。この結果に驚く人はいないだろう。長く寝ることで、前の晩に足りなかった睡眠をとり戻そうとしているのだ。この現象は**「睡眠リバウンド」**と呼ばれている。

そしてもう1つは、ノンレム睡眠のリバウンドのほうが激しかったということだ。徹夜明けの脳は、レム睡眠よりも、深いノンレム睡眠のほうをはるかに求めていた。つまり、重要性という意味では、ノンレム睡眠の勝ちということになる。しかし、本当にそうなのだろうか？

じつのところ、必ずしもそうとは言えない。徹夜明けの夜だけでなく、2日目の夜、3日目の夜、4日目の夜も観察を続けると、形勢は逆転するのだ。日を追うごとに、脳はレム睡眠のほうをより求めるようになる。この時期の脳にとっては、レム睡眠がメインディッシュで、ノンレム睡眠はサイドメニューだ。

つまり、どちらの睡眠も、脳にとっては欠かせないということだろう。ただノンレム睡眠のほうを先にとり戻そうとするということだ。レム睡眠も後回しにされただけであり、脳はいずれ必ずとり戻しに来る。

しかし、ここで指摘しておきたいことがある。それは、回復のチャンスがどれだけあろうとも、脳は一度の睡眠で失われた睡眠のすべてをとり戻そうとしないということだ。ノンレム睡眠とレム睡眠を個別に見て、トータルの睡眠時間を見ても同じ結果になる。**人間だけでなくすべての種族は、失われた睡眠を一度にとり戻すことはできない。**この本から何か1つだけ学ぶとしたら、ぜひこの事実にしてもらいたい。睡眠負債がたまったことによる悲しい結末については、第7章と第8章で詳しく見ていこう。

イルカは脳の半分ずつしか眠らない

「眠り方」にも違いがある。中には眠っているとはにわかに信じられないような眠り方もある。**イルカやクジラなどのクジラ目はノンレム睡眠しかなく、しかも脳の半分しか眠っていない。**もう半分はつねに起きていて、水の中で生き残るために必要な行動を維持している。

そして寝ているほうの脳は、ときおり最高に美しいノンレム睡眠の脳波を見せる。深く、力強い脳波が、一定のリズムを力強く刻んでいるのだ。その一方で、起きているほうの脳は忙しく動き回り、まさに起きているときの脳波を出している。どちらの脳もしっかりとつながっていて、ほんの数ミリしか離れていない。その点は人間の脳と同じだ。

もちろんそんなイルカの脳も、起きている間は1つの脳として共同作業をこなしている。しかし寝る時間がやってくると、さっきまで1つだった脳が2つに分かれ、まったく別の作業をするようになる。1つはずっと起きていて、もう1つは眠りに入るのだ。半分の脳が十分に眠ると、役割を交代し、今度は起きていたほうの脳が深いノンレム睡眠を楽しむ。たとえ脳の半分が寝ていても、イルカはさまざまな動きをすることができる。音を使ったコミュニケーションさえ可能だ。

しかし、そもそも母なる自然は、なぜこのような面倒なしくみを考えたのだろうか。脳の半分だけで眠るくらいなら、まったく眠らないしくみのほうが簡単にできそうではないか。そもそもつねに水の動きにさらされているのだから、眠らないほうがずっと安全なのではないだろうか？

しかし、話はそう簡単ではない。どんな状況であれ、睡眠は生き物にとって欠かせないものだ。生まれてから死ぬまでずっと泳いでいなければならないような状況でも、睡眠だけは絶対に捨てるわけにはいかない。母なる自然に選択肢はなかった。脳の両方で寝るか、それとも半分で寝るか。そのどちらかを選ぶしかない。どちらを選んでもかまわないが、寝ないという選択肢だけはありえないのだ。

脳の半分だけで眠るという離れ業ができるのは、水生哺乳類だけではない。たとえば鳥類にもできる。生き残るためにその技を身につけた点は鳥類も同じだが、具体的な理由は、水生哺乳類とは違うようだ。**鳥類の場合は、「見る」ために脳の半分で起きているのである。**

鳥は1羽でいるとき、脳の半分と、それに呼応する目（脳とは反対側の目になる。たとえば左脳に呼応するのは右目だ）は、つねに起きていなければならない。周囲の危険に目を光らせておくためだ。その間、片目はつぶり、それに呼応する脳は眠りに就いている。

これは1羽でいるときの場合だが、群れになるとさらにおもしろい現象が起こる。ある種の鳥は、群れでいるときは脳の両方で眠っている。彼らはどうやって危険から身を守っているのか。その答えは、まことに巧妙な作戦だ。

群れはまず1列に並ぶ。そして列の端にいる2羽の鳥以外は、両方の脳を眠らせる睡眠をとる。しかし、左端と右端の鳥にそんな贅沢は許されない。左端は左脳だけを眠らせて左目を開け、右端は右脳だけを眠らせて右目を開けている。そうすることで、群れの周囲をまんべんなく警戒しながら、両方の脳を眠らせる個体を最大化することができるのだ。夜のある時点で、両端の鳥は180度回転し、今度は反対側の脳を眠らせる。

私たち人間を含む陸に暮らす哺乳類は、鳥類や水生哺乳類のような技をもち合わせていない。脳の半分だけで眠るなど不可能だ。しかし、本当にそうなのだろうか?

最近発表された2つの研究によると、どうやら人間も、脳の半分だけを眠らせる半球睡眠らしきことができるようだ。自宅で眠っているのなら、深いノンレム睡眠のときに現れる脳波は誰でも同じような形をしている。しかし、その同じ人が研究室で寝る、またはホテルで寝ると(どちらも慣れていない環境だ)、脳の半分の眠りが、もう半分の眠りよりも浅くなる。

起きているときに「ここは慣れていない環境だ」と認識し、寝ている間も周囲を警戒しているのかもしれない。そして最初は見知らぬ場所でも、何日か同じ場所で眠っていると、やがて両方の脳が同じように眠るようになる。ホテルに泊まった最初の夜によく眠れないのは、おそらくこれが原因だろう。

しかし人間のこの現象も、鳥やイルカに見られる完全な半球睡眠にはほど遠い。人間の脳は半分だけでノンレム睡眠をすることはできず、必ず脳全体でノンレム睡眠をしなければならない。人間も脳の半分だけを眠らせることができたら、大きな可能性が広がるのではないだろうか。

ちなみにレム睡眠の場合は、脳も半分ずつ役割分担することができなくなる。それはどの種族も同じだ。たとえば鳥類も、まわりの環境に関係なく、レム睡眠のときはいつも両方の脳で眠っている。夢を見るレム睡眠の役割は、おそらくたくさんあるのだろうが、ともかく両方の脳が参加し、同じくらい仕事をしないといけないしくみになっているようだ。

アメリカ政府が眠らない渡り鳥を研究する理由

極度のプレッシャーや大きな変化にさらされると、睡眠パターンはどうなるのか。たとえば飢餓は、極端な環境の一例だ。**飢餓状態にある生き物は、食べ物を探すことを優先し、睡眠を犠牲にする。**栄養のほうが睡眠より優先されるのだが、その状態も永遠には続かない。

たとえばハエを飢えさせると、起きている時間が長くなり、食べ物を探す行動をとる。それは人間も同じで、自分の意思で食べるのをやめた場合でも、睡眠時間が短くなる。それは脳が、食べ物が少ない環境だと勘違いするからだ。

珍しい例を他にもあげると、たとえば**子どもを産んだばかりのメスのシャチが、子どもと**

一緒に寝不足になるという現象がある。メスのシャチは3年から8年に1頭の子どもを産む。出産は通常、群れから離れて行われる。それはつまり、生まれたばかりの子どもが、最初の数週間はかなり危険な状態にさらされるということだ。

とくに、母親と一緒に群れに帰る旅が危険であり、シャチの赤ちゃんの50%がこの旅で命を落とすという。あまりにも危険なので、どうやらこの旅の最中は、母親も子どももまったく寝ていないようだ。少なくともこれまで観察された範囲では、群れに帰る旅の最中に、完全な睡眠をとるシャチの母子はいなかった。

これはとくに子シャチにとって驚くべきことだ。というのも、どんな生き物でも、生まれてからの数週間は人生でもっとも睡眠を必要とする時期だからだ。大海原を移動する長旅は、すべての生き物に共通する特徴を覆すほど、過酷で危険だということだろう。

しかし、シャチの母子よりもっとすごいのは、海を越える渡り鳥だ。海を越えて数千キロも移動する季節になると、群れ全体がいつもより長く飛行することになる。そこで犠牲になるのが睡眠時間だ。しかし飛行中でも、鳥の脳は巧みな方法で睡眠を確保している。**飛行中の渡り鳥は、数秒間というごく短い時間だけ眠っているのだ**。この一瞬の睡眠だけで心身ともにリフレッシュして、睡眠不足から生じるさまざまな不都合を避けることができる（念のために言っておくと、人間にそのような能力はない）。

長距離飛行中の睡眠に関しては、おそらくミヤマシトドがもっとも特殊な能力をもっているだろう。アメリカ軍はこのごくありふれた小鳥の能力に目をつけ、多額の資金を投入して研究を行っている。ミヤマシトドは、他のどんな生き物よりも長時間寝ないでいられるのだ。私たち人間にはとてもまねのできる長さではない。渡りの時期のミヤマシトドを研究室に連れてきて、ずっと眠らせずにいても、彼らはまったく平気な顔をしているだろう。

しかし、たとえ同じ個体であっても、渡りの時期以外であれば、睡眠不足の影響をもろに受けて脳と身体に不調をきたすことになる。この小さな鳥は、進化の過程で、長時間飛行する渡りの時期だけ寝なくても平気になるという、驚くべき能力を身につけたのだ。それを知れば、アメリカ政府がミヤマシトドに興味をもつ理由が理解できるだろう。ミヤマシトドの特殊能力を解明し、24時間働ける兵士を開発しようとしているのだ。

人間の正しい眠り方とはどういうものか？

現代人の眠りは自然ではない。睡眠の回数も、長さも、就寝時間も、すべて現代の生活によって歪められ、本来の形からは離れている。

先進工業国に暮らす大人のほとんどは、単相睡眠をとっている。単相睡眠とは、1日に1回だけ眠ることだ。夜の間に1回だけ眠り、その長さは現在のところ平均して7時間弱まで短くなっている。

しかし、電気のない世界では、事情はだいぶ異なるようだ。ケニア北部に暮らすガブラ族や、カラハリ砂漠のサン人といった狩猟採集民は、単相睡眠ではなく二相睡眠をとっている。これは1日に2回眠るという意味であり、夜に7時間ほど寝て、さらに午後に30分から60分の昼寝をとっている。

また、季節によって睡眠のパターンが変わるという例もある。タンザニア北部のハッザ族やナミビアのサン人などの狩猟採集民は、夏の暑い時期は二相睡眠で、冬になって涼しくなると単相睡眠になるという。

たとえ単相睡眠であっても、工業化が起こる前と後では眠るタイミングが異なるようだ。工業化以前の環境で暮らす人々は、平均して日没の2時間後から3時間後に就寝する。だいたい夜の9時ごろだ。そして夜明けの前後に目を覚ます。

あなたはこれまで「真夜中」という言葉の意味を、深く考えたことはあるだろうか？　真夜中とは読んで字のごとく、夜の真ん中という意味だ。狩猟採集民や、それ以前の人類の睡眠パターンで考えると、たしかに夜の真ん中に真夜中がやってくる。

さてひるがえって、われわれ現代人の睡眠パターンを考えてみよう。真夜中はもはや、夜の真ん中ではなくなっている。多くの人にとって、真夜中はおそらく、寝る前に最後にメールをチェックする時間なのではないだろうか。しかもたいていはそこで終わらず、続けてだらだらとネットを見たりしてしまう。

さらに悪いことに、就寝時間が遅くなったからといって、起床時間まで遅くなるわけではない。純粋にそれは不可能だからだ。概日リズムの影響は避けられず、それにポスト工業化の社会に生きる私たちには、朝からやることがたくさんある。

かつて人類は、日が暮れると布団に入り、そしてニワトリの鳴き声とともに目覚めていた。そして現代、私たちの多くは依然としてニワトリとともに起きているが、日が暮れるのは会社で仕事が終わる時間であり、夜はまだ始まったばかりだ。それに加えて、午後の昼寝を楽しめる人はほとんどいない。これでは**睡眠負債がたまる一方**だ。

二相睡眠の起源は文化とは関係がない。これは生物学的な習慣だ。地域による文化の差に関係なく、すべての人類が、午後になると眠くなる遺伝的な性質を備えている。昼食後のミーティングで出席者たちを観察してみれば、深く納得できるだろう。まるで操り人形のように、糸がたるんでだらんとしたり、いきなり糸を引っ張られてビクッと起き上がったりしているはずだ。あなたにも、午後になって猛烈な眠気に襲われた経験があるだろう。

人間は進化の過程で、昼食後に眠くなるという特徴を身につけた。だからあなたもミーティングの出席者も、遺伝子の命令に従っているだけだ。目を開けていられないほどの猛烈な眠気に襲われるのは、身体が睡眠を必要としている証拠である。これが人間にとっての自然なリズムなのだ。だからもし可能であれば、昼食後にミーティングを入れるのは避けるようにしよう。

以上のことからわかるのは、現代人の生活は本来の睡眠パターンから外れているということだ。**人間は本来、二相睡眠をする生き物**だ。しかし工業化によって変化が起こり、単相睡眠になってしまった。もしかしたら、その変化は工業化よりも前に起こっていたかもしれない。

昼寝をやめたら死亡リスクが37%上昇した

狩猟採集民に関する人類学の研究によって、人間の正しい眠り方についての思い込みが間違っていたことが明らかになった。史料によると、近世の終わりごろ（17世紀終わりから18世紀初めにかけて）は、西欧社会では夜の眠りを2回にわけていたという。2回の眠りの間には、数時間の覚醒が入る。最初の睡眠は第1睡眠、2回目の睡眠は第2睡眠と呼ばれ、そして間の時間で読み書きやお祈り、セックス、それに社交の付き合いまでしていた。

地域によっては、現在でもこの習慣が守られている。しかし、工業化以前の社会に関する研究で、この習慣が発見されたのは西ヨーロッパだけだ。つまり、人間にとって自然な習慣ではないということだろう。むしろ文化的な現象であり、西ヨーロッパ人の移民によって他の地域にも広まっていっただけだ。

脳や神経の活動、代謝の活動といった人間の生体リズムを見てみても、この眠り方が自然だという証拠はまったく存在しない。人間にとって自然な二相睡眠とは、人類学的に見ても、生物学的に見ても、遺伝学的に見ても、夜に長時間寝て、午後に短い昼寝をするというパターンだ。

それでは、この二相睡眠が人間にとって自然な眠り方だとするなら、この眠り方を捨てると、いったいどんな結果が待ち受けているのだろうか。二相睡眠は、シエスタの習慣という形で世界各地に今でも残っている。南アメリカやヨーロッパの地中海諸国などが有名だろう。

私が子どもだった1980年代、バカンスで家族と一緒にギリシャに行ったことがある。ギリシャの大都市を訪れると、店先にはイギリスでは見たことがないような看板が出ていた。「営業は午前9時から午後1時、午後5時から午後9時。午後1時から午後5時までは休業」という看板だ。

現在、そのような看板を出しているギリシャの店は多くはない。世紀の変わり目あたりで、シエスタの習慣をやめさせようとする圧力が大きくなってきたからだ。ハーバード大学公衆衛生大学院の研究チームが、シエスタをやめたことが健康にどのような影響を与えたか調査を行った。調査の対象は2万3000人以上のギリシャ人の男女で、年齢は20歳から83歳だ。研究者が注目したのは心血管機能であり、調査期間は被験者の多くがシエスタをやめることになった6年間だ。

調査の結果は、まるでギリシャ悲劇さながらだった。調査開始の時点で、被験者の中で心臓に欠陥のある人や、心臓病の既往歴がある人はまったくいなかった。しかしシエスタをやめると、調査を行った6年の間で、心臓病による死亡のリスクが、シエスタの習慣を維持していた人に比べて37%上昇したのだ。もっとも大きな影響を受けたのは働く男性であり、**死亡リスクが60%以上も上昇**している。

この驚くべき研究から読みとれることは明白である。**遺伝子に刻み込まれた二相睡眠のリズムを放棄すると、寿命が短くなる**のだ。ギリシャの中でも、たとえばイカリア島など、現代でもシエスタの習慣が残っている地域がある。そこに暮らす男性は、アメリカの男性に比べ、90歳まで生きる確率が4倍にもなるのだ。

昼寝の習慣がある地域は、「人々が死ぬことを忘れた場所」と呼ばれることもある。自然な二相睡眠は、太古の昔に自然が遺伝子に刻んでくれた長生きの処方箋だ。

人間の睡眠はあらゆる動物の中で特別

これまで見てきたように、眠りはすべての生き物に共通する行為だが、眠る時間、眠り方（脳の半分で眠るか、すべての脳で眠るか）、眠りのパターン（単相睡眠、二相睡眠、多相睡眠）といった眠りの特徴はじつにさまざまだ。私たち人間は特別な動物だと言われているが、眠り方にも何か特別なところがあるのだろうか？

もし眠りも何らかの点で特別なのだとしたら、人間がここまで発達したのも、もしかしたら眠りのおかげなのだろうか？

これまでにわかっていることによると、どうやら人間は眠りという点でも特別であるようだ。旧世界ザルと新世界ザル、そしてチンパンジー、オランウータン、ゴリラなどの類人猿と比べても、人間の眠りの特殊さは際立っている。

まず眠る時間が、他のサルに比べてかなり短い。人間は平均して8時間だが、他の霊長類はみな10時間から15時間だ。トータルの睡眠時間は短いが、レム睡眠の時間は長い。他の霊長類の場合、レム睡眠の長さは全睡眠の9％ほどだが、人間は20〜25％にもなる！

すべてのサルの中で、人間の睡眠は「異常値」ということになるだろう。人間の睡眠がどのように特別なのかを理解するには、サルから人間への進化、木の上での生活から地面での生活への進化の過程を理解する必要がある。

人間は陸上で眠る動物だ。地面か、または少し高い場所（ベッドなど）に寝転がって眠る。他の類人猿は木の上で眠る。枝の上で眠るものもいれば、巣をつくってそこに眠るものもいる。木から降りて地面で寝ることもないわけではないが、ごくたまにだ。たとえばゴリラなどの大型類人猿は、毎晩、木の上に新しい寝床をつくる（想像してみよう。これは毎晩、夕食の後に数時間かけてIKEAのベッドを組み立てるようなものだ！）。

木の上で眠るのは、進化の観点から見て賢いアイデアだが、限界もある。たしかに木の上なら、地上にいるハイエナのような大型の捕食動物や、ノミ、シラミ、ダニなどの血を吸う昆虫から身を守ることはできる。しかし地上6メートルから15メートルの場所で眠るのは注意が必要だ。腕や足をだらりとたらすだけで、重力の法則に従ってそのまま地面に真っ逆さまという危険がある。そうなったら、おそらく命を落とすことになるだろう。

とくにレム睡眠の間は、全身の筋肉が弛緩するので危険が大きくなる。これは荷物の入った買い物袋を枝の上に置くようなものだ。奇跡のバランスで安定することもあるかもしれないが、長続きはしないだろう。木の上で眠るサルたちには、この「バランスをとる」という大問題があり、そのせいで睡眠がかなり制約を受けている。

最初に二足歩行を始めたのは、ホモ・サピエンスの以前に存在したホモ・エレクトスだとされている。またホモ・エレクトスは、地上で眠るようになった最初の存在でもある。彼らは腕が短く、直立歩行だったので、木の上で眠るのが難しくなったのだろう。ヒョウやハイエナやサーベルタイガーといった捕食動物は、夜も狩りをする。ホモ・エレクトスは、恐ろしい外敵が徘徊し、ノミやダニもうじゃうじゃいる地上で、どうやって身の安全を確保していたのだろうか？

答えの1つは「火」だ。まだ議論は分かれているが、多くの人は、最初に火を使ったのはホモ・エレクトスだと信じている。そもそも火は、私たちの祖先が木から降り、地上で生活するようになった大きな要因だ。もしかしたら最大の要因と言ってもいいかもしれない。それに加えて、外敵の多い地上で安全に生活できるのも、ほぼ火のおかげである。大型の肉食獣は炎を恐れて近づかず、それに煙が虫除けになってくれる。

とはいえ、いくら火でも万能ではなく、地上で眠るのはやはり危険が伴う。そのため、短い時間で質の高い眠りを確保することが必要になった。ホモ・エレクトスの中でも、より効率的な眠りを実現した個体が、進化の過程で生き残ってきたのだろう。その結果、人類の眠りは、短く、深く、そしてレム睡眠が多いという特徴をもつようになった。

母なる自然の巧みな技で、ここでも問題そのものから解決策が生まれている。危険な地面で眠るという問題が、レム睡眠の発達と、睡眠時間の減少につながったのだ。地面は木の上とは違い、身体がぐったりしても落ちる心配がないので、レム睡眠の時間を増やすことができる。私たちヒト科は、進化の過程で初めて、全身の筋肉が麻痺するレム睡眠を思う存分楽しめるようになったのだ。

レム睡眠こそ最大のギフトだ

私たちの睡眠は、進化の過程で「凝縮」されてきた。時間は短く、中身は濃い。とくにレム睡眠が増えたおかげで、脳は急速に複雑化し、つながりを増やすことができた。ヒト科よりもレム睡眠が長い種族は存在するが、睡眠全体の割合で見れば、ヒト科のレム睡眠の長さは突出している。そしてここまで複雑な脳をもち、密度の濃いレム睡眠を経験するのは、私たちホモ・サピエンスだけだ。

以上のようなことを手がかりに、1つの定理が見えてくる。木から地上に降りたことをきっかけに睡眠の再設計が行われ、それがホモ・サピエンスを進化のピラミッドのトップに押し上げたのである。

他の類人猿との比較で考えると、人間にしかない特徴は少なくとも2つある。特徴の1つは社会文化の複雑さであり、もう1つは認知力の高さだ。レム睡眠と、それにともなう夢を見るという行為が、この2つの特徴を大きく発達させたと考えられる。

第3章で見たように、レム睡眠は脳の情動回路に絶妙な調整を加える。そう考えると、レム睡眠が原動力となり、原始的な感情が洗練されて、理性でコントロールできるようになった可能性が高い。私が思うに、ホモ・サピエンスがすべての種族の頂点に立つようになったのは、おそらくその変化が大きな要因になっているのだろう。

レム睡眠の働きを1つあげると、社会情動的な情報を読みとる能力がある。社会情動的な情報とは、顔の表情、身体のジェスチャー、群衆行動といったもので、人間社会にはこの種の情報があふれている。この情報を正しく読みとる能力が欠けていると、社会生活を送るのがとても難しくなる。自閉症などの障害がそのいい例だ。

それと関連して、睡眠のおかげで、私たちはより知的で合理的な決断と行動ができるようになっている。具体的には、日々の生活で自分の感情をコントロールできる点だ。これがいわゆるEQ（心の知能指数）のカギであり、**EQの高さは、日々十分なレム睡眠をとっているかどうかでが決まる**（これを読んで、EQが不自由な同僚や友人、または有名人がぱっと思い浮かんだのなら、その人はただレム睡眠が足りていないだけなのだと考えてみよう）。

地球上に存在するすべての生き物にとって、レム睡眠ほどの贈り物はないと言っても過言ではないだろう。私たち人間の脳は、さまざまな感情を見分けることができる。そのため、それらの感情を深く味わい、さらにコントロールすることができるのだ。

それに加えて、他者の心の動きを理解し、他者の感情を呼び起こすこともできる。これにより、私たち人間は協力関係を築き、強固な構造とイデオロギーをもつ大きな社会を発展させることができた。

個人がレム睡眠から受ける恩恵は、うっかり見過ごしてしまうほどのものかもしれない。

しかしそれが集団になると、恩恵の大きさは計り知れない。この地球上で生き残り、さらに支配者となる力を、レム睡眠は私たちに授けてくれたのである。

レム睡眠の間に見る夢には、進化の面でもう1つ大きな貢献をしている。それは、創造性を育てることだ。ノンレム睡眠の役割は、新しい記憶を長期の保管庫に移動させることだった。しかし、それらの新しい記憶をとり出し、それまでの経験のカタログと衝突させるのはレム睡眠の役目だ。

レム睡眠の間に起こる記憶の衝突から、創造性の火花が生まれる。それまで関連のなかった情報の間に、新しいつながりがつくられるからだ。睡眠サイクルをくり返しながら、レム睡眠は脳内に広大な情報のネットワークをつくっていく。

また、レム睡眠は一歩引いて視野を広げ、答えのようなものを導き出すこともできる。つまり、バラバラの情報を個別に理解するだけでなく、情報全体が意味することも理解できるのだ。そして目を覚ますと、昨日までの難問の解決策が見つかり、革新的なアイデアが思いついたりするのである。

このように、レム睡眠には「社会を構成する」役割と、「創造性を促進する」役割がある。人間が類人猿や他の動物と大きく違うのは、まさにこの点だ。人間にもっとも近い動物であるチンパンジーは、私たち人間よりおよそ500万年長くこの地球に存在している。また他の大型類人猿の中には、人間より最低でも1000万年は早く誕生した種族もいる。

彼らには時間がたっぷりあった。しかし、彼らの中に月に到達した種族はいない。コンピューターを発明した種族も、ワクチンを開発した種族もいない。しかしおそれながら申し上げると、われわれ人類はそのすべてを達成した。

睡眠、中でも**夢を見るレム睡眠は人類の業績の立役者**であり、言語や道具の使用と同じぐらいの影響力をもっている。実際のところ、睡眠のおかげで言語や道具の使用が発達したという証拠もあるほどだ。

ここまで説明したようなことが、典型的な進化の好循環だ。人類は木の上から地面に寝床を移したことで、他の類人猿に比べてレム睡眠の割合が大きくなり、そしてレム睡眠が増えたことで、認知力、創造性、EQが発達し、複雑な社会を築けるようになった。

そこに発達した脳も加わり、寝ている間の危険を回避する戦略を向上させていく。そうやって昼の間活発に脳を動かすと、夜の間に十分なレム睡眠をとって頭の中を整理する必要がある。そして十分に休息した脳は、さらに複雑な情報が処理できるようになるのだ。

この好循環が指数関数的に広がり、私たち人類は、より大きな社会を構築し、維持することができるようになった。急速に成長する創造的な能力が、社会の発達によって、より広い範囲に効率的に拡散していく。そして、レム睡眠によって、共有された創造性がさらに改善されていく。つまり**夢とレム睡眠は、人類という地球の支配者を生んだ原動力の1つ**だということだ。

第5章 年齢と睡眠
――なぜ若者は朝寝坊し、老人は早起きするのか

お腹の中にいる赤ちゃんに話しかけたり、歌を聴かせたりすると、赤ちゃんがお腹の中で動くことがある。すると両親は、こちらの呼びかけに反応したと思って大喜びする。しかし、喜んでいる両親には言わないほうがいいだろうが、実際のところお腹の中の赤ちゃんはいつもぐっすり眠っている。だから両親の呼びかけはだいたい聞こえていない。呼びかけに応じるように動いたとしてもそれは偶然であり、レム睡眠中の脳の急激な活動が原因だ。

生まれる前の睡眠

大人は胎児と違い、眠っているときにいきなり手足を動かしたりしない――または、動か

さないのが普通だ。その理由は、レム睡眠のときに筋肉が麻痺するメカニズムが働いているからだ。しかし胎児の場合、脳の発達が未熟なので、このメカニズムが確立されていない。そして妊娠期間の3分の2（およそ23週）がすぎるころには、ノンレム睡眠とレム睡眠を発生させるために必要な神経の大部分が完成する。このミスマッチのせいで、レム睡眠時の脳の活動がそのまま筋肉に伝わり、お母さんのお腹を蹴ったりすることになるのだ。

お腹の中の赤ちゃんはたいてい眠っている。24時間のうち、ノンレム睡眠とレム睡眠がおよそ6時間ずつ、そして残りの12時間はノンレムともレムとも言えない中間の眠りだ。胎児が覚醒のような状態を経験するのは、妊娠期間の3分の2を過ぎてからになる。しかし、起きている時間は思っているよりもずっと短く、1日に2時間から3時間ほどだ。

妊娠後期になれば、トータルの睡眠時間は減ってくるが、それに逆行するようにレム睡眠だけは爆発的に長くなる。妊娠の最後の2週間になると、胎児のレム睡眠は1日に9時間近くにもなる。そして最終週になると、レム睡眠は生涯最長とも言える1日12時間だ。母親のお腹の中にいるときから死ぬまでの間で、ここまで長いレム睡眠を経験する時期は他にない。

子宮の中での発達には、それぞれ決まった段階がある。家を建てるのに似ていると言えるかもしれない。壁や柱をつくらずに、いきなり屋根を載せることはできない。そして家の基礎がなければ、壁や柱もつくれない。

家のたとえを使うなら、脳は屋根のような存在だ。発達の段階の最後のほうでつくられる。そして同じ脳の中でも、さらに発達の段階が分かれている。ここでも家のたとえを使うなら、まず屋根の枠組みをつくって、その上の瓦を載せていくということだ。

脳の発達は、妊娠の3分の1を過ぎてから急ピッチで進んでいく。これはレム睡眠の時間が爆発的に増える時期と一致している。もちろん、この一致は偶然ではない。胎児の脳は、レム睡眠という電気刺激を養分にして成長するからだ。レム睡眠時に発生する活発な電気信号が刺激になり、脳内の神経の通り道が続々と築かれていく。

ここで、レム睡眠はインターネットのサービスプロバイダーだと考えてみよう。このプロバイダーは、脳内の新しくできた地域に、光ファイバーケーブルのネットワークを構築する。このネットワークに電気を通して、高速インターネットを始動させているのだ。

脳内に無数のつながりが生まれるこの段階は、「シナプス形成」と呼ばれている。シナプスとはニューロンとニューロンの接合部のことだ。この脳のメインフレームを構築する段階では、あえて余分なつながりもたくさんつくっている。再びインターネットのプロバイダーの例で考えると、地域全体のすべての家に、高速インターネットがつながっている状態だ。

脳内に神経のハイウェイと横道が縦横無尽に張りめぐらされ、そこから思考、記憶、感情、決断、行動が生まれてくる。この構造を建築するのは重労働であり、だからこそこの時期の脳は、ほぼレム睡眠に支配されているのだ。これは人間だけでなく、他のすべての哺乳類に共通している。レム睡眠がもっとも増えるのは、脳の発達がもっとも活発になる時期だ。

生まれる直前から生まれた直後までの時期は、脳の発達がもっとも活発になる。この時期の赤ちゃんからレム睡眠を奪うと、いったいどんな結果になるのだろうか。

自閉症スペクトラムとレム睡眠

１９９０年代、生まれたばかりのラットの研究が始まった。彼らのレム睡眠を阻害したところ、神経の屋根、つまり脳の皮質がつくられなくなった。脳の建設工事そのものが完全に中断してしまったのだ。どんなに日がたっても、レム睡眠を奪われた脳は、もうそれ以上の発達を見せることがなかった。

同じような現象は、他のさまざまな哺乳類でも報告されている。つまり、すべての哺乳類で共通していると考えていいだろう。先ほどのラットの赤ちゃんの場合、レム睡眠を復活させると、皮質の建設工事も再開された。しかし建設のペースが上がるわけではなく、脳が完全な発達を遂げることはなかった。**生まれたばかりの時期に睡眠を奪われると、脳の発達の遅れは一生残る**ということだ。

また最近の研究では、レム睡眠の不足と自閉症スペクトラム（ＡＳＤ）の関係も指摘されている（ＡＳＤとＡＤＨＤを混同しないように。後者についてはまた後で詳しく見ていこう）。自閉症にもいろいろな種類があるが、基本的には発達の初期の段階で現れる神経の疾患のことを言う。だいたい２歳か３歳で発症する。主な症状は、社会的なコミュニケーションが困難であることだ。

自閉症の原因は、まだ完全にはわかっていない。しかし大まかな原因は、発達の初期段階で、脳の配線に誤りがあったからではないかと考えられている。具体的には、シナプスの形成で誤りがあったということだ。つまり、シナプス形成の異常だ。自閉症の人は、シナプスのつながりに偏りがあることが多い。脳のある部分では多すぎるほどつながりが形成され、そして他の部分ではつながりが少なすぎる。

そこで科学者たちは、自閉症と睡眠の関係に目をつけた。自閉症の人は、眠り方も普通の人とは違うのだろうか？

研究の結果、自閉症の症状を見せる、または自閉症と診断された乳幼児は、睡眠パターンも、睡眠の量も、普通とは異なっていることがわかった。それに自閉症児は、概日リズムも同年代の他の子どもに比べて弱い。概日リズムが力強く働いているのであれば、夜になると大量のメラトニンが分泌され、日中には体内からほとんどメラトニンがなくなるのだが、自閉症児の場合は24時間メラトニンの量はあまり変わらない。

つまり自閉症の人は、生物学的に昼と夜の明るさの差をあまり感じていないということになる。その結果、眠りを促すサインも、覚醒を促すサインも、普通の人に比べて弱い。それに加えて、おそらくメラトニンの分泌とも関係があるのだろうが、自閉症児は健常児に比べてトータルの睡眠時間が少ない。

中でもいちばん目を引くのは、レム睡眠の短さだ。自閉症児は、健常児に比べ、レム睡眠の長さが30～50％も短くなっている。レム睡眠が脳の発達で果たす役割の大きさを考えると、レム睡眠の不足が、自閉症と何らかの関係があるのではないかという可能性が浮上してくる。現在、この点に関する研究が進んでいるところだ。

しかし、観察されている現象はすべて相関関係であり、因果関係が証明されたわけではない。自閉症児にレム睡眠の異常が多いからといって、一方がもう一方の原因になっているとは限らない。それに、たとえ因果関係があったとしても、どちらが原因で、どちらが結果かはわからない。レム睡眠の不足が自閉症の原因になっているのか、それともその逆なのか？

とはいえ、興味深い実験結果がある。生まれたばかりのラットからレム睡眠を奪うと、脳内のシナプス形成で異常が生じるのだ。それに加えて、乳幼児期にレム睡眠を奪われたラットは、思春期から大人になると、社会を避けて内にこもるようになるという。因果関係の問題はあるが、睡眠異常を追跡することで、自閉症の早期発見につながるかもしれない。

アルコールがお腹の赤ちゃんのレム睡眠を奪う

もちろん、お腹の中にいる赤ちゃんは、実験台にされたラットのようにレム睡眠を奪われることはない。しかしアルコールには、どうやら実験と同じようにレム睡眠だけを奪う力があるようだ。**アルコールは、現在わかっているかぎり、もっとも手強いレム睡眠の敵だ。**

母親が摂取したアルコールは、胎盤を簡単に通過して胎児にまで届く。そこで科学者たちは、まずは極端なシナリオから検証することにした。母親が妊娠中にアルコール依存症だった、または大量にアルコールを摂取したというケースだ。出産直後から新生児の頭部に電極をつなぎ、脳波を観察する。すると、妊娠中に大量に飲酒した母親から生まれた子どもは、妊娠中に飲酒しなかった母親から生まれた同年代の子どもに比べて、レム睡眠の時間がかなり短くなっていた。

この脳波の測定で、さらに心配な事実も明らかになった。妊娠中に大量に飲酒した母親から生まれた新生児は、レム睡眠中に発生する電気の質にも違いがあったのだ。第3章でも見たように、レム睡眠の大きな特徴は脳波が不規則に激しく動くことだ。そうやって電気が活発に活動するのが健全な状態である。しかし、妊娠中に大量に飲酒した母親から生まれた乳児は、そうでない乳児に比べ、この電気の活動量が200％も少なくなっていた。脳波の動きがなんともおとなしかったのである。

最近の疫学研究により、妊娠中に母親が大量に飲酒すると、生まれてくる子どもは、後に精神神経障害を発症する確率が高まるのではないかと考えられるようになった。精神神経障害の中には、自閉症も含まれる。

幸いなことに、妊娠中に大量に飲酒する母親はほとんどいない。しかし、たまにワインをグラスに1~2杯飲むといった状況はどうなのだろう？　最近では、胎児の心拍数と、身体、目、呼吸の動きを計測することによって、胎児のノンレム睡眠とレム睡眠を見分けることができるようになっている。ある研究チームが、この技術を使って、生まれる数週間前の胎児を対象に、睡眠状態の調査を行った。

母親がアルコールではない飲料を飲んだときと、グラス2杯ほどのワインを飲んだとき

（母親の体重によってアルコールの摂取量を制限している）にわけて、胎児の睡眠を観察する。すると、アルコールを摂取した母親の胎児は、アルコールを摂取していない母親の胎児に比べ、レム睡眠がかなり少なくなることがわかった。

アルコールはまた、胎児が経験するレム睡眠の質にも影響を与えた。この計測は、レム睡眠中の胎児の激しい目の動きを基準にしている。それに加えて、アルコールを摂取した母親の胎児は、レム睡眠中の呼吸が極端に少なくなった。通常の呼吸は1時間に381回のペースだが、それがなんと1時間に4回にまで減ったのである。

アルコールは妊娠中だけでなく、授乳中も控えたほうがいい。欧米諸国では、授乳中の女性のおよそ半数がアルコールを摂取している。母親がアルコールを飲むと、母乳にもアルコール成分が含まれるようになる。母乳のアルコール濃度は、母親の血中アルコール濃度とだいたい同じくらいだ。そして最近の研究によって、母乳に含まれるアルコールが乳児に与える影響がわかってきた。

新生児はたいてい、おっぱいを飲んで寝ると、すぐにレム睡眠に入る。母親なら気づいている人も多いだろう。おっぱいを吸うのをやめると、またはときにはやめる前から、赤ちゃんは目を閉じ、まぶたの下で眼球が激しく動くからだ。

母親がアルコールを摂取してから授乳したほうが赤ちゃんがよく眠るという俗説があり、ビールがとくにすすめられているが、これはまったくの間違いだ。いくつかの研究によると、アルコール成分を含んだミルク（母親が1杯か2杯飲んだときの母乳と同じくらいの割合）を飲んだ乳児は、むしろ眠りが断片的になるという。

目を覚ましている時間が長くなり、レム睡眠が20〜30％減少する。そして体内からアルコールがなくなると、赤ちゃんは失われたレム睡眠をとり戻そうとすることもあるが、まだ脳がしっかり発達していないのでそれも難しい。

これまで紹介してきたような研究でわかるのは、レム睡眠は人間の早期の発達に欠かせないということだ。すべてのレム睡眠に意味がある。その証拠に、レム睡眠を奪われた赤ちゃんは、なんとかしてとり戻そうとする。

現在のところ、胎児や新生児の時期にレム睡眠を奪われると、成長してからどのような影響が出るか、完全にはわかっていない。アルコールが関係ある場合も、ない場合も同様だ。わかっているのは、**新生児の時期にレム睡眠を妨害された、または奪われた動物は、大人になってから社会性に異常が見られる**ということだけだ。

なぜ子どもはなかなか寝てくれないのか

子どもの眠りと大人の眠りのもっとも大きな違いは、眠る回数だ。新米の親なら、日々その違いに翻弄されているのではないだろうか。工業化された社会では、大人は夜に1回だけ眠るが、新生児や小さな子どもは多相睡眠だ。つまり、眠りがこま切れで、1日のうちに何度も寝たり起きたりする。そして起きるたびに、大声で泣くのだ。

アダム・マンズバックの『とっととおやすみ』（辰巳出版）は、そんな親の嘆きをユーモラスに描いた大人のための絵本だ。執筆当時、マンズバックは新生児の父親だった。そして多くの新米の親と同じように、彼もまた、夜に何度も目を覚ます子どもに手を焼いていた。娘が起きて泣くたびにあやし、それが毎晩続く。

マンズバックはすっかり参ってしまった。そしてついに、この本を書いて思いの丈を吐き出したのである。この本は、マンズバックが娘に読み聞かせる物語という形式になっている。新生児を抱える親の多くは、「このお話が最後だからね、コンチクショー。いいからとっとと寝てくれよ」という彼の心の叫びに共感できるだろう。（個人的には、オーディオブックのバージョンのほうをおすすめしたい。サミュエル・L・ジャクソンの語りが最高だ）。

ありがたいことに、子どもは成長する。いずれこま切れの眠りではなくなり、大人の眠りに近づいてくる。この変化が起こる理由は、概日リズムの存在だ。

眠りを発生させる脳の部位は生まれる前からすでにできあがっているが、概日リズムをコントロールする24時間単位の時計（視交叉上核）は、完全に発達するまでにかなり時間がかかる。概日リズムの兆しが見えるのは、生後3ヵ月か4ヵ月たってからのことだ。

視交叉上核は、日光、気温の変化、授乳の時間（授乳が定期的であると仮定して）など、定期的に送られてくる刺激を頼りに、概日リズムの信号を少しずつ発していく。そうやって24時間のリズムが確立されていくのだ。

そして生後1年がすぎると、視交叉上核が概日リズムを完全にコントロールするようになる。つまり、昼は起きていて（多少の昼寝はするが）、夜は眠るようになる。生まれたばかりのころのような、不規則でこま切れの睡眠は、もうほとんどしなくなる。そして4歳にもなると、完全に概日リズムに支配された生活を送るようになる。昼は起きていて、夜は眠り、昼寝はたいていい1回だけだ。子どもはこの段階になると、多相睡眠から二相睡眠に移行する。そしてもう少し大きくなると、工業化社会の子どもであれば、大人と同じ単相睡眠になる。

しかし、この一見すると順調な移行の裏では、ノンレム睡眠とレム睡眠が激しい戦いをくり広げている。トータルの睡眠時間は成長とともに減っていき、眠りも安定してくるが、ノンレム睡眠とレム睡眠の割合はなかなか安定しない。

生後6ヵ月の赤ちゃんは、1日にトータルで14時間ほど目を閉じて眠っている。ノンレム睡眠とレム睡眠の割合は半々だ。しかし5歳になると、1日の睡眠時間は11時間で、ノンレム睡眠とレム睡眠の割合は7対3になる。つまり、発達の初期においては、トータルの睡眠時間が減るなかで、レム睡眠の割合が減り、ノンレム睡眠の割合が増えるということだ。この傾向は小児期の初期から中期にかけて続いていく。そして十代の後期になると、ノンレム睡眠とレム睡眠の割合は8対2で安定し、それが中年期まで維持される。

成長期に睡眠の質が激しく変化する

胎児や新生児のころはレム睡眠のほうが圧倒的に多いが、幼児期から思春期にかけてパターンが代わり、今度はノンレム睡眠のほうが圧倒的に多くなる。その理由はどこにあるのだろうか。深い睡眠の脳波の強度を数値化すると、まったく同じパターンが見えてくる。生まれてから1歳になるまでの間にレム睡眠の強度が下がり、小児期の中期から後期にかけてノンレム睡眠の強度が飛躍的に上がり、思春期の直前でピークを迎え、そこから先は下降していく。成長期とノンレム睡眠の間には、いったいどんな関係があるのだろうか?

生まれる直前と直後の時期は、脳内を走る神経のハイウェイを大量に建設するという重労働が待っている。すでに見たように、レム睡眠は、この脳の建設で大きな役割を果たしている。脳内の神経のつながりを増やし、できあがったつながりに適切な量の情報を流している。

この発達の最初の時期で、脳内のハイウェイは一気に増える。すると次の段階で必要なのは、増えすぎたハイウェイを整理することだ。この段階が訪れるのは、小児期の後期から思春期にかけてだ。この段階の目標は、規模を大きくすることではなく、むしろ規模を小さくして効率性を高めることだ。レム睡眠の力を借りてハイウェイを増やす段階はもう終わりだ。これからは、ハイウェイの整理が主な仕事になる。そこに登場するのが、深いノンレム睡眠だ。

ここでもまた、インターネットのサービスプロバイダーの例を使って説明しよう。最初にネットワークを構築するとき、その地区にある家はすべて同じ帯域《たいいき》が割り当てられる。しかし、これは長い目でみると効率的ではない。インターネットをたくさん使う家もあれば、ほとんど使わない家もあるからだ。

家庭ごとのインターネット使用量を推測するには、実際の使用状況のデータを集める必要がある。そしてデータが集まったところで、それぞれの使用状況に応じて帯域の割り当てをやり直す。あまり使わない家は細い線でつなぎ、たくさん使う家は太い線でつなぐのだ。

これはネットワークを最初からつくり直すのではなく、手直しを加えただけだ。元のネットワークのほとんどは残っている。そもそもプロバイダーはネットワークの構築をこれまでに何度もやっているので、最初からだいたいの予測はついている。しかし、ネットワークの効率性を最大化したいのなら、実際の使用状況に基づいて手直しを加えることは必須だ。

人間の脳もこれと同じだ。小児期後期から思春期にかけて、実際の使用状況に基づいたネットワークの手直しが行われる。乳幼児期に構築された初期のネットワークも、その大部分はまだ残っている。母なる自然も、進化の過程という長年にわたる経験を積んでいるので、最初からある程度正しいネットワークを組むことができるからだ。

しかし、それだけではやはり不十分なので、後から修正を加えられるようにもしてある。成長期における個々の経験が、実際の使用状況として記録される。その使用状況を青写真にして、脳に最後の修正が加えられるのだ。汎用性の高かった脳が、個人用にカスタマイズされるとも言えるだろう。

脳内のつながりを減らしてより洗練させる過程で、深いノンレム睡眠の力が大きな助けになっている。ノンレム睡眠の役割はさまざまだが（ノンレム睡眠のすべての役割については、次の章で見ていこう）、思春期においてはシナプスを整理するという役割がいちばん大切になる。

睡眠研究の先駆者であるアーウィン・ファインバーグは、画期的な実験によって、シナプスの整理を行っている思春期の脳についてとても興味深いことを発見した。彼の発見を知れば、思春期の子どもが危ないことをしたり、まずい決断をしたりする理由がわかるだろう。

思春期の心はなぜ不安定なのか?

ファインバーグはまず、6歳から8歳の子どもをたくさん集め、睡眠中の脳波を詳細に記録した。半年から1年ごとに研究室に来てもらい、脳波の記録をくり返す。調査は10年以上におよび、記録した眠りは3500日分にもなる。時間にすると32万時間分の睡眠記録だ!

それらの記録を見れば、思春期から大人へと移行する子どもの脳で、深い睡眠の強度がどのように変わっていくかを読みとることができる。これは神経科学における定点観測のようなものだ。自然の同じ景色を長期にわたって観測すると、春になると木々が芽吹き(幼少期)、夏になると葉が生い茂り(小児期後期)、秋になると葉が色づき(思春期)、そして冬になると葉が落ちる(思春期後期から青年期の始め)。

小児期の中期から後期にかけて、脳内では最後の大きな成長が見られる。季節にたとえるなら、晩春から初夏にかけてだ。そしてファインバーグの観察によると、その後は深い眠りの強度が急激に高くなる。ちょうど、脳内のつながりを増やす時期から、増えすぎたつながりを整理する時期に切り替わるタイミングだ。季節で言えば秋になる。

そして秋の次は冬がやってくるように、脳内でも木の葉がすっかり落ちて、つながりの整理がほぼ完了する。ファインバーグの記録によると、この時期に深いノンレム睡眠の強度が落ち、以前のレベルに戻っている。子ども時代の終わりだ。最後の木の葉が落ち、思春期の脳内では、ネットワークがほぼ完成する。この子どもから大人への移行で大きな役割を果たしたのが、深いノンレム睡眠だ。

ファインバーグの見解では、思春期の不安定さは、深い眠りの強度が変化することと関係があるという。そして最近の発見でも、彼の説が裏づけられた。

思春期の間、深いノンレム睡眠は、脳の最後の総仕上げを行っている。この段階で、認知スキル、合理的思考、批判的思考が成長を始め、それにつれてノンレム睡眠の割合も変化する。この切り替わりのタイミングをさらによく見てみると、より興味深い事柄が浮かび上がる。深いノンレム睡眠の変化は、つねに脳内での認知力の飛躍的な成長につながっているのだ。その間の開きは、数週間から数ヵ月になる。つまり深い眠りが脳の成熟を促しているのであり、その逆ではないということだ。

ファインバーグの画期的な発見は他にもある。深い眠りの強度が変化するタイミングを、頭部につないだ電極ごとに測定したところ、頭部の位置によってタイミングが異なることがわかったのだ。脳の成熟につながる強度の変化は、つねに後頭部で始まっていた。ここは視覚と空間認識を司る部位だ。そして思春期を通して、一定のペースで前方へ広がっていく。

もっとも興味深いのは、この脳の成熟過程の終点が、いつでも前頭葉の先端だったことだ。前頭葉は、合理的な思考や批評的な意思決定を司る。つまり**思春期の間は、後頭部は大人だが、前頭葉は子どものまま**だということだ。

ファインバーグの発見によって、十代の子どもに合理性を求めることができない理由が解明された。合理性を司る前頭葉は、脳の中で大人になるのがいちばん遅いからだ。もちろん、脳の成熟を促す要素は睡眠だけではないが、大人の理性を身につけるうえで重要な役割を果たしていることは間違いなさそうだ。

ファインバーグの研究は、ある大手保険会社の広告を思い出させる。「なぜ16歳の子どもは、まるで脳の一部が欠けているような運転をするのだろうか。それは、実際に欠けているからだ」と、その広告は言っていた。脳が完全に成熟するには、深い眠りと時間が必要だ。子どもがやっと20代半ばになり、自動車保険の保険料が下がったら、睡眠のそれまでの働きに感謝しよう。

ファインバーグが発見した深い眠りと脳の成熟の関係は、現在は世界中の子どもたちの間で実際に観察されている。しかし、両者の間に因果関係があるということは証明できるのだろうか？　深い眠りと脳の成熟は、たまたま同時期に起こっているだけなのかもしれない。

この疑問に対する答えは、人間の思春期に相当する年齢のネコとラットを使った実験で見つかった。実験でネコとラットから深い睡眠を奪ったところ、脳内のつながりの整理が行われず、成熟が止まったのだ。このことから、深いノンレム睡眠が、脳の健全な成熟を後押ししているとわかる。

この実験では、さらに気がかりな発見もあった。思春期のラットにカフェインを与えたところ、深いノンレム睡眠が阻害され、その結果として多くの面で脳の発達に遅れが見られたのだ。それに社会的な行動、他のラットとのグルーミング、外界の探求といった能力も損なわれた。最後の外界の探求は、自発的な学習意欲を測る基準になる。

思春期とうつとノンレム睡眠

子どもの健全な発達を考えるうえで、深いノンレム睡眠の重要性を認識することは欠かせない要素になっている。またそれだけでなく、発達の異常の原因を探るときも、ノンレム睡眠は大きなヒントを提供してくれる。統合失調症、双極性障害、大うつ病、ＡＤＨＤは、小児期や思春期に発症することが多いために、発達異常が原因だと考えられるようになった。

睡眠と精神病の関係については、本書を通して何度か触れることになるが、ここでは統合失調症について少し詳しく見ておこう。

数百人の十代初めの子どもを対象に、脳スキャンを使って神経の発達を追跡するという研究が、これまでに何度か行われている。彼らが思春期を経験する間、2ヵ月ごとに脳のスキャンを行うのだ。

彼らの中の一定数は、思春期の終わりから青年期にかけて統合失調症を発症した。統合失調症を発症した人は、脳の発達パターン、具体的には余分なシナプスを削除する過程で異常が認められる。とくに合理的思考を司る前頭葉の異常が顕著だった。そして合理的思考ができないのは、統合失調症の大きな特徴だ。

また別の研究でも、統合失調症を発症するリスクの高い若者と、すでに発症した若者を観察したところ、ノンレム睡眠の長さが通常の2分の1から3分の1しかなかった。それに加えて彼らは、ノンレム睡眠中の脳波にも、波形と数という点で異常が見られた。

睡眠の異常が原因で脳の余分なシナプスの削除ができなかったことと、統合失調症の関係は、現在もっとも注目を集める精神病研究の一分野だ。

思春期の夜更かし、朝寝坊は当然のこと

思春期の子どもが十分な睡眠を確保するのに苦労する理由は、他にも2つある。1つは、概日リズムが変化すること。そしてもう1つは、学校の始まる時間が早すぎることだ。

学校の始まる時間が早すぎるという問題は、前者の概日リズムの変化とも密接に関係している。あなたも記憶にあるだろうが、小さい子どもはできるだけ遅くまで起きていたいと思っている。それはテレビを見るためであり、または大人や年上のきょうだいと一緒に起きていたいからだ。とはいえ、遅くまで起きていることを許されても、眠気には勝てず、ソファの上や床の上で寝てしまう。そして自分でも気づかぬまま、両親や上のきょうだいにベッドまで運んでもらうのだ。

小さな子どもが早く寝てしまう理由は、ただ単に上のきょうだいや大人よりも睡眠を必要としているからではない。**小さな子どもは、概日リズムのスケジュールが大人よりも早いのだ。**そのため、大人よりも早く眠くなり、そして大人よりも早く目が覚める。

しかし、それが思春期になると概日リズムに変化が起こる。視交叉上核にある時計が先に進むのだ。この変化は、文化や地域に関係なくすべての思春期の子どもに共通している。むしろ進みすぎて、両親の時計を追い越すほどだ。

9歳児の概日リズムであれば、午後9時ごろには眠くなる。メラトニンの分泌量がこの時間になると増えるからだ。その同じ子どもが16歳になると、概日リズムの時計が一気に進む。そのため、午後9時になっても、メラトニンが増えないので一向に眠くならない。むしろまだ覚醒のピークの状態だ。

そして午後10時か11時になると、そろそろ両親はメラトニンが増えて眠くなる時間だが、16歳の子どもはまだまだ元気いっぱいだ。10代の子どもの脳が眠くなるのは、それからさらに数時間後になる。

この現象は、関係するあらゆる人を困らせる。両親は、10代の子どもが朝なかなか起きないと腹を立てる。しかし当の子どもは、概日リズムに従えばまだ寝ている時間だ。それをむりやり起こすのは、冬眠中の動物を春が来る前に起こすのに似ている。

それでもまだピンと来ないという親御さんのために、こう説明しよう。**10代の子どもにとって、夜の10時に寝るというのは、あなたにとって夜の7時か8時に寝るのと同じ**ことなのだ。だから、あなたがどんなにガミガミ言っても、または子どものほうでもどんなに親の言う通りにする気持ちがあっても、それだけで子どもの概日リズムが奇跡のように変化することはない。

ちなみに、**子どもにとって朝の7時に起きることは、あなたにとっての4時起きか5時起きと同じ**ことだ。そんな時間にすっきり起きて、朝から元気で機嫌良くするのはなかなか難しいだろう。

悲しいことに、大人も社会も、10代の子どもが大人よりたくさんの睡眠を必要とすること、そして睡眠をとる時間が大人とずれていることを理解していない。子どもの夜更かしや朝寝坊にイライラする親の気持ちもよくわかる。親の目から見れば、子どものだらしなさがすべての原因であり、まさか身体のしくみのせいだとは思いもよらないからだ。

あなたが10代の子どもをもつ親であるなら、生物学的な事実を受け入れてしまうのが賢い選択だろう。むしろ自然なリズムの眠りを子どもに推奨しよう。脳の発達異常や、精神病のリスクを高めるぐらいなら、夜更かしと朝寝坊のほうがずっといいではないか。

10代の子どもの概日リズムも、年齢を重ねるにつれてまた時計の針が巻き戻される。子ども時代まで巻き戻されることはないが、親たちと同じくらいにはなる。そして今度は自分が親になり、概日リズムの違う10代の子どもにイライラするのだ。

しかし、そもそも思春期の脳は、なぜこのような概日リズムになるのだろうか。そして大人になると、なぜ概日リズムの時計が巻き戻されるのか。この点についてはまだ研究が続いているが、ここでは社会進化論的な観点から1つの答えを紹介したい。

思春期における発達でいちばん大切なのは、両親に依存した状態から、独立した状態に移行することだ。それと並行して、友人関係などの複雑な人間関係についても学んでいかなければならない。思春期になると親よりも寝る時間が遅くなるのは、おそらく自然が授けてくれた、親と離れる手段でもあるのだろう。

自然は賢いので、親よりも数時間だけ遅くまで起きているという安全な方法で、独立する道を用意してくれた。親の庇護《ひご》から完全に離れるわけではない。ただ完全に大人になる前に、親の目を離れる経験をするだけだ。もちろんそこにはリスクもある。しかし、依存から独立への移行を避けることはできない。そして独立の第一歩は、夜の時間に踏み出されるのだ。

中年期から老年期の睡眠と寿命

中年以上の人なら悲しいほど実感しているだろうが、眠りの問題は年をとるほど増えてくる。とはいえ、中年以降であっても、若い人と同じくらい睡眠は必要だ。その科学的な根拠については、また後で見ていこう。しかしその前に、中年の睡眠を阻害する主な要因を指摘しておきたい。それは、睡眠の量と質が低下すること、睡眠の効率が低下すること、そして睡眠のタイミングが妨害されることだ。

思春期が終わり、20代の初めになると深いノンレム睡眠が安定するが、この安定もそれほど長くは続かない。睡眠の大規模な後退期は、あなたが思っている（または、望んでいる）よりも早くやって来る。とくに大きな打撃を受けるのが深い睡眠だ。レム睡眠は中年期になってもずっと安定しているが、深いノンレム睡眠の減少は、20代の終わりから30代の初めですでに始まっている。

そして40代になると、ノンレム睡眠中に発生する電気の量も質も低下する。深い眠りの時間が短くなり、深いノンレム睡眠の脳波も小さくなる。パワーを失い、回数も少ない。40代の半ばから終わりになると、10代のころに比べて、深い眠りが60～70％も減少する。そして70歳になるころには、80～90％の減少だ。

当然ながら、当の本人は寝ているときも、または朝起きたときでさえ、睡眠中の電気信号の質まではわからない。それはつまり、**年をとって深い睡眠の質が低下したことに、本人は気づいていない**ということになる。

これは大事な点だ。中年期以降の睡眠の悪化が健康の悪化につながることは、専門家の間では何十年も前から知られていたが、本人はその2点を結びつけることができないのだ。彼らは身体の不調を訴えて病院に行くが、睡眠の不調を訴えることはない。そのため医師のほうも、高齢者の睡眠の問題を放置してしまうのである。

加齢による睡眠の変化には、もう1つ大きな特徴がある。**睡眠がこま切れになる**ことであり、これは自覚している人も多いだろう。年をとるほど、夜中に目を覚ます回数が多くなる。考えられる原因は、服用している薬や病気も含めてたくさんある。しかしいちばんの原因は、膀胱が弱くなることだ。トイレが近くなるせいで、夜中に何度も起きることになる。夜に水分を摂るのを控えればある程度の効果はあるが、完全に解決できるわけではない。

睡眠がこま切れになると、睡眠の効率性も低下する。睡眠の効率性とは、寝床で横になっている時間の何%実際に眠っているかということだ。寝床で横になるのは8時間で、寝ている時間も8時間なら、睡眠効率は100%だ。しかし4時間しか寝ていないのなら、睡眠効率は50%にしかならない。

健康な十代の子どもであれば、睡眠効率はだいたい95%だ。質のいい睡眠の基準の1つに、睡眠効率が90%かそれ以上という数字があげられる。そして80代の高齢者の睡眠効率は、70~80%だ。悪くない数字だと思うかもしれない。しかし寝床で横になっているのが8時間なら、そのうちの1時間から1時間半は寝ていないということになる。

睡眠効率の低下は、軽く扱っていい問題ではない。数万人の高齢者を対象にした調査でもそれは明らかだ。BMI、性別、人種、喫煙歴、運動の頻度、飲んでいる薬などの条件で調整を加えても、**睡眠効率が低くなるほど死亡率が高くなる**という結果になった。病気やうつ病のリスクが高く、エネルギーが低く、認知力が低く、物忘れも多い。年代に関係なく、慢性的に睡眠がこま切れになっている人は、心身の不調、頭がぼんやりする、物覚えが悪いといった症状を訴える。

高齢者でこういった症状が出ることの問題は、それを見た身近な家族などが、すぐに認知症だと思い込んでしまうことだ。睡眠が原因かもしれないとは考えない。睡眠に問題のある高齢者でも、そのすべてが認知症を発症しているわけではない。とはいえ、睡眠と認知症の間には深い関係がある。そのことについては第7章で詳しく見ていこう。

高齢者のこま切れ睡眠には、もっと直接的な危険もある。夜中にトイレに行くときに、転んだりして骨を折ることだ。夜中に起きたときは、たいていの人が頭がぼんやりして、身体もうまく動かない。それに加えてあたりは真っ暗だ。さらに、さっきまで寝ていたのに急に立ち上がると、頭から血が下がって立ちくらみのような状態になる。とくに高齢者は血圧のコントロール機能が下がっているので、立ちくらみの危険は大きい。

以上のような理由により、高齢者ほど、夜中にトイレに起きると転んで骨折する危険が高まるのだ。骨折すると身体を動かせないので、そのまま寝たきりになり、ひいては死期を早めることになる。

なぜ年をとると朝が早くなるのか

加齢による睡眠の変化の3つ目は、概日リズムだ。思春期の子どもとは対照的に、高齢者は寝る時間がどんどん早くなる。その原因は、年をとると、メラトニンの分泌が始まる時間と、ピークを迎える時間が早くなることだ。高齢者が多い街のレストランは、昔から高齢者のこの睡眠パターンを考慮して、朝早くから開店して「モーニングスペシャル」を用意している。

加齢による概日リズムの変化に、とくに害はないと思うかもしれない。しかし、高齢者が睡眠（と覚醒）でさまざまな問題を抱えるようになるのは、たいていこれが原因だ。ほとんどの大人は、夜遅くまで起きていたいと思っている。舞台や映画に出かけたり、社交の集まりに出たり、読書をしたり、テレビを見たりしたいからだ。

しかしそうは思っていても、劇場の椅子やカウチの上でいつの間にか寝てしまう。概日リズムの変化によりメラトニンの分泌が早くなったからであり、本人の意思ではどうにもならない。

居眠りぐらいは大した問題にならないと思うかもしれないが、そんなことはない。**夜の早い時間に居眠りをすると、そこで貴重な睡眠圧を無駄づかいしてしまう。**せっかく1日かけて蓄積してきたアデノシンが一掃され、眠気が消えてしまうのだ。

その数時間後、今度は本格的に寝ようと思ってベッドに入っても、睡眠圧がまだ高まっていないので寝つきが悪くなり、眠ってもすぐに目が覚めてしまう。そして「自分は不眠症だ」という間違った思い込みが生まれるのだ。どうやら宵の口の居眠りは、本人の中で眠りに入っていないようだ。しかし、その居眠りこそが夜よく眠れない原因であり、この症状を不眠症と呼ぶことはできないだろう。

そして、朝になると、問題はさらに悪化している。前の晩になかなか寝つけず、すでに睡眠負債ができているのに、概日リズムの力で朝の4時か5時には目が覚めてしまう。第2章でも見たように、概日リズムは睡眠圧システムの影響を受けないので、実際の眠気とは関係なく、決まった時間になったら目覚めるようになっているからだ。そして高齢者の場合、その時間は朝の4時か5時になる。そのため高齢者は、朝は概日リズムの命令で早く目が覚めてしまい、睡眠負債を返すために二度寝することはできない。

さらに悪いことに、年齢を重ねると、概日リズムの強さも、メラトニンの分泌量も減少する。以上のすべてを合わせると、**睡眠負債が雪だるま式に増えていくサイクルのできあがり**だ。宵の口にうとうと居眠りし、そのために夜になっても寝つけず、そして朝は概日リズムのせいで早く目覚めてしまう。

高齢者は朝が早いので、午前中に活動することが多い。しかしこれでは、早寝早起きの生活リズムが確立してしまう。

とはいえ私は、高齢者が午前中に身体を動かすことに反対しているわけではない。運動はいい眠りにつながり、高齢者の場合はとくに効果が大きい。そこで私から2つのアドバイスがある。1つは、**午前中に外で運動するときにサングラスをかける**こと。こうすれば、脳内の視交叉上核に届く光が抑えられる。もう1つは、**夕方近くに外に出て、サングラスをかけずに日光を浴びる**こと。帽子などの紫外線対策は必要だが、サングラスは家に置いていこう。午後の遅い時間にたっぷり日光を浴びると、メラトニンが生成される時間が遅くなり、夜に眠くなる時間を遅くすることができる。

また高齢者は、医師に相談して、夜にメラトニンのサプリを摂取することを検討してもいいかもしれない。中年までの年代であれば、メラトニン・サプリを摂取しても時差ボケ解消以外でほぼ効果は期待できないが、高齢で概日リズムが弱くなっている場合は効果的だ。メラトニンを摂取したことにより、寝つきがよくなった、ぐっすり眠れるようになったという効果が報告されている。

高齢者が抱える睡眠の問題は大きく分けて3つあり、そのうちの寝る時間が早くなる、睡眠がこま切れになるという2つの問題は、加齢によって概日リズムが変化すること、そして夜中にトイレに起きる回数が増えることで説明できる。しかし、深い睡眠の長さと質が損なわれるという、根源的な問題についてはまだ謎のままだ。

高齢になると深い睡眠が阻害されるという現象は、かなり前から専門家の間で指摘されていた。しかしその原因となると、まだはっきりわかっていない。どうして人は年をとると、この貴重な眠りを失ってしまうのだろうか？

もちろん科学的な探究心もあるが、それ以上に、これは高齢者医療にとって喫緊《きっきん》の課題でもある。深い眠りには、学習や記憶を司るという大切な役割があり、心血管や呼吸器から、代謝、エネルギーバランス、免疫機能まで、全身の健康にとっても必要であることは言うまでもない。

加齢によるもの忘れと睡眠の関係

私は数年前、きわめて優秀な若手研究グループの助けを借りて、この問題の解決に乗り出した。そのとき私は、加齢による脳の劣化が、睡眠の質の変化に関係があるのではないかという仮説を立てていた。

第3章でも見たように、深いノンレム睡眠が出す力強い脳波は、脳の前方から出ている。ちょうどおでこの真ん中あたりだ。研究開始の時点で、加齢による脳の衰えは、すべての部位で同時に進行するわけではないということはわかっていた。ニューロンの減少が早く始まり、減少のペースも速い部位もあれば、そうでない部位もある。このニューロンの減少は、脳の萎縮と呼ばれている。脳のスキャンを数百回行い、合計して数千時間もの睡眠の記録をとった結果、私たちは明確な答えを発見した。答えは、大きく3つのパートに分けられる。

第1のパートは、**加齢による劣化がもっとも大きな部位が、不運にも深い睡眠が生まれる部位だった**ということだ。加齢によって劣化した部位を記した脳の地図と、深い眠りが生まれる部位を記した若い人の脳の地図を重ねると、2つの部位はほぼぴったりと同じ場所になる。第2のパートは、若い人と比べると、高齢者は深い睡眠の70パーセントを失っているということ。これはとくに驚くような結果ではないだろう。

そして最後の第3のパートが、もっとも重要な発見だ。これらの変化は別々に起こるのではなく、互いに深く関連しているのだ。おでこの真ん中あたりにあたる脳の部位の劣化が激しいほど、深いノンレム睡眠の喪失も大きくなる。

悲しいことではあるが、この発見によって私の仮説の正しさが証明されてしまった。健全な深いノンレム睡眠を生み出すまさにその場所が、加齢による萎縮がもっとも激しい場所でもあるのだ。

新しい記憶を脳に刻みつけるうえで、深い睡眠が重要な役割を果たすということは、この実験を始める前からすでに解明されていた。そこで私たちは、この事実を踏まえたうえで、高齢者の脳の研究にひねりを加えることにした。

就寝する数時間前に、被験者の高齢者のすべてがいくつかの新しい情報を学習し、その直後でテストを受け、どれぐらいの新情報が定着したかを判定する。その日の睡眠の脳波をとり、そして翌朝、また前の晩と同じテストを受ける。2度目のテストで判定するのは、睡眠中にどれだけの新情報を維持できたかということだ。

テストの結果、高齢者は若い人に比べると、睡眠中に維持できる新情報の量がかなり少ないことがわかった。その開きは50％にもなる。それに加えて、**高齢者は深い眠りが少なくなるほど、寝ている間に失われる記憶も増える**ということもわかった。高齢になって眠りが浅くなり、物忘れが激しくなるのは、無関係な現象ではなかったということだ。この実験のおかげで、人の名前が思い出せない、病院の予約を忘れるといった高齢者によくある物忘れを、新しい角度から眺めることができるようになった。

ここで大切なことを指摘しておきたい。高齢による脳の劣化は、深い睡眠が失われる理由の60%でしかないのだ。これはもちろん重要な発見だが、残りの40%にも注目しなければならない。40%の正体はまだわかっていないが、研究は盛んに行われている。

最近、私たちの研究でも、1つの要因が発見された。アミロイドβと呼ばれる、毒性のあるネバネバしたタンパク質が脳内で増えることが、アルツハイマー病の大きな原因になっているのである。この発見については、後の章で詳しく見ていく。

高齢者ほど睡眠を必要としている

このように、**高齢になって認知力が低下したり、病気が増えたりするのは、睡眠の質の低下が大きな要因になっているのだが**、その事実はまだまだ広く知られていない。糖尿病、うつ病、慢性的な痛み、脳卒中、心血管疾患、アルツハイマー病などは、睡眠と深い関係があると考えられている。

そのため私たち専門家にとっての急務は、高齢者が質の高い睡眠を回復する方法を見つけることになるだろう。開発中の方法の中で有望なのは、睡眠中の脳に電気的な刺激を与えるという方法だ。加齢によって減少した脳内の電気を、人工的な電気で補うことを目指している。こうして深い睡眠時の脳波を強化すれば、記憶力の維持につながると考えられる。

研究はまだ始まったばかりだが、これまでのところ希望の光は見えている。しかし、道のりはまだまだ遠い。私たちの発見が他の研究によっても確認されれば、高齢者の睡眠時間は少なくていいという根強い誤解を解くことができるだろう。この誤解が生まれたのは、単純な観察の結果でしかない。たしかに80歳の人は、50歳の人よりも睡眠時間が少ないが、だからといって高齢者の睡眠が少なくてもいい理由にはならない。

この説を信じる科学者は、たいてい次のような根拠を主張する。第一の根拠は、高齢者の睡眠時間を少なくしても、基本的な反応速度は、若い人に比べてそれほど落ちないということ。つまり、高齢者は、若い人よりも睡眠時間が少なくてもいいということだ。第二の根拠は、単純に高齢者は若い人よりも睡眠時間が少ないということ。睡眠時間が少ないのは、きっと若い人ほど睡眠を必要としないからだと考えられる。

そして第三の根拠は、高齢者は一晩徹夜しても、若い人ほど睡眠リバウンドが大きくないということ。失われた睡眠をとり戻そうとする力が弱いということは、そもそも睡眠をそれほど必要としていないと考えられる。

しかし、以上のような根拠がすべてではなく、他の説明も考えられる。まず、高齢者の場合、反応速度を判定の基準にするのは危険だ。というのも、高齢者は睡眠に関係なく、元から反応速度が下がっているからだ。冷たい言い方になるかもしれないが、若い人と違って、もうこれ以上落ちようがないということになる。いわゆる「床効果」と呼ばれる現象だ。反応速度の落ちる余地があまりない状況であれば、睡眠不足の影響を測ることは難しいだろう。

次に、高齢者の睡眠時間が少ないからといって、または睡眠を奪われた後のリバウンドが弱いからといって、必ずしも睡眠への「ニーズ」が減ったという意味にはならない。むしろ、睡眠はまだ必要としているが、身体の機能の衰えによって、必要な睡眠を生み出せないだけかもしれない。

ここで、骨密度を例に考えてみよう。骨密度は若い人のほうが高く、加齢とともに下がっていく。しかしだからといって、高齢者は骨が弱くてもかまわないとは考えないだろう。または、高齢者の骨が弱いのは、単に骨折からの回復が若い人に比べて遅いからだとも考えないはずだ。

睡眠の質の低下も、骨密度の低下と同じように扱われるべきだ。高齢者も、若い人と同じように睡眠を必要としているのである。

そして最後に、私たちが行っている脳に電気刺激を与える実験では、むしろ高齢者こそ睡眠を必要とすることを示唆する結果が出ている。たとえ人工的な刺激のおかげであっても、睡眠が改善することによる利益は大きいからだ。もし高齢者に質の高い睡眠は必要ないのなら、すでに現状で満足しているはずだ。人工的な刺激の恩恵もそれほど大きくならないだろう。しかし実際のところ、恩恵は大きい。つまり、高齢者、中でも何らかの**認知症の症状を見せている高齢者は、睡眠が足りていない**状態だと考えられる。そしてそこから、認知症の治療で新しい可能性が見えてくるのではないだろうか。この点については、後でまた見ていこう。

なぜ眠りが重要なのか？

PART 2

第6章 記憶力と睡眠
——シェイクスピアは眠りの効果をすでに知っていた

世紀の大発見！

寿命を延ばす画期的な方法がついに開発された。しかも、効果は長生きだけではない。記憶力と創造性も向上する。外見も魅力的になる。余計な食欲がなくなり、スリムな身体を維持することもできる。ガンや認知症とも無縁になれる。風邪やインフルエンザも撃退してくれる。心臓発作と脳卒中のリスクも下がる。もちろん糖尿病にもならない。幸福感まで高まり、抑うつや不安は消える。どんな方法か、興味はあるだろうか？

そんなうまい話、あるわけがないと思うかもしれない。しかし、この架空の広告に書かれていることはすべて本当だ。これが薬の広告であったら、多くの人は信じないだろう。そして信用した人は、どんなに大金を積んででも欲しいと思うはずだ。実際、この薬の効果が科学的に証明され、発売されることになったら、とんでもない高額になるだろう。

もちろんこれは、魔法の新薬の広告ではない。**「画期的な方法」とは、一晩ぐっすり眠ることだ**。睡眠にこれらすべての効能があることは、現在までに発表された**1万7000以上の科学論文でも証明**されている。しかも、睡眠はお金がかからない。それなのに私たちは、毎晩処方される睡眠という魔法の薬をきちんと飲んでいない。

睡眠の驚くべき効果を知る人が少ないのは、専門家の責任でもある。一般に広める努力をしてこなかったからだ。そこで第6章、第7章、第8章で、その埋め合わせというわけではないが、睡眠の効能を詳しく説明していきたいと思う。

今のところはっきりしているのは、**睡眠こそが万能薬**だということだ。身体の不調も、精神の不調も、必要なのは睡眠という薬だ。この章を読み終わるころには、どんなに熱心なショートスリープ信者も改宗していることを願っている。

前にも見たように、睡眠にはいくつかの段階がある。ここからは、それぞれの段階について詳しく見ていこう。皮肉なことに、21世紀になって発見された睡眠の「新」事実は、1611年に出版された『マクベス』の中ですべて語り尽くされている。具体的には、第2幕第2場に登場する**「睡眠は命の宴の主菜である」**という言葉だ。

眠りが記憶のスペースをつくる

睡眠をとると脳がリフレッシュされ、新しいことを学習する準備ができる。毎晩寝るたびに、このリフレッシュ作業が行われている。

起きているときの脳は、つねに新しい情報をとり入れている（意図的にとり入れる情報もあれば、勝手に入ってくる情報もある）。新しい情報をとり入れるのは、いつも同じ脳内の部位だ。事実に基づく情報、たとえば人の名前、電話番号、車を停めた場所などを記憶するとき、脳の海馬と呼ばれる部位が入ってきた情報を理解し、互いに結びつけている。海馬は長い指のような形をしていて、脳の奥深くに位置し、左脳と右脳で1つずつある。その役割は、新しい記憶を集めて一時的に保管しておくことだ。

しかし残念ながら、海馬の容量も無限ではない。たとえるならUSBメモリースティックのようなものだ。容量がいっぱいになると、もう新しい情報を入れることができなくなる。しかし、情報が入らないならまだいいほうで、へたをすると古い情報に新しい情報が上書きされてしまうこともあるのだ。この現象は「干渉忘却《かんしょうぼうきゃく》」と呼ばれている。

それでは、脳はどのようにしてこの容量の問題を解決しているのだろうか。今から数年前、私の研究チームは、睡眠がこの問題を解決しているのではないかという仮説を立てた。具体的には、ファイル移動のしくみを使っているのではないかと考えたのである。

睡眠によって、海馬に保存された新しい情報が、どこか別の長期保管庫に移動する。そして海馬の容量が空き、次の日もまた新しい情報を仕入れることができるのではないか。

私たちは昼寝を使ってこの仮説を検証することにした。健康な若い大人を被験者に選び、無作為に2つのグループに分けた。一方のグループは昼寝をとり、もう一方のグループは昼寝をとらない。正午になると、どちらのグループも新しい情報を覚えてもらう。具体的には、100人の顔と名前だ。これで海馬を満杯にすることを目指している。予想通り、どちらのグループも、記憶できる量は同じくらいだった。

そのすぐ後に、昼寝をとるグループは研究室のベッドで横になり、頭に電極をつながれた状態で90分間のシエスタを楽しむ。昼寝をとらないグループは研究室でずっと起きていて、インターネットの閲覧やボードゲームなど、頭をあまり使わない活動をする。そして同じ日の午後6時に、どちらのグループも、先ほどとは違う100人の顔と名前を覚える作業をする。

ここで私たちが知りたかったのは単純なことだ。起きている時間が長くなるほど、新しい情報を記憶する力は衰えていくのか？　そしてもしそうなら、睡眠をとると脳内がリフレッシュされ、新しい情報をとり入れる余地ができるのか？

1日を通してずっと起きていた人は、時間がたつにつれて新しい情報を記憶する能力が落ちていく。反応速度を測るテストも行ったところ、集中力は落ちていないことがわかった。つまり集中力はそのままでも、記憶力は落ちているということだ。

一方で昼寝をとったグループは、むしろ2回目のテストのほうが、記憶力が向上していた。6時のテストの結果を見ると、2つのグループの間に大きな違いがあることがわかる。**昼寝をとったグループは、20％も成績がよかったのだ。**

この実験によって、**睡眠には脳の記憶容量を空ける効果があること**がわかった。そこで次の疑問は、容量を空ける具体的なしくみだ。その答えは、昼寝の最中に記録した脳波の中にあった。

なぜ睡眠で記憶力が高まるのか？

記憶のリフレッシュと関係があるのは、浅いノンレム睡眠、具体的にはノンレム・ステージ2の睡眠だ。中でも、第3章に登場した睡眠紡錘波という脳波が大きな役割を果たしている。昼寝の間に睡眠紡錘波の回数が多いほど、起きたときの記憶容量の空きも大きくなっていた。

とくに重要なのは、生まれもった記憶力と、睡眠紡錘波の回数の間に、とくに関係はなかったということだ。ここで大切なのは、元々の記憶力ではなく、睡眠紡錘波がもたらす効果のほうだ。そして睡眠紡錘波が多いほど、記憶力の回復が大きいということも判明した。

しかし、もっと重要な発見は他にあった。睡眠紡錘波の活動を観察しているときに、100ミリ秒から200ミリ秒ごとに一定の間隔で流れる電気の存在に気がついたのだ。その電流は、新しい記憶を保管する海馬と、もっと大容量で、長期の記憶を保管する部位の間を行ったり来たりしていた。

長期記憶を保存する部位は脳の皮質に存在する。海馬がUSBメモリーだとするなら、この部位はハードディスクのようなものだ。

その瞬間、私たちは、睡眠の世界で人知れず行われている電気の活動を目撃していた。新しく入ってきた情報を、一時的な小容量の保管庫（海馬）から、長期的な大容量の保管庫（皮質）に移動していたのだ。こうして**睡眠中に海馬の中がきれいに掃除されるので、起きたときにまた新しい情報をとり入れることができる**のだ。

私たちや他の研究チームは、昼寝ではなく夜の眠りでも同じ実験を行っているが、結果はやはり同じだった。夜の睡眠の間に睡眠紡錘波がたくさん出るほど、翌朝の短期記憶容量は大きくなっている。

この実験結果は、加齢との関係でも興味深い事実を教えてくれる。60〜80歳の高齢者は、若い人に比べて睡眠紡錘波の数が少なくなっているのだ。具体的には、40％の減少だ。そこで、こんな仮説が立てられるだろう。高齢になり、夜の睡眠の間に発生する睡眠紡錘波が少なくなるほど、翌日の物覚えが悪くなる。なぜなら、夜の間に海馬の容量を空けることができなくなったからだ。

実験の結果、まさにこの仮説の通りになった。夜の間の睡眠紡錘波が少ないほど、翌日に行う記憶力のテストの結果が悪くなる。この事実からも、医療関係者が高齢者の睡眠問題を軽く見てはいけないということがよくわかるだろう。世界中の高齢者の睡眠を改善するために、私を含む専門家は、薬に頼らない方法を開発していかなければならない。

ちなみに、睡眠紡錘波がもっとも増える時間帯は明け方の時間であり、長いレム睡眠に挟まれている。睡眠時間が6時間以下になると、睡眠紡錘波にきちんとした活動の時間を与えないことになってしまうのだ。この発見と学校教育の関係については、後の章で詳しく見ていこう。学校の始まる時間が早すぎるということは、子どもたちから睡眠紡錘波の活動を奪っている可能性があるのだ。

よく寝たほうがテストの成績がいい

学習における睡眠の役割は、学習する前だけではない。学習した後の睡眠も、大きな役割を果たしている。**学習してから眠ることで、新しい記憶が脳に定着する**のだ。これは、パソコンでつくった新しいファイルを、「名前をつけて保存」することに似ているかもしれない。

睡眠が記憶を定着させることは、かなり前から確認されていた。おそらく睡眠の働きのうち、もっとも古くから知られているものの1つだろう。最初にこの説を唱えたのは、古代ローマの学者クインティリアヌス（ＡＤ35～１００）だ。彼は次のように言っている。

一晩眠ると記憶が大きく強化されるというのは、興味深い事実だが、理由はまだわかっていない。（中略）原因は何であれ、その場ではすぐに思い出せなかったことも、翌日には簡単に思い出せたりする。時間の経過は記憶を失う原因と考えられているが、実際は記憶の強化に役立っているのである。

そして1924年、ジョン・ジェンキンスとカール・ダレンバックが、睡眠と覚醒のどちらが記憶の役に立っているか比較するという実験を行った。「コカ・コーラ対ペプシ対決」の記憶バージョンだ。

研究の参加者に口頭でさまざまな情報を伝え、8時間の間にどれくらい忘れるかを測定する。参加者は2つのグループに分けられ、一方は8時間ずっと起きていて、もう一方は8時間を寝てすごす。その結果、寝てすごした人たちは、新しい情報を脳に定着させることができた。対して起きてすごした人たちは、新しい情報のほとんどを忘れていた。

ジェンキンスとダレンバックの実験は、他の研究者によって何度も再現されてきた。たいてい、睡眠を挟むと記憶の定着は20～40％上昇するという結果になっている。試験勉強のときに、睡眠でこれだけの効果があるのはかなりありがたい話だ。

そして1950年代に入り、ノンレム睡眠とレム睡眠が発見されると、睡眠が記憶を強化するしくみもわかるようになってきた。当時の研究が目指していたのは、記憶の強化に関係している睡眠の段階を見つけることだ。

第3章でも見たように、どの段階の睡眠が現れるかは時間によってだいたい決まっている。深いノンレム睡眠は夜の前半で、レム睡眠（と浅いノンレム睡眠）は夜の後半に現れる。

そこで実験の参加者には、まず新しい情報を覚えてもらい、それから2つのグループに分け、1つには夜の前半だけ寝てもらい、もう1つは後半だけ寝てもらった。こうすることで、どちらのグループも睡眠時間は同じで（いつもより短いが）、前半のグループは深いノンレム睡眠が多くなり、後半のグループはレム睡眠が多くなる。

これで、ノンレム睡眠とレム睡眠の戦いの舞台は整った。より多くの情報を脳に定着させたほうが勝ちとなる。事実に基づいた、教科書のような情報の場合、勝敗ははっきりしていた。深いノンレム睡眠の前半グループのほうが、覚えていた量が圧倒的に多いという結果になったのだ。

2000年代の初めに行われた研究でも同じような結果になったが、今回は実験方法が少し違っていた。実験の参加者は、新しい情報を覚えた後で、8時間寝ることが許される。そして参加者の頭に電極をつなぎ、睡眠中の脳波を記録する。そして翌朝になり、前の晩に習ったことをどれだけ覚えているかテストする。そして、睡眠中の脳波の記録と、テストの結果を照合する。

その結果、**深いノンレム睡眠の時間が長いほど、翌朝のテストの成績がいい**ということがわかったのだ。あなたがこの種の実験の参加者で、私がもっている情報があなたの深いノンレム睡眠の長さだけだとしても、私はあなたのテスト結果をほぼ正確に予測することができるだろう。睡眠と記憶の定着の間には、そこまで強いつながりがあるということだ。

その後はMRIを使って、参加者の脳内をさらに詳しく見ることができるようになった。その結果、寝る前と後で、記憶を引き出す場所がどう変わるのかということもわかってきている。この2つの場所は、どうやら脳内でかなり離れた場所にあるようだ。

寝る前の記憶は、短期の記憶を保管する海馬から引き出されている。海馬は新しい情報を保管するのに最適の場所だ。しかし一晩眠ると、状況はがらりと変わる。記憶を引き出す場所が、脳のてっぺんに位置する大脳新皮質に移動しているのだ。ここは長期の記憶保管庫であり、事実に基づく情報はここに保管される。ここに移動した記憶はほぼ安泰だ。

これまで見てきたように、**私たちが毎晩寝ている間に、脳の中では記憶の引っ越しが行われている。**長波の電波が遠くまで届くのと同じように、深いノンレム睡眠のゆっくりした脳波も、荷物を遠くまで届ける役割を担っている。記憶という荷物を、短期の保管場所（海馬）から、より安全で、長期にわたって住める家（皮質）に運んでいるのだ。そうやって睡眠は、記憶を脳にしっかりと定着させている。

深いノンレム睡眠の間、脳は睡眠紡錘波と徐波睡眠（ゆっくりした脳波の睡眠）を使って、海馬と皮質の間で情報の移動を行っている。短期の記憶が長期の保管場所に移されることで、前日の記憶が脳に定着するだけでなく、新しい情報を入れるためのスペースも空けることができるのだ。

脳の中では、このサイクルが毎日くり返されている。前日の記憶のキャッシュを消去して新しい情報をとり入れながら、古い記憶のカタログをどんどん増やしていく。睡眠は毎晩、脳の記憶の構造に修正を加えている。日中の昼寝にも同じように記憶を強化する働きがあり、十分なノンレム睡眠を含んでいるのであれば、たとえ20分の昼寝でも効果が期待できる。乳幼児から思春期までの子どもでも、ノンレム睡眠は同じような働きをする。むしろより大きな働きをすると言っていいだろう。40〜60歳の中年期でも、この働きは続いている。

つまり、人間の発達のすべての段階で、ノンレム睡眠と記憶の定着の関係が観察されるということだ。しかも人間だけでなく、チンパンジー、ボノボ、オランウータンも、睡眠をとった後のほうが食料の場所をよく覚えているということが、実験によって確認されている。ネコ、ラット、それに昆虫まで範囲を広げても、ノンレム睡眠が記憶を定着させていることは明らかだ。

クインティリアヌスの先見の明と、その率直な表現には今でも感心しているが、それでも私は、時代は違えど同じくらい重要な存在である2人の哲学者の言葉のほうが好きだ。1964年2月、ポール・サイモンとアート・ガーファンクルは、「サウンド・オブ・サイレンス」という歌をつくり、歌詞の中で眠りの効果を簡潔に表現した。

サイモンとガーファンクルは、歌の中で古い友人である暗闇（睡眠）に語りかける。なぜなら、眠っている間にあるビジョンが忍びより、彼らの頭の中に種をまいていったからだ。これはつまり、起きている間の出来事が、睡眠の中にアップロードされたということだ。その結果、それらの経験は、目覚めたときもまだ残っている。記憶を未来まで保存する睡眠の力が、1曲の歌の中で簡潔に表現されている。

しかし、最新の発見によって、サイモンとガーファンクルのこの名曲に、ほんの少しだけ修正を加える必要が生じた。睡眠の役割は、眠る前に覚えた記憶を「残す」ことだけではなく（「脳の中に植えられたそのビジョンは、今でもまだ残っている」）、覚えてからすぐに忘れてしまった記憶を掘り起こすことでもあるようだ。言い換えると、**一晩寝た後では、寝る前にアクセスできなかった情報にも、アクセスできるようになる**ということだ。

ハードディスクの不具合で、あるファイルが開けなくなったとしても、一晩寝ればハードディスクのリカバリーが完了して、ファイルが開けるようになっている。ぐっすり眠った後で、ずっと思い出せなかったことを急に思い出したという経験は、おそらく誰にでもあるだろう。

記憶力をさらに高める方法

事実に基づく記憶を定着させ、失われた記憶を回復するのは、深いノンレム睡眠の役割だ。それが特定できると、私たちはさらに、睡眠による記憶強化の効果を人工的に高める方法を探ることにした。見つかった方法は2つある。「睡眠刺激」と「特定記憶の再活性化」だ。この発見は、精神病、認知症を含む神経障害の治療に光をもたらすことになるかもしれない。

睡眠は脳が発する電波によって表現されるので、睡眠刺激もまず電気を使うという方法で始められた。2006年、ドイツの研究チームが、健康な若い人を対象にある実験を行った。被験者の頭に電極をつなぐのだが、ここでは睡眠中の脳波を測定するのではなく、むしろ少量の電気を脳に送り込んだのである。

被験者が深いノンレム睡眠に入るまで待ち、入ったところでスイッチを入れ、脳に一定のリズムでゆっくりした電波を送る。ごく弱い電気刺激なので、被験者はまったく気づかず、目も覚まさない。それでも、計測できるだけの刺激は睡眠に与えている。

刺激によって、ゆっくりした脳波の大きさも、睡眠紡錘波の数も増加した。

就寝する前に、すべての参加者は新しい情報を覚える。そして一晩寝た後でテストを受ける。睡眠中に電気刺激を受けて深い睡眠の強度を上げた被験者は、そうでない人たちに比べ、**覚えている情報がほぼ2倍**になった。しかし、レム睡眠中の刺激や、日中の覚醒時の刺激では、同じような結果は得られなかった。記憶力を上げる効果が得られたのは、ノンレム睡眠中に、脳波に合わせたペースの電気刺激を与えたときだけだ。

睡眠中の脳波を増幅する方法は、新しいものが次々と開発されている。たとえば、寝ている人の横にスピーカーを置き、静かな音を流すという方法だ。被験者の脳波に合わせてメトロノームのようなチクタクというリズムを流し、睡眠をより深めることを目指している。何も聞かずに眠っている人たちと比較したところ、**音を聞きながら眠った人はゆっくりした脳波が強くなり、翌朝の記憶力は40%も上昇**していた。

これを読んで、枕元にスピーカーを設置しようと考えた人、または脳に電気刺激を与える道具を買いに走ろうとした人は、ちょっと待ってもらいたい。どちらの方法も、「ご家庭では行わないでください」という注意をつけなければならないからだ。自作の器具や、安全基準を満たしていない市販の器具で実験した人たちからは、火傷や一時的な失明が報告されている。

スピーカーでチクタクという音を流す方法なら安全かもしれないが、効果は期待できない。それどころか、かえって害になるかもしれない。先ほど紹介した実験でも、脳波のリズムとずらして音を流したところ、睡眠の質はむしろ下がったという。

電気刺激や音を流すという方法でもかなり風変わりだと思うかもしれないが、スイスの研究チームは、さらに奇妙な実験を行っている。実験室のベッドを、天井から吊り下げたのだ。そしてベッドの一方に滑車をつけて、ベッドを好きなリズムで揺らせるようにした。

被験者はそのベッドで眠り、脳波を記録される。被験者の半分は、ノンレム睡眠に入ったところで優しくベッドを揺らす。残りの半分は統制群で、ベッドは揺らさない。その結果、ベッドの揺れによって深い睡眠がさらに深くなり、徐波睡眠の質が向上し、睡眠紡錘波の数も2倍以上に増えた。

現在のところ、ベッドの揺れが記憶力の向上にもつながるかどうかについてはわかっていない。この実験で、被験者の記憶力のテストが行われたことがないからだ。いずれにせよ、この実験からわかるのは、赤ちゃんを優しく揺すりながら寝かしつけるという昔ながらの方法は正しかったということだ。

覚えたいことだけ記憶する方法

睡眠刺激には大きな効果が見込まれそうだが、限界もある。刺激によって強化される記憶を選ぶことはできないからだ。つまり、その日の寝る前までに学んだことは、翌日になってみな平等に強化される。これはたとえるなら、自分で選べる余地のないレストランのセットメニューのようなものだ。好き嫌いに関係なく、メニューにある品はすべて提供される。この種のサービスを好む人はほとんどいない。だからレストランのほうも、豊富なメニューを用意して、客が好きなものを選べるようにしている。

睡眠と記憶でも、同じような選択が可能になったらどうなるだろう？ 寝る前にその日に新しく学んだことをふり返り、きちんと覚えておきたい記憶だけを選んで注文する。そして眠ると、夜の間に注文した品が届けられるのだ。

翌朝目を覚ましたとき、あなたの脳内には、注文した記憶だけが残っている。こうすれば、覚えておきたいことだけを覚えておくことが可能だ。まるでSFのようだと思うかもしれないが、今では現実の話になっている。これが**「特定記憶の再活性化」**と呼ばれる方法だ。そして、事実は小説よりも奇なりということわざは、ここでも見事にあてはまる。

特定記憶の活性化を使ったある実験を紹介しよう。被験者を集め、寝る前にパソコンの画面でさまざまな画像を見てもらう。右下にいるネコや、上部の真ん中にあるベル、上部の右のほうにあるヤカンなど、アイテムが現れる場所はそれぞれ違う。被験者は、見たアイテムだけでなく、それがあった場所も記憶しなければならない。アイテムは全部で100個だ。

そして睡眠後、またアイテムがパソコンに画面に現れる。今度はすべて画面の真ん中にある。アイテムの中には、前の晩に見たものもあれば、見なかったものもある。まず、そのアイテムを前の晩に見たかどうかを思い出し、そして見たと判断したのなら、今度はそのアイテムがあった場所を思い出し、マウスを使ってその場所に移動させる。こうすれば、被験者がアイテムを覚えているかどうかということと、アイテムの場所をおぼえているかどうかということがわかる。

しかし、ここからがおもしろいところだ。前の晩にパソコンでアイテムを見るときに、アイテムが現れるたびにある決まった音が流れる。たとえば、ネコの絵が現れたら、「ニャー」という音がして、ベルの絵が現れたら「チリンチリン」という音がするという具合だ。すべてのアイテムが、意味的につながりのある音と関連づけられている。そして被験者が眠り、ノンレム睡眠に入ると、ベッドの左右どちらかにあるスピーカーから、半分（50個）のアイテムに関連づけられた音を静かに流す。

そして、翌朝目を覚ましたとき、被験者の脳内に残った記憶は、大きな偏りを見せていた。具体的には、睡眠中に聞かされた音と関連づけられたアイテムばかりを覚えているのだ。睡眠前に見た100個のアイテムは、すべて睡眠を経験している。しかし音という刺激を使うことで、アイテムの記憶をすべて同じように強化するのではなく、恣意的《しいてき》に選んだ記憶だけを強化できるようになる。

この方法の使い道は、いくらでも思いつくだろう。しかしそれと同時に、倫理的な問題も心配になる。自分の記憶でも問題だが、他人の記憶まで好きなように操れるようになったら、いったいどうなるのだろうか。まだこの種の倫理的ジレンマで悩む必要はないだろうが、特定記憶の再活性化というテクニックがどんどん洗練されていけば、いずれ真剣に考えざるをえなくなるだろう。

人は忘れるためにも眠りを使う

ここまでは、記憶を強化するという睡眠の役割について見てきた。とはいえ、状況によっては、忘れることも記憶することと同じくらい大切だ。日常生活のレベルでは、先週車を停めた場所は忘れたほうがよく、今日車を停めた場所を覚えておいたほうがいい。また医療の面では、トラウマになるようなつらい体験や、依存している物質（アルコールやドラッグ）を欲しがる気持ちは忘れたほうがいい。

それに加えて、不要になった情報を忘れることの利点は、ただ記憶容量の空きをつくるだけではない。**脳が必要な情報を探すときに、余分なエネルギーを使わずにすむ**という利点もある。これはたとえるなら、ものがあふれた場所よりも、すっきりと片づいた場所のほうが、探し物を見つけるのが簡単なのと同じようなものだ。

つまり睡眠は、必要な情報をきちんと保管するだけでなく、いらない情報を捨てるという役割も果たしている。忘れるということは、覚えるために払う代償だとも言えるだろう。

1983年、DNAの二重らせん構造を発見してノーベル賞を受賞したフランシス・クリックが、今度は睡眠の研究に乗り出した。彼はこのとき、夢を見るレム睡眠の役割は、脳から不要な情報や重複している情報を削除することだという仮説を立てた。彼はこの種の記憶を「パラサイト記憶」と呼んでいる。

なかなかおもしろいアイデアだが、残念ながら提唱から30年ほどたっても、ただのアイデア以上の存在にはならなかった。そこで2009年、私は若い大学院生に協力してもらい、この仮説を検証してみることにした。その結果、いくつかの興味深い事実が判明した。

私たちはここでもまた、昼寝を使って実験することにした。被験者たちは、正午ごろに、パソコンの画面に現れるたくさんの単語を覚える。単語は一度に1つずつ現れる。ただし、1つの単語が現れて消えるたびに、緑色の大きな「R」か、または赤色の大きな「F」が現れる。Rの前に出てきた単語は覚えて、Fの前に出てきた単語は忘れるようにという指示だ。

これはたとえるなら、教室で先生から「これはテストに出ます」と言われたり、または「今のは間違いだから忘れてください」「これはテストには出さないので覚えなくてもいいです」と言われたりするようなものだ。この実験では、単語の直後に「R」か「F」を出すという方法でそれと同じことをしている。

学習が終わると、被験者を2つのグループに分け、1つのグループには90分間昼寝をしてもらい、もう1つのグループにはずっと起きていてもらう。そして午後6時に、全員を対象に、単語をどれだけ覚えているかテストを行う。このとき、「R」や「F」は関係なく、とにかく思い出せる単語をすべて書いてもらった。

この実験で私たちが知りたかったのは、睡眠によってすべての単語の記憶が定着するのか、それとも寝ている間も、起きている間に受けた「R」や「F」といった指示に従うのかということだ。

結果は明白だった。睡眠によって、「R」の単語が脳に定着する率が格段に上昇したのである。そして「F」の単語は効果的に忘れられていた。睡眠をとらなかったグループは、このような「R」と「F」の大きな違いは見られなかった。

この結果には、重要な教えが隠されている。それは、**睡眠は私たちが思っているよりもずっと賢い**ということだ。つい最近まで、睡眠の役割は新しい情報をすべて保存することだと思われていたが、むしろ覚えるべきことを巧みに選別していたのである。この睡眠による賢い選別は、今ではたくさんの研究によって証明されている。昼寝であっても、夜の睡眠であっても、効果は同じだ。

昼寝をとった被験者のデータを分析しているときに、私たちはさらに興味深い発見をした。フランシス・クリックの仮説とは異なり、記憶の選別を行っているのはレム睡眠ではなかったのだ。

記憶の選別はノンレム睡眠が行っていた。その中でも重要なのは、もっとも素早く動く睡眠紡錘波だった。この種の睡眠紡錘波が多いほど、「R」と「F」に基づいた記憶の選別がより効率的に行われる。

睡眠紡錘波がこの賢い選別を行うしくみについては、まだ完全には解明していない。今のところわかっているのは、素早い睡眠紡錘波が現れるときに、脳内ではある決まった反復活動が行われているということだ。

その活動は、短期記憶の保管庫である海馬と、意思決定を司る前頭葉の間を行ったり来たりしている。そして前頭葉にいるときに、「これはいる」「これはいらない」という判断を下しているのだ。

記憶（海馬）と意思決定（前頭葉）という2つの部位の間を、1秒につき10〜15回のペースで行き来している。もしかしたらこの活動によって、ノンレム睡眠の記憶選別機能が説明できるかもしれない。フィルター機能を使ってインターネット検索の対象を絞るのと同じようなもので、睡眠紡錘波が現れるときに海馬と前頭葉が交信し、本当に必要な情報だけを残しているのだろう。

この脳がもつ記憶の選別機能は、つらい記憶や、問題のある記憶を忘れるためにも使うことができる。それを聞いて、アカデミー脚本賞を受賞した映画『エターナル・サンシャイン』を思い出す人もいるかもしれない。この映画の世界では、特別な脳スキャン装置で、いらない記憶を消去することができる。

しかし、現実世界で私が望んでいるのは、そういう機械ではない。私の目標は、特定の記憶を弱めたり、消したりできる確実な方法を開発し、医学的に必要が認められた場合（トラウマ、ドラッグ依存症、アルコール依存症の治療など）に活用することだ。

一晩寝たらなぜかできるようになっている

ここまで見てきたような研究は、すべて1種類の記憶だけを扱っている。それは事実に基づく情報、たとえば教科書の内容や人の名前などを覚える記憶だ。しかし、脳内には他にも記憶の種類がたくさん存在する。たとえば、自転車に乗るといったスキルの記憶だ。

子どものころ、あなたはどうやって自転車に乗れるようになっただろうか。おそらく本を読んで覚えたという人はいないはずだ。実際に乗って、練習するしかない。楽器の演奏、各種のスポーツ、外科手術、飛行機の操縦など、いわゆる運動スキルは、すべて練習によって身につける。

「筋肉の記憶」、または「マッスルメモリー」という言葉があるが、じつはこの表現は間違っている。**筋肉に何かを記憶する機能はない**からだ。脳につながれていなければ、筋肉だけでは何もできない。つまり筋肉の記憶は、正しくは脳の記憶なのだ。筋肉を鍛えれば、たしかにスキルを実施する能力は向上するだろう。しかしスキルそのものは、すべて脳の中に保存されている。

じつは私は、脳の記憶機能を調べる何年も前に、運動スキルの記憶について調べたことがある。そのきっかけは、2つの出来事だった。1つは、医学生のころに、脊椎損傷による運動障害について調べていたときに経験したことだ。

当時の私が目指していたのは、切断された脊椎をつなぎ直し、脳と身体を再び結びつける方法を見つけることだ。残念ながら、この研究は成果が出なかった。しかし研究の間に、さまざまな運動障害をもつ人たちと知り合うことができた。とくに脳卒中によって身体が不自由になった人が多かった。

そのときに印象深かったのは、彼らが同じ動作をくり返すことで、失われた機能をとり戻していったことだ。手足の動きでも、話すことでも、それは同じだった。完全に元の機能を回復することはめったになかったが、それでも何ヵ月も続けるうちに、誰もが機能の向上を見せていた。

もう1つは、それから数年後、博士号取得を目指していたときの出来事だ。あれは2000年のことで、科学界では「これからの10年は脳の時代だ」と盛んに言われていた。神経科学の分野で大きな進歩があると予言され、後になってそれが正しかったことが証明される。そういう時代だったので、私もとあるパーティに呼ばれ、そこで睡眠について講演をするよう依頼された。当時、睡眠と記憶の関係はまだそれほど解明されていなかったが、それでもわかっている範囲で話すことにした。

講演が終わると、一目で紳士とわかる男性が私に話しかけてきた。彼が着ていた上品なツイードのジャケットは、今でもはっきり覚えている。とても短い会話だったが、私にとっては人生を変えるほどの出来事だった。彼は私の講演にお礼を言うと、ピアニストだと自己紹介した。私の話の中でも、睡眠中の脳の活動に興味をもったという。脳は寝ている間に、前の日に覚えたことを見直し、記憶の内容を整理している内容だ。

「お話を聞いていて思い出したのですが、ピアノの練習でも同じようなことがよくありますす」と、彼は言った。

「あまりにも頻繁に起こるので、とても偶然とは思えませんでした。夜中まで練習していても、どうしてもマスターできない箇所があるとします。いつも同じところで間違えてしまう。そしてマスターできないまま眠ってしまっても、翌朝になるとなぜか弾けるようになっている。完璧に弾けるのです」

私はこの言葉に衝撃を受けた。そしてこれが、私にとって次の大きな研究テーマになったのだ。「**なぜか弾けるようになっている**」という言葉が、何度も頭の中でくり返された。

そのとき私は、こう答えた。

「それはたしかに興味深い現象であり、睡眠が助けになっている可能性は大いにあるでしょう。しかし現在のところ、それを裏づける科学的な証拠は存在しません」

彼はただほほえんでいた。科学的な証拠の有無など、まるで気にしていないようだった。そしてまた私の講演にお礼を言うと、レセプションホールのほうへ歩いて行った。

一方で私は、講堂に残って呆然としていた。あの紳士は、これまでの常識を覆すようなことを言ったのではないだろうか。「練習が完璧をつくる」と昔から言われているが、もしかしたら「練習と睡眠が完璧をつくる」というのが、正しい表現なのではないだろうか？

あれから3年かけて研究を重ね、その内容の論文を発表した。その後に行われた研究でも、あのピアニストの直感が正しかったことが証明された。またそれらの研究により、睡眠の他の効果も発見された。**怪我や発作で脳が損傷した場合も、睡眠によって機能が回復する**のである。

そのころになると、私はハーバード大学メディカルスクールで職を得ていた。そこで、恩師であり、長年の研究仲間であり、今は友人でもあるロバート・スティックゴールドと共同で、脳が独自に学習する機能についての研究を開始した。

睡眠は運動スキルを高める

身体を動かす訓練をしていない間も、脳が独自にスキルを身につけることがある。どうやらカギは時間にありそうだが、その時間も大きく3つに分けられる。ただの時間、起きている時間、そして寝ている時間だ。

そこで私は、被験者として右利きの人を集め、左手を使ってキーボードで数字を打ち込む練習をしてもらった。たとえば「4-1-3-2-4」のような数字の列を、できるだけ早く、正確に打ち込めるようになることを目指す。ピアノのスケール練習と同じように、被験者は数字を正確に打ち込めるように何度も何度も練習する。途中で短い休憩をはさみながら、トータルで12分間の練習だ。

練習の結果、被験者のスキルは向上した。これはとくに驚くようなことではないだろう。次に、練習を終えて12時間たってから、打ち込む技能のテストを行った。被験者の半分は、午前中に練習し、その日の夜にテストを受ける。練習からテストまではずっと起きたままだ。そしてもう半分は夜に練習し、8時間寝てから翌朝にテストを受ける。

日中起きていてテストを受けたグループは、スキルに目立った向上はなかった。しかし、一晩寝てからテストを受けたグループは、数字を打ち込む**スピードが20％上昇し、正確性は35％も上昇**したのだ。練習とテストの間隔は、どちらも12時間で同じだ。

ここでもっとも興味深いのは、朝にスキルを習って夜にテストを受けたグループ（スキルの向上がなかったグループ）も、8時間睡眠を挟んださらに12時間後に再びテストを受けると、同じようなスキルの向上を見せたということだ。

つまりスキルの練習をやめてからも、脳は独自に練習を続けているということだ。そしてこの脳の練習は、寝ている間しか行われない。**練習が完璧をつくるのではなく、練習し、その後で一晩ぐっすり眠ることが完璧をつくる**のだ。

この睡眠の効果は、スキルの難易度に関係なく発揮される。たとえば、「4－3－1－2」という数字の列であっても、「4－2－3－4－2－3－1－4－3－4－1－4」という数字の列であっても、または入力するのが片手であっても、ピアニストのように両手であっても、同じようなスキルの向上が見られた。

私はさらに研究を進め、「4-1-3-2-4」のような数字の列を打ち込むときの動きを個別に分析することで、睡眠が独自に訓練を行うしくみを解明しようとした。

どんなに練習を積んでも、被験者それぞれにどうしてもつっかえてしまう箇所があった。入力のスピードを記録したデータを見ると、問題の箇所だけが目立って遅くなっている。止まっている時間が極端に長かったり、同じ間違いをくり返したりするのだ。

たとえば、「4-1-3-2-4、4-1-3-2-4」となめらかに入力するのではなく、「4-1-3(休止)-2-4、4-1-3(休止)-2-4」となったりする。まるで、5つの数字を一気に入力するのは大変すぎるので、いくつかのパートに分けているかのようだ。休止が入る場所や回数は人によって違うが、ほぼすべての人が途中で指が止まっていた。あまりにもたくさんの人に被験者になってもらったので、ついにタイプの音を聞くだけで、どこで止まっているかがわかるようになってしまった。

しかし、被験者が一晩寝てからもう一度入力してもらうと、まったく違うタイプの音が聞こえてくる。データを分析しなくても、何が起きているのかはわかっていた。それは、スキルの習熟だ。

一晩寝た後のタイピングはなめらかで、どこにもつっかえる箇所がない。ほぼ完璧に「4-1-3-2-4」と一気にタイプする。睡眠によって問題の箇所が洗い出され、問題が解決されたのだ。この実験で、私はまたあのピアニストの言葉を思い出していた。

「そしてマスターできないまま眠ってしまっても、翌朝になるとなぜか弾けるようになっている。完璧に弾けるのです」

一晩寝た後の被験者に脳スキャナーを装着し、タイプしてもらったところ、スキルが習熟したしくみを解明することができた。ここでもまた、睡眠が記憶を移動させていたのだ。しかし移動する場所は、事実に基づく情報のときとは違っていた。短期の保管庫から、長期の保管庫に移動させるのではない。運動記憶の場合は、意識の下で活動している脳の回路に移動していたのである。

その結果、意識しなくてもできるレベルにまで習熟したのだ。つまり、**脳は睡眠の力を借りて、その動きを自動化させていた**ということだ。意識しなくても自然にできる——オリンピック選手を教える多くのコーチは、まさにこのレベルを目指している。

そして研究を始めてからほぼ10年後、ついに最後の発見にたどり着いた。運動スキルの向上に役立つ睡眠の特定に成功したのだ。

スキル習熟の要であるスピードと正確性の向上は、ステージ2のノンレム睡眠と直接的なつながりがあった。8時間睡眠の場合、とくに最後の2時間がカギになるようだ（たとえば夜の11時に寝たのであれば、朝の5時~7時の間だ）。中でもとくに大切なのは、最後の2時間の間に現れる睡眠紡錘波の数だ。

さらにおもしろいのは、運動スキルを学習した後の睡眠で睡眠紡錘波が増えるのは、脳の運動野と呼ばれる部位だけだったことだ。練習した動きを司る運動野で睡眠紡錘波が増えるほど、起きてからのパフォーマンスも向上する。多くの研究チームも、同じような現象を観察している。

運動スキルの記憶に関しては、睡眠時の脳波が優秀なマッサージ師のような役割を果たしている。全身マッサージも受けることはできるが、いちばん凝っている箇所を重点的にマッサージしてくれる。睡眠紡錘波もそれと同じで、脳の全体で現れるが、起きている間にいちばん鍛えた運動野に現れる数が飛躍的に多くなる。

おそらく現代人の生活にもっとも関係があるのは、その効果が現れる時間帯だろう。忙しい現代人は、睡眠の最後の2時間を平気で犠牲にしている。その結果、午前5時〜7時に現れる睡眠紡錘波を捨ててしまっているのだ。

運動コーチの中にも、選手の睡眠時間を削ってトレーニングさせている人がいる。夜遅くまでトレーニングさせて、翌日も朝早くからトレーニングさせる。コーチ自身は気づいていないが、それによって選手は、運動記憶を発達させる貴重な機会を失っているのだ。トップレベルになると、金メダルと最下位の違いはわずかしかないこともある。それを考えれば、睡眠の力を借りるかどうかの違いが、スタジアムで国歌を流せるかどうかを分けるカギになることも十分にある。つまり、**「寝る子は勝つ」**ということだ。

陸上100メートルのスーパースター、ウサイン・ボルトは、レースの前によく昼寝をとっている。彼はそうやって何度も世界新記録を出し、そしてオリンピックで金メダルを獲得した。私たちの研究でも、彼の習慣の正しさが証明された。十分な数の睡眠紡錘波が出現する昼寝は、エネルギーの回復と筋肉の休息だけでなく、運動スキルの記憶の向上に大きく貢献する。

NBA、NFL……アスリートが睡眠の効果を続々証明

私たちがこの事実を発見して以降、睡眠がスポーツのスキルの向上に役立つことが多くの研究によって証明されてきた。スポーツの種類は、テニス、バスケットボール、フットボール、サッカー、ボートなどと幅広く、選手のレベルもジュニアやアマチュアからエリート・アスリートまで多岐にわたっている。ついに2015年には、**国際オリンピック委員会が睡眠の重要性を訴えるレポートを発表**したほどだ。睡眠は男女の別なく、すべてのスポーツで欠かせないものだと、そのレポートは報告している。

プロスポーツも睡眠に注目している。私は最近、アメリカのプロバスケットボール、イギリスのプロフットボールのチームに招かれてプレゼンテーションを行った。監督、スタッフ、選手を前にして、もっとも強力で、安全で、効果が高く、しかも合法なパフォーマンス向上薬について説明した。それはもちろん、睡眠のことだ。

私の主張は、**750以上もの科学研究によって証明**されている。しかもそれらの研究の多くは、プロやエリートレベルのアスリートを対象にして行われた。夜の睡眠が8時間より短くなる、とくに6時間を切るようになると、さまざまな問題が生じる。たとえば、肉体が疲

図10 ▶ 睡眠不足と運動時の怪我

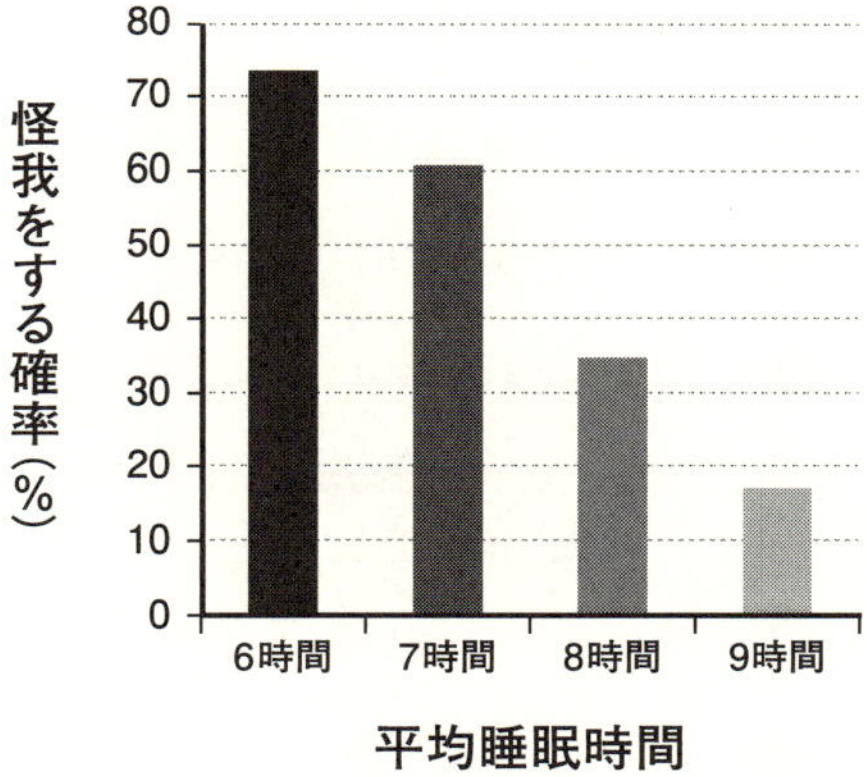

労するまでの時間が10~30%短くなる。心肺機能も著しく低下する。四肢を伸ばす力と垂直跳びの高さも低下する。筋力のピークが下がり、筋力を維持する力も下がる。

それに加えて、心血管、代謝、呼吸機能も低下し、筋肉に乳酸がたまるのが早くなる、血中酸素飽和度が下がる、血中の二酸化炭素が増えるといった悪影響が出る。また睡眠不足は、運動時に汗をかいて身体を冷やす機能までも下げてしまう。これはピーク・パフォーマンスを実現するうえで欠かせない機能だ。

さらには怪我のリスクもある。怪我はすべてのアスリートとコーチが、もっとも恐れている事態だ。それにプロチームの経営陣にとっても、選手の怪我は投資の失敗を意味する。怪我のリスクに備える保険が欲しいというのなら、とっておきのものをお教えしよ

図11 ▶ NBA選手のパフォーマンス

8時間以上の睡眠を取った場合と、8時間未満の睡眠を取った場合の比較

- ↑ プレー時間は12%上昇
- ↑ 1分あたりのポイントは29%上昇
- ↑ スリーポイントシュートの確率は2%上昇
- ↑ フリースローの確率は9%上昇

- ↓ ターンオーバーは37%増加
- ↓ ファール数は45%増加

う。それは睡眠だ。

２０１４年、若いアスリートを対象に調査が行われた。図10を見れば、シーズン中の慢性的な睡眠不足が、怪我のリスクを大きく押し上げていることがわかるだろう。

プロスポーツのチームは、優秀な選手を獲得するために大金を払っている。さらに最新の医療設備や栄養管理で、選手の能力をさらに引きだそうとしている。しかし多くのチームが、睡眠というたった１つの要素を見落としているために、すべての努力をムダにしてしまうかもしれない。

試合前の睡眠の重要性をよく知っているチームでも、試合後の睡眠の大切さを知ると一様に驚く。睡眠によって、体内の一般的な炎症が消え、筋肉の修復が進み、グルコースとグリコーゲンという形で細胞のエネルギーを回復することができるのだ。

これらのチームに実際の睡眠指導をする前に、私はアメリカのNBA（プロバスケットボールリーグ）が発表したデータを見せることにしている。具体的には、強豪ゴールデンステート・ウォリアーズに所属するアンドレ・イグダーラの睡眠データだ。図11は、イグダーラの睡眠時間とパフォーマンスの関係を表している。

もちろん、私たちのほとんどはプロのスポーツ選手ではない。しかし、生涯を通じて身体を動かし、新しいスキルを学んではいるはずだ。人は生きていれば、つねに何らかの新しい動きを学習している。それは新しいノートパソコンのキーボードに慣れることかもしれないし、またはベテランの外科医が新しい内視鏡手術の技術を身につけることかもしれない。これらの新しい動きを身体に覚えさせるには、ノンレム睡眠の力を借りる必要があるのだ。

これは親にとってはとくに興味ある情報だと思うが、人間がもっとも運動スキルを習得するのは、生まれてから数年の間だ。この時期に私たちは、初めて立ち上がり、歩くことを覚える。現にハイハイから歩行に移行する時期の睡眠を観察すると、ステージ2のノンレム睡眠と睡眠紡錘波が飛躍的に増えていることがわかる。

運動障害を研究していた医学生のころに気づいたことが、これですべてつながった。脳卒中などで身体に麻痺が残った人が、日々のリハビリで機能を回復することができるのは、毎晩の睡眠のおかげでもあったのだ。

脳卒中の後で、脳はまだ残っているニューロンのつながりを再構成し、損傷した部位の周囲で新しいつながりをつくっていく。こうやって脳が修復されることで、運動機能もある程度までは回復する。

そしてさらに研究が進み、**運動機能の回復と睡眠の間にも、大きな関係がある**ことがわかってきた。現在の睡眠の質によって、運動機能の回復具合を予測することができる。また、さまざまな運動スキルを再び獲得できるかどうかも、睡眠の質によって決まるのだ。

このような発見がさらに報告されるようになれば、脳の損傷の治療に睡眠が積極的に使われるようになるだろう。さらには、前にも見たような睡眠刺激などの方法が採用されることもあるかもしれない。現在の医療にはできないことでも、睡眠ならできることはたくさんある。科学的にたしかな証拠があるのなら、患者の治療で睡眠をもっと積極的に活用していくべきだろう。

最後にもう1つ、睡眠の利点を紹介しておきたい。おそらくこれがもっとも驚くべき利点だろう。睡眠は毎晩、不思議な舞台をくり広げている。そして脳は、その物語の中で、保存された膨大な情報の間で、さまざまなつながりを試しているのだ。

ここで使われるアルゴリズムは、グーグルの検索アルゴリズムとはまったく違う。あえてもっとも関係のなさそうな情報や、予想のしなかったような情報同士を結びつける。寝ている脳は、起きている脳なら思いもよらないような発想で、難しい問題を解決する。夢の中では、さまざまな記憶が混ざり合っている。

夢を見るレム睡眠については、後の章で詳しく見ていく。今のところは、レム睡眠が行う記憶の錬金術が、人類史上もっとも画期的な発想を生み出したとだけ言っておこう。

第7章 睡眠不足と脳

――ギネスも認める眠らないことの恐ろしさ

数々の科学的な証拠が出そろった今、**ギネス世界記録は、ついに眠らない時間の世界記録を採用しなくなった。**

かつてギネスは、宇宙服を着て熱気球に乗り、地上3万9000メートルの成層圏まで上昇すると、そこから身1つで地球に向かって飛び降りたフェリックス・バウムガルトナーの記録を正式に認めている。記録の内容は、有人気球による最高高度到達と、フリーフォールによる最高落下速度（時速1358キロ）だ。

それでも最長覚醒時間の記録は認めないということは、睡眠不足はバウムガルトナーの無謀な挑戦よりも、さらに危険だということになる。

それでは、睡眠不足の恐ろしさについては、具体的にはどんな証拠があがっているのか。

この章では、睡眠不足が脳に与える影響を見ていこう。そして次の章では、身体に与える影響について見ていく。どちらも同じくらい恐ろしく、致命的な影響だ。

睡眠不足は真っ先に集中力を奪う

睡眠不足はさまざまな方法であなたを殺す。時間がかかるときもあれば、すぐに終わることもある。

ほんの少しでも睡眠が足りなくなると、**真っ先に影響を受ける脳の働きは、「集中力」**だ。そして、睡眠不足による集中力の低下が社会に与える影響のうち、もっとも深刻なのは、居眠り運転による死亡事故だろう。アメリカでは、疲労が原因の運転ミスで、1時間に1人が亡くなっている。

居眠り運転による事故は、大きく2種類に分けられる。1つは、ハンドルを握りながら完全に眠ってしまうケースだ。じつはこのケースは多くはなく、運転者がよっぽどの睡眠不足（24時間以上起きている）でないと起こらない。

もう1つは、集中力が一瞬だけ途切れるケースであり、こちらのほうが一般的だ。この現象は**「マイクロスリープ」**と呼ばれている。長さはたいていほんの数秒で、その間まぶたは半分だけ閉じているか、または完全に閉じている。マイクロスリープが発生する原因は、慢性的な睡眠不足だ。日常的に睡眠時間が7時間に満たない人がこの状態になる。

マイクロスリープの間、脳は外界の情報をとり入れなくなる。視覚情報だけでなく、すべての知覚がシャットアウトされる。ここで問題なのは、ハンドルを切る、ブレーキを踏むといった動作をコントロールする能力が、その一瞬は奪われてしまうということだ。

運転中に死ぬのに、10秒から15秒も寝ている必要はない。2秒で十分だ。時速50キロで走っているときに、ハンドルをほんの少し切った状態で2秒間のマイクロスリープに入ると、寝ている間に車は完全に隣の車線に移動してしまう。隣の車線は、もしかしたら対向車線かもしれない。これが時速100キロで起こったら、おそらく人生最後のマイクロスリープになるだろう。

睡眠研究の権威であり、私の個人的なヒーローでもあるペンシルベニア大学のデーヴィッド・ディンゲスは、「人間のリサイクル率はどれくらいか」という問いに対して、歴史上のどの科学者よりも真剣にとり組んできた。

リサイクル率とは、つまりこういうことだ。人間はどれくらい連続して覚醒していたら、パフォーマンスが目に見えて低下するか？　毎晩どれくらいの長さの睡眠を、どれくらいの期間にわたって失ったら、脳の重要な機能が働かなくなるか？　睡眠不足になっている本人は、自分の状態が悪化していることに気づいているのだろうか？　睡眠不足の状態になったら、完全に機能を回復するために、どれくらいの睡眠が必要なのか？

この研究では、ごく単純なテストで被験者の集中力を測定した。ボタンが光ったり、パソコンの画面が光ったりしたら、ある一定の時間内に対応するボタンを押すというテストだ。

反応の正確さと、反応速度の両方が測定される。光はランダムに点灯する。立て続けに点灯したり、数秒の間が開いた後で点灯したりする。

簡単そうだと思うだろうか？　このテストを、連続して10分、15日間、毎日受けてみよう。それがディンゲスと研究チームがしたことだ。彼らは大勢の被験者を集め、研究室のコントロールされた環境で、このテストをくり返したのだ。

すべての被験者が、まずは前の晩に8時間たっぷり寝た状態から始める。次に、被験者を4つのグループに分ける。そして新薬のテストのように、それぞれのグループが違う量の睡眠不足を「処方」される。

グループ1は72時間ずっと起きている。3日間、まったく眠らないということだ。グループ2は、毎晩4時間だけ眠ることが許される。グループ3は毎晩6時間、そしてグループ4は毎晩8時間眠ることができる。

大きな発見は3つあった。1つは、睡眠を減らされたグループは、全員がある程度の反応速度の低下を見せた。しかしもっと興味深いのは、短い時間ではあるが、まったく反応しなくなることがあったということだ。

睡眠不足でいちばん大きな問題は、反応速度が遅くなることではなく、まったく反応しなくなることだ。ディンゲスはこの実験で、マイクロスリープを発見したのだ。この反応しなくなる時間を現実世界に置き換えると、たとえば車を運転しているときに、目の前に子どもが飛び出してきたのを見ていないということになる。

ディンゲスはマイクロスリープの説明をするときに、よく心電図の例を使う。心臓に問題がなければ、一定の間隔でビープ音が聞こえてくる。次に、テレビドラマで見る救急救命室の様子を思い浮かべてみよう。医師たちが必死になって患者の命を救おうとしているが、それも無駄に終わりそうだ。

最初のうちは、心臓の鼓動は安定していて、一定の間隔でビープ音が聞こえる。これが、ぐっすり眠って頭がはっきりしている状態だ。次に、患者が心停止の状態になると、心電図は「ピッ、ピッ、ピッ、ピーーーーーー」となり、モニターにはまっすぐな線だけが現れる。このまっすぐな線が、マイクロスリープだ。意識はなく、身体も動かない。

しばらくして、ありがたいことに心拍が復活した。心電図は「ピッ、ピッ、ピッ」のリズムに戻るが、すぐに次の心停止がやってきて「ピーーーーーー」になる。またマイクロスリープだ。

マイクロスリープの回数を毎日記録し、4つのグループで比較した結果、ディンゲスは2つ目の発見にたどり着いた。毎晩、8時間睡眠のグループは、2週間にわたって一貫してほぼ完璧なパフォーマンスを発揮した。そして3日分の睡眠が足りていない計算になるグループは、成績が壊滅的に悪かった。これはとくに驚くような結果ではないだろう。24時間起きていた後でテストを行ったところ、ボタンの押し間違いや反応できないなどの失敗は400%も増加した。

むしろ驚いたのは、徹夜が増えるたびに、集中力も最初と同じペースで大幅に低下していったということだ。おそらく3日を過ぎても徹夜を増やしていたら、集中力の低下はさらにエスカレートしていったと考えられる。どこかで低下のペースが頭打ちになるような気配は見られなかった。

しかし、もっとも懸念される結果を出したのは、徹夜続きではなく、慢性的に睡眠不足の状態にあるグループだった。6日間、4時間睡眠ですごしたグループは、24時間起きていたグループと同程度のパフォーマンスの低下が見られた。つまりマイクロスリープによるミスが400%増加したということだ。そして4時間睡眠が11日目に入ると、被験者のパフォーマンスはさらに低下し、48時間起きていた人と同じレベルになった。

次に、ずっと6時間睡眠を続けたグループについて見ていこう。社会的な観点では、このグループの結果がいちばん興味深い。というのも、多くの人が6時間睡眠で生活しているからだ。

6時間睡眠を10日間続けると、24時間起きていた人と同じレベルにまでパフォーマンスが低下した。そして、完全な徹夜を続けるグループと同じように、4時間睡眠と6時間睡眠のグループも、パフォーマンスの低下のペースが止まらなかった。あのまま実験を続けていたら、数週間から数ヵ月にわたって悪化していっただろう。

同じころに行われたウォルター・リード陸軍研究所のグレゴリー・ベレンキー博士による研究でも、ほぼ同じような結果が出ている。ベレンキーの研究チームも、被験者を4つのグループに分けたが、睡眠時間はそれぞれ9時間、7時間、5時間、3時間であり、その状態を7日間続けた。

睡眠不足のときは睡眠不足に気づかない

いずれの研究にも共通している、ある重要な発見がある。個人的には、これが睡眠不足のもっとも大きな害だと考えている。被験者たちは、自分の能力がどれくらい低下していると思うかと尋ねられると、全員が低下のレベルを過小評価していた。これはたとえるなら、バーで飲みすぎた人がふらふらの足どりで車のキーを握り、「酔ってないから運転ぐらいできる」と言い張っているようなものだ。

これと同じくらい懸念されるのは、基準がリセットされるという現象だ。数ヵ月から数年にわたって慢性的に睡眠不足の人は、低下した自分の状態に慣れてしまう。反応が鈍く、ぼんやりしていて、エネルギーが低い状態が、自分の普通だと思ってしまうのだ。そのため、慢性的な睡眠不足のせいで自分の能力が下がり、少しずつ健康がむしばまれていることに気づかない。

この状態になると、睡眠不足と心身の不調を結びつけられる人はめったにいない。平均睡眠時間に関する疫学的研究によると、数百万の人々が寝不足の状態にあり、心身ともに本来の機能を発揮できずにいる。この現象は、60年にもわたるさまざまな研究で証明された事実だ。そのため「睡眠は4時間か5時間でも大丈夫だ」と言う人がいても、私はその言葉を信じない。

ここでディングスの研究に話を戻そう。睡眠不足でパフォーマンスが下がった被験者も、一晩ぐっすり眠れば能力を回復すると思うかもしれない。平日の睡眠不足を補うために、週末に寝だめするのと同じようなものだ。

しかし、睡眠不足の後で、寝たいだけ寝る生活を3日も続けても、8時間睡眠を続ける生活で発揮できる能力のレベルにまでは到達できなかった。それに、どのグループの被験者も、実験で失った睡眠をとり戻すことはできなかった。すでに見たように、脳にそれは不可能だからだ。

オーストラリアでその後に行われた研究では、またもや懸念される結果が出た。健康な大人の被験者を集め、2つのグループに分ける。1つのグループは、法律で定められた血中アルコール濃度の基準値（0・8％）になるまで飲酒し、もう1つのグループは一晩中起きている。その後、どちらのグループも集中力を測るテストを受ける。

ここで重視するのは失敗の数だ。19時間連続して起きていた人たちは、法律上の酔っ払いに分類される人たちと同じくらいパフォーマンスが低下し、失敗が増えたのだ。

表現を変えると、こういうことになる。朝7時に目を覚まし、そのまま夜遅くまでずっと起きていると、たとえ**アルコールは一滴も飲んでいなくても、午前2時に車を運転して帰宅するころは、飲酒運転と同じような状態になっている**ということだ。むしろこの実験によると、パフォーマンスの急激な低下が始まるのは、起きている時間が15時間を過ぎた時点だっ

図12▶**睡眠不足と自動車事故**

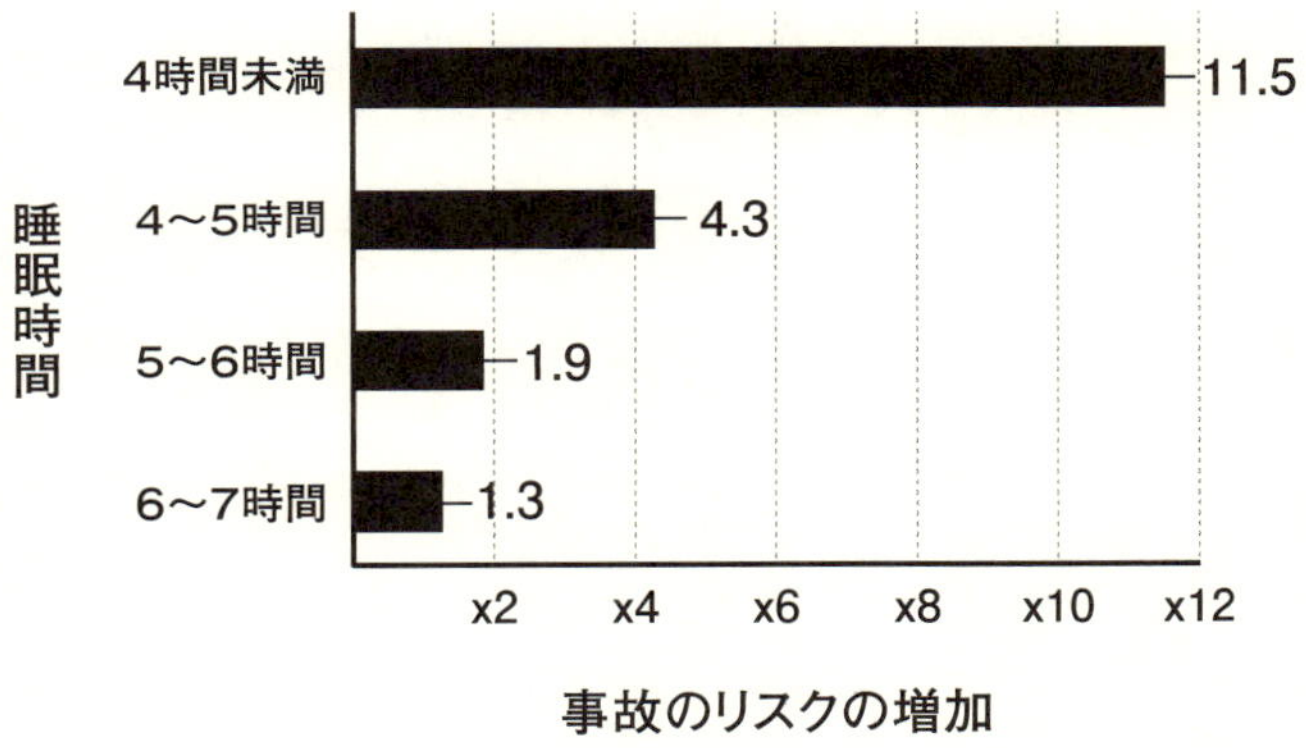

た。先ほどのシナリオを使うなら、夜の10時ということになる。

　世界の先進工業国では、自動車事故がつねに死因の上位を占めている。アメリカのワシントンＤ・Ｃを拠点とするＡＡＡ交通安全基金は、２年間にわたって７０００以上のドライバーを対象にした詳細な調査を行い、その結果を２０１６年に発表した。中でも重要な発見は、図12にもあるように、居眠り運転の恐ろしさだろう。

　睡眠が５時間未満になると、自動車事故を起こす危険は３倍にもなる。さらに睡眠が４時間以下になると、事故を起こす危険は11・５倍だ。睡眠時間の減少と、事故を起こす確率の上昇の関係は、ただの比例でないことに注意してもらいたい。睡眠が１時間失われるたびに、事故を起こす確率は飛躍的に増加している。

なぜ先進国では自動車事故が多発するのか

飲酒運転と居眠り運転は、それぞれ単体でも十分に危険だ。この2つが組み合わさったら、いったいどうなってしまうのだろうか。飲酒運転は昼間ではなく夜中に発生することが多いので、飲酒運転のドライバーは、たいてい睡眠を奪われている状態だと考えられる。だからこの問題を検証しておくのは、社会的に意味があるはずだ。

安全に実験を行うために、ここではドライビングシミュレーターを使用した。実験の開始にあたり、まず被験者を4つのグループに分ける。グループ1は8時間睡眠、グループ2は4時間睡眠、グループ3は8時間睡眠で、法定基準を超える血中アルコール濃度、そしてグループ4は4時間睡眠で、法定基準を超える血中アルコール濃度だ。

8時間睡眠でアルコールを摂取していないグループは、運転ミス（走行車線の外に出てしまう）がほとんどなかった。4時間睡眠でアルコールを摂取していないグループは、8時間睡眠で素面《しらふ》のドライバーに比べ、運転ミスが6倍に増えた。8時間睡眠でアルコールを摂取しているグループも同じような結果になった。**素面で睡眠不足のドライバーと、睡眠は足りているが酔っているドライバーは、同じくらい危険**だということだ。

それでは、グループ4の、睡眠不足で酔っているドライバーはどうなのか。寝不足だとミスが6倍になり、酔っていてもミスが6倍になるのだから、単純計算でミスは12倍になると思うかもしれない。しかし、結果は12倍どころではなかった。運転ミスで走行車線の外に出てしまう回数が、8時間睡眠で素面のドライバーに比べて、30倍にもなったのである。アルコールと睡眠不足の影響は、足し算ではなく、かけ算で増えていくということだ。

30年にわたる詳細な研究の結果、今では睡眠にまつわる疑問の多くで答えが出ている。たとえば、人間のリサイクル率はおよそ16時間だ。16時間起きていると、脳の機能が下がりはじめる。認知力を維持するには1日に7時間より長い睡眠が必要だ。7時間以下の睡眠が10日続くと、脳の働きは24時間起きていたときと同じレベルにまで低下する。

また、寝不足の状態が1週間続いた後で、回復のための長時間睡眠を3日続けても（つまり、週末の寝だめよりも長い）、脳の働きは通常のレベルまで回復しない。そして最後に、寝不足の状態にある人は、自分がどれほど寝不足かわかっていない。能力の低下を自覚できない。

これらの結果から生じるさまざまな問題については、後の章で詳しく見ていく。ここでは、現実世界における居眠り運転の恐ろしさに少しだけ触れておこう。今から1週間の間に、アメリカでは200万人以上のドライバーが居眠り運転をする。1日あたりでは25万人以上であり、週末よりも平日のほうが多い。理由はわかるだろう。1ヵ月に5600万人以上のドライバーが、運転中に眠気に襲われたと認めている。

その結果、アメリカでは、居眠り運転による自動車事故が、年間で120万件も発生している。表現を変えると、あなたがこの本を読んでいる間も、アメリカでは30秒に1件の頻度で、居眠り運転による自動車事故が発生しているということだ。この章を読み終わるころには、誰かが居眠り運転で命を落としている可能性は十分にある。

意外に思うかもしれないが、居眠りによる自動車事故は、飲酒とドラッグによる事故を合わせた件数よりも、さらに多く発生している。居眠り運転だけで、飲酒運転よりも多くの事故が起きているということだ。

誤解しないでもらいたいのだが、私は飲酒運転の害を軽く見ているのではない。飲酒運転はとても危険であり、飲酒がとっさの判断を遅らせることは紛れもない事実だ。酔っ払ったドライバーは、ブレーキを踏むのも、事故を避けるためのハンドル操作も遅くなる。

しかし、居眠り運転の問題は、反応が遅れるどころか、まったく反応しなくなることなのだ。運転中にマイクロスリープを経験したり、または完全に眠ってしまったりすると、そもそもブレーキを踏むことはない。それに事故を避けるハンドル操作もしない。

その結果、居眠り運転による事故は、飲酒運転による事故よりも、はるかに致命的な状況になる。過激なたとえで申し訳ないが、ハイウェイで居眠り運転をするのは、1トンのミサイルが時速100キロ以上で暴走しているのと同じようなものだ。

居眠り運転による悲しい事故

居眠り運転がもっとも大きな問題になっているのは、自家用車ではなくトラックの運転手だ。アメリカのトラック運転手のおよそ80%は体重過多で、50%は病的な肥満に分類される。太りすぎは、睡眠時無呼吸症候群のリスクが格段に高くなる。この病気は大きないびきをかくことが特徴で、患者は慢性的な睡眠不足を抱えている。

その結果、太りすぎのトラック運転手は、事故を起こす確率が200〜500%も上昇するのだ。そして、彼らが自分の居眠り運転による事故で死亡するとき、平均して4・5人を道連れにしている。

疲労や居眠りによる事故は、厳密に言えば「事故（アクシデント）」ではない。居眠り運転による死亡事故は偶然ではなく、原因もはっきりしている。完全に予測できることであり、原因が睡眠不足であることは明らかだ。つまり、起こる必要のない事故であり、完全に防ぐことができる。しかし残念ながら、先進国のほとんどの政府は、居眠り運転の危険を国民に教育する活動にほとんど予算を使っていない。飲酒運転防止の教育にかける予算の1%以下だ。

たとえ危険をしっかり伝えようとしても、数字ばかりでは深刻さは伝わらない。たいていの人は、遺族の体験を聞いたりして、初めてこの問題を身近に感じることができる。私はこのような悲劇の例を何千と知っている。読者が居眠り運転の悲劇に見舞われないことを願いながら、そのうちの1つの物語を紹介させてもらいたい。

2006年1月、フロリダ州ユニオン郡で、9人の児童を乗せたスクールバスが赤信号で止まった。その後ろでは、7人を乗せたポンティアック・ボンネビルも、同じように赤信号で止まった。そのとき、超大型トラックが2台の後ろから近づいてきた。

トラックは止まらなかった。まずポンティアックに追突し、その上に乗り上げ、さらにスクールバスに追突した。トラックはそれでも止まらず、ポンティアックを引きずり、スクールバスを押しながら進んだ。ポンティアックは爆発して炎に包まれた。スクールバスは反時計回りに回転して反対車線に押し出された。そのままバックするように100メートルほど進み、大きな木に激突してやっと停止した。

その衝撃で、バスに乗った9人の児童のうち、3人が窓から外に飛び出した。ポンティアックに乗っていた7人は全員が死亡した。バスの運転手も死亡した。トラックの運転手と9人の児童はみな重症を負った。

トラックを運転していたのは、きちんとした資格を持つドライバーだった。血中からアルコールもドラッグも検出されなかった。しかし、後から判明した事実によると、その運転手は事故の時点で、34時間連続で起きていた。事故の原因は居眠り運転だったのだ。

ポンティアックに乗っていて亡くなった7人は、全員が小さな子どもか10代の子どもだった。そのうちの5人は家族だった。運転していたのは、7人の中で最年長の10代の子どもで、免許はもっていた。いちばん若い犠牲者は、12ヵ月の赤ちゃんだった。

読者のみなさんに、この本から学んでほしいことはたくさんある。その中でもいちばん学んでほしいのは、**運転中に眠くなったら、絶対に車を止める**ということだ。これは命に関わることだ。他人の命を奪うことになったら、その十字架を一生背負っていくことになる。

運転中に眠くなったときの対策はいろいろ言われているが、そのどれも信じてはいけない。眠気は意志の力で抑えられると信じている人は多いが、残念ながらそれは間違いだ。この嘘を信じていると、自分の命だけでなく、同乗している家族や友人、近くの車に乗っている人の命まで危険にさらすことになる。人生でたった一度ハンドルを握りながらうとうとしただけで、命を落とす人もいるのだ。

運転中に眠くなってきたら、または実際に眠ってしまったら、その夜はもう運転しないこと。どうしても止まるわけにはいかず、命の危険があるという事実を考慮してもまだ運転するという判断をしたのなら、車を安全な場所に停めて、20分~30分の仮眠をとる。

そして目を覚ましても、すぐに運転をはじめないこと。まだ寝起きのだるさが身体に残っているからだ（この状態を「睡眠慣性」と呼ぶ）。起きたままでさらに20分~30分待ち、もしどうしてもというのならコーヒーの一杯でも飲む。運転するのはそこからだ。しかし、それで完全に眠気がなくなるわけではない。またすぐに同じような仮眠が必要になるだろう。そして回を重ねるごとに、仮眠の効果は薄らいでいく。結局のところ、疲れているときに命をかけてまで運転する価値はないということだ。

昼寝に効果はあるのか？

1980年代と90年代、前にも登場したデーヴィッド・ディンゲスは、米運輸省道路交通安全局の現局長であるマーク・ローズカインド博士と共同で、再び画期的な発見につながる研究を行った。今度のテーマは「昼寝の効用だ」だ。

2人はこの研究から**「パワーナップ」**という新語を生み出したが、私が思うに、おそらくこの表現は妥協の産物だったのだろう。この研究のほとんどは航空業界との協力で行われ、長時間飛行がパイロットに与える影響を主に検証している。

フライトでもっとも危険なのは着陸時だ。着陸はフライトの最後の段階であり、そのころには長時間起きていたことによる疲れがピークに達していることが多い。夜に出発し、朝に到着するフライトに乗ると想像してみよう。飛行中にずっと起きていたら、到着するころにはぐったりと疲れているはずだ。

そのような状態で、あなたは乗客467人を乗せたボーイング747を着陸させることができるだろうか? 機体損失事故（つまり機体が壊れるような大事故）の68%は、着陸に向かって降下を開始してから発生している。

2人の研究の目的は、米連邦航空局（FAA）の質問に答えることだった。パイロットが36時間の間に40分~120分の仮眠しかとれないとしたら、仮眠の効果を最大化して認知力の低下を最小限に抑えるためには、どの時点で仮眠をとればいいのか? 1日目の夜のはじめか、夜中か、それとも翌朝の遅い時間なのか?

ディンゲスとローズカインドは、生物学に基づいて仮説を立てた。長時間にわたって睡眠を奪われる時間が始まるときに仮眠をとると、仮眠がたとえ一時的にでも緩衝材の役割を果たし、致命的なレベルまで集中力が低下するのを防ぐことができるのではないか。彼らの仮説は正しかった。フライトのはじめで仮眠をとると、夜中、または翌朝（つまり、すでにかなり疲れがたまっているとき）に仮眠をとるよりも、着陸時のマイクロスリープは少なくなる。

これは病気で言えば、予防と治療の違いということになるのだろう。フライトのはじめに寝るのが予防で、疲れがたまったフライトの後半に寝るのが治療だ。予防の仮眠にはたしかに大きな効果があり、フライトでもっとも重要な最後の90分間で、パイロットが居眠りする回数を減らすことができる。パイロットの頭に電極をつないで観察したところ、睡眠の回数が減っていることが確認された。

ディンゲスとローズカインドは、この結果をFAAに報告し、合わせて「予防的仮眠」をとることを推奨した。長距離フライトのパイロットに対して、フライトのはじめで仮眠をとることを義務づけるのだ。その時点で、多くの国の運輸航空当局が、この方針を採用していた。

しかしFAAは、研究の結果は信じていたが、この命名には難色を示した。「予防」という言葉が、パイロットたちに受けないと考えたのだ。そこでディンゲスは、代わりに「計画的仮眠」という呼び方を提案したが、FAAはこれにも難色を示した。お役所的でおもしろみがないからだ。

すると、今度は逆にFAAのほうから、「パワーナップ」という名前を提案してきた。企業のCEOや軍の幹部といったリーダーにふさわしい響きがあるからだ。こうやって「パワーナップ」は誕生した。

6時間以下の睡眠で本来のパフォーマンスができる人はゼロに等しい

しかし、問題もあった。人々、とりわけリーダーの地位にある人々は、20分の「パワーナップ」だけで問題はすべて解決すると信じてしまったのだ。「パワーナップ」という言葉の流行で、20分の昼寝さえとっていれば、睡眠不足が続いても問題ないという誤解が広まった。加えてカフェインの助けも借りれば、睡眠不足でも最高のパフォーマンスを発揮できることになってしまったのだ。

テレビや雑誌で何を言っているにしても、睡眠の代わりになれるものは存在しない。それが科学的な事実だ。どんなドラッグや器具でも、または強固な意志の力でも、睡眠不足に勝つことはできない。

パワーナップをとれば、長時間にわたって睡眠を奪われた状態で、一時的になら集中力を回復することはできる。それにカフェインにもある程度までは同じ効果がある。しかし、ディンゲスや他の研究者（私も含む）がその後に行った研究の結果、昼寝もカフェインも、学習、記憶、情緒の安定、複雑な論理的思考、意思決定といった高度な脳の機能を回復することはできないことが判明している。

もしかしたら、将来的には画期的な方法が開発されるかもしれない。しかし現在のところは、一晩ぐっすり眠ったのと同じ効果がある薬は存在しない。世の中には「自分はショートスリーパーなので短い睡眠でも大丈夫だ」と豪語する人もいるが、ディンゲスは彼らに対しても、「ぜひ自分の研究室に来て10日間の実験を受けてもらいたい」と呼びかけている。彼らの普段の睡眠時間だけ寝てもらい、脳の認知機能をテストするという実験だ。これまでの志願者の中で、**短い睡眠時間で健全な認知機能を維持していた人は1人もいない。**

とはいえ、例外も存在する。6時間という短い睡眠時間でも、認知機能の低下がほとんど認められない人たちだ。彼らを研究室に招き、目覚ましをかけずに好きなだけ寝てもらうという実験を行っても、6時間で自然に目覚めて、それ以上は眠らない。

理由の一部は遺伝的な体質にあると思われる。具体的には、DEC2遺伝子の突然変異だ。科学界では、この遺伝子の役割を解明し、それが短い睡眠時間とどのように関係しているかを探る研究が進んでいる。

ここまで読んで、自分もその遺伝的なショートスリーパーの1人かもしれないと思った読者もいることだろう。しかし、その可能性はかなり低い。この遺伝子をもつ人は、全世界でもかなりの少数派だ。それを納得してもらうために、研究仲間で、デトロイトのヘンリー・フォード病院の医師であるトーマス・ロスの言葉を引用しよう。

「5時間以下の睡眠でも眠くならず、脳の機能もまったく低下しない人の数を全人口に対するパーセンテージで表すなら、四捨五入してゼロということになる」

慢性的な睡眠不足でも脳の機能がまったく低下しない人もいるにはいるが、その数はきわめて少ない。自分がその1人である確率は、雷に打たれる確率よりもはるかに低いだろう。

（ちなみに一生のうちに雷に打たれる確率は1万2000分の1だ）。

睡眠不足と感情のコントロール

「ついカッとなってしまって……」。これは、悲劇が起こってしまった後の言い訳でよく聞く言葉だ。兵士が挑発的な民衆に向かって発砲してしまう、親が聞き分けのない子どもに向かって手をあげてしまうという状況は、すべて睡眠不足で感情のコントロールができなくなっていることが原因かもしれない。

多くの人が、睡眠不足によるイライラを経験しているだろう。他人が同じ状態になっているのも、見ればわかる。ここで、また別のよくある場面を考えてみよう。小さな子どもが泣きわめき、盛大にかんしゃくを起こしている。その子の親があなたのほうを向き、あきらめたようにこう言うのだ。「この子はゆうべよく眠れなかったから」。寝不足の子どもは機嫌が悪くなることは、親であれば誰でも知っている。

睡眠不足でイライラするのはたしかによくある現象だが、最近まで科学的な根拠は発見されていなかった。睡眠不足になると、脳の感情を司る部位は、いったいどのような影響を受けるか。睡眠不足のイライラは、仕事でも、精神面でも、社会的にもマイナス要因だが、その原因はわからない。そこで今から数年前、私の研究チームは、MRIを使ってこの問題の解明に乗り出した。

私たちは被験者として健康な若い大人を集め、2つのグループに分けた。1つのグループは、研究室のコントロールされた環境の中で一晩中起きている。そしてもう1つのグループは普通に眠る。

翌日、MRIで脳をスキャンするときに、どちらのグループも100枚の写真を見せられる。感情的にニュートラルな写真（カゴ、流木など）から、ネガティブな感情を引き起こす写真（燃える家、こちらに襲いかかろうとしているヘビなど）だ。こうして、ネガティブな刺激に対するそれぞれの反応を記録する。

MRI画像を分析した結果、これまでの研究人生で最大の効果を観察することができた。扁桃体と呼ばれる部位が、右脳と左脳に1つずつある。これは怒りの感情を生む部位であり、「戦うか、それとも逃げるか」のストレス反応とも関係している。睡眠不足の被験者は、扁桃体の反応が60％も増幅されたのだ。一方で、一晩ぐっすり寝たグループは、まったく同じ写真を見せられても、扁桃体の反応は抑制されていた。

睡眠不足の脳は、あたかも原始的な感情がむき出しになってしまうかのようだ。状況を客観的に眺めることができず、ついカッとなって不適切な反応をしてしまう。

この発見から、さらに次の疑問が浮かんできた。脳の感情中枢は、睡眠不足の状態になると、なぜここまで過剰に反応するのだろうか？

私たちはMRIを使ってさらに詳細な分析を行い、根本の原因をつきとめることに成功した。一晩ぐっすり眠ると、前頭前皮質と扁桃体のつながりが強くなる。前頭前皮質は眼球のすぐ上あたりに位置し、合理性、論理性、意思決定を司る。霊長類の中でいちばん前頭前皮質が発達しているのが人類だ。

睡眠を十分にとった人は、この前頭前皮質が扁桃体と強く結びつき、感情をコントロールしているのである。感情のアクセル（扁桃体）とブレーキ（前頭前皮質）のバランスがとれている状態だ。

しかし睡眠不足の状態になると、前頭前皮質と扁桃体の強いつながりがなくなってしまう。原始の感情を抑制できない状態だ。感情のアクセル全開で、ブレーキはほとんど効いていない。**十分に眠ることで理性を確保しないと、感情が暴走してしまう**のだ。

最近、日本の研究チームによる実験でも、私たちの発見が再現された。ただし彼らの実験の被験者は、5時間睡眠で5日間すごした状態で検査を受けた。つまり、一晩中起きているタイプの睡眠不足でも、短い睡眠時間が何日か続くタイプの睡眠不足でも、脳の感情抑制機能は同じように影響を受けるということだ。

初めてこの実験を行ったときに印象深かったのは、被験者の感情や気分が振り子のように揺れ動くことだ。睡眠不足の被験者は、さっきまでイライラしていたかと思えば、一瞬後にはハイになって騒いでいたりする。ネガティブから中立、そしてポジティブへと、感情の揺れがとても大きい。一瞬のうちに気分がコロコロ変わる。

これは見逃せない現象であり、何か原因があるに違いない。そこで、私は補足の実験を行うことにした。睡眠不足の人を対象に、今度はネガティブな刺激ではなく、ポジティブな刺激への反応を調べたのだ。Xスポーツなど激しいスポーツの写真を見せたり、仕事を完成させれば高額の報酬を出すという期待を与えたりした。

そして私たちは、扁桃体とは違う感情中枢を発見した。それは線条体と呼ばれる部位で、扁桃体のすぐ上と後ろにある。衝動や報酬を司り、その場所にはドーパミンと呼ばれる化学物質が豊富にあった。睡眠不足の人が、報酬への期待や快楽を経験すると、その線条体が過活動の状態になったのだ。扁桃体のときと同じで、線条体の活動が活発になったのも、前頭前皮質とのつながりが失われたことが原因だった。

つまり、睡眠不足の脳は、ずっとネガティブな状態にあるわけではない。むしろ**ポジティブとネガティブの間を激しく行ったり来たり**しているのだ。

もしかしたらあなたは、ネガティブとポジティブがお互いに相殺され、結果としてニュートラルになると考えているかもしれない。しかし悲しいかな、感情はそのようには働かない。極端な感情は危険のサインだ。たとえば、抑うつなどの極端にネガティブな感情に振れると、どうしようもない無力感に襲われ、自分が無価値だと感じ、人生は無意味だと感じるようになる。

子どもの自殺、いじめ、ドラッグ依存と睡眠の関係

思春期の子どもを対象にした調査によって、睡眠不足と自殺の関係が明らかになった。睡

眠不足の子どもは、自殺願望をもち、自殺未遂を起こし、そして悲しいことに自殺を完遂してしまう危険が高い。

社会や親にとっては、子どもから睡眠を奪うのではなく、むしろ十分な睡眠を推奨しなければならない理由が、これでまた1つ増えただろう。先進国における若者の死因で、自殺が自動車事故に次いで2位につけていることを考えれば、なおさら睡眠の大切さが理解できるはずだ。

睡眠不足はまた、さまざまな年代の子どもで、**攻撃性、いじめ、問題行動とのつながりが指摘**されている。睡眠不足と暴力性の似たような関係は、大人の受刑者の間でも観察されている。刑務所は受刑者の睡眠に気を配っているとはとても言えず、受刑者の攻撃性や暴力、精神疾患、自殺の一因になっている。これは人道的に問題があるだけでなく、納税者の負担を増やすことにもつながっていると言えるだろう。

極端にポジティブな感情も同じくらい問題だ。快楽に対して敏感になりすぎると、スリルを求めてリスクの高い行動をとったり、何らかの依存症になったりする危険がある。**睡眠不足と、ドラッグやアルコール依存の間に大きな関係がある**ことは、今では広く認められている。

睡眠不足はまた、各種の依存症治療で失敗の原因にもなる。アルコールやドラッグを求める気持ちを抑えられず、理性を司る前頭前皮質のコントロールが効かないからだ。また、依存症の予防という観点から見ても、幼少期に睡眠不足だった子どもは、思春期の後半ですでにアルコールやドラッグなどに手を出すリスクが高くなる。不安、注意欠陥、親のドラッグ使用といった高リスクの要因を考慮しても、結果は同じだった。

このように、睡眠不足によって感情が極端から極端に振れる状態になると、さまざまな問題を引き起こす。決して効果が相殺されることはないのである。

健康な人の脳をスキャンする実験を行った結果、睡眠と精神病の関係で興味深い発見があった。普通に睡眠をとっている人は、決して大きな精神病を発症しないのである。この発見は、うつ病、不安、ＰＴＳＤ、統合失調症、双極性障害のすべてであてはまる。

精神医学の世界では、かなり以前から睡眠不足と精神疾患の関係が指摘されていた。しかし、精神疾患が原因で睡眠不足になるのであり、その逆ではないと考えられていたのだ。

現在は私たちの実験により、健康な人でも睡眠不足の状態になると、精神病患者と同じような脳の活動を見せることが証明されている。現に精神疾患の影響を受ける脳の部位の多くは、睡眠を統制する部位や、睡眠不足の影響を受ける部位でもある。それに加えて、精神病患者に多い遺伝子の異常は、睡眠や概日リズムをコントロールするのと同じ遺伝子で起きている。

睡眠不足でひどくなるうつ、睡眠不足で軽くなるうつ

私はここで、睡眠不足がすべての精神疾患の原因だと主張しているのではない。しかし、

精神疾患の治療で、睡眠不足という要素があまりにも軽視されていることは指摘しておきたい。睡眠をうまく活用すれば、新しい診断や治療の道が開ける可能性もある。

私のこの考えを裏づける証拠は、すでに出始めている。まだ出てきたばかりだが、説得力のある証拠だ。その一例が双極性障害だ。多くの人は、躁うつ病という昔の呼び方のほうがなじみがあるかもしれない。

双極性障害と大うつ病は、きちんと区別しなければならない。大うつ病は、感情がネガティブなほうだけに大きく傾く病気であり、ポジティブに向かうことはない。双極性障害の場合は、極端にネガティブから極端にポジティブへと、感情が大きく揺れる。躁状態になると過度に快楽や刺激を求め、うつ状態になると大きく気分が落ち込む。この2つの状態の間に、精神が安定して落ち着いた時期が挟まれることも多い。

イタリアの研究チームが、この安定期にある双極性障害患者を対象に調査を行った。患者の状態を注意深く見守りながら、一晩寝ないですごしてもらう。すると、安定期にあった患者のほとんどが、寝不足の直後に躁かうつのどちらかの状態になったのだ。倫理的な観点からこの実験を容認することは難しいが、睡眠不足が双極性障害の症状が出るきっかけになることを証明したことは明らかだろう。

ありがたいことに、睡眠不足が症状悪化の原因になるということは、逆に考えれば、十分な睡眠をとれば症状の改善につながるということでもある。後の章でも詳しく見ていくが、認知行動療法と呼ばれる手法を使うことで患者の睡眠を向上させると、症状の軽減や寛解《かんかい》につながる。カリフォルニア大学バークレー校の同僚であるアリソン・ハーヴィー博士が、この分野のパイオニアだ。

ハーヴィーの研究チームは、睡眠の量、質、それに規則正しさを向上させると、さまざまな精神疾患で症状が改善することを多数の例で証明してきた。睡眠は、うつ病、双極性障害、不安、自殺願望など、多岐にわたる疾患や症状で大きな効果を発揮している。規則正しく、質が高く、十分な長さの睡眠を治療に用いることで、ハーヴィーは多くの患者を救ってきた。これこそがまさに、人道への偉大な貢献というものだろう。

前にも見たように、たとえ健康な人でも、睡眠が不足すると感情が不安定になり、極端にネガティブになったり、極端にポジティブになったりする。その発見が、もしかしたら精神医学界を何十年も悩ませてきた問題の解決につながるかもしれない。

大うつ病の患者は、極端にネガティブな状態に陥り、それが長期にわたって続くのだが、一晩徹夜することでなぜか症状が改善することがあるのだ。大うつ病患者のおよそ30～40％が、睡眠不足で症状が改善するという。彼らの場合は、どうやら睡眠不足が抗うつ剤になっているようだ。

しかし、眠らないという治療法が採用されることはない。その理由は2つある。1つは、患者が眠ると抗うつ剤としての効果が消えてしまうこと。そしてもう1つは、睡眠不足が抗うつ剤にならない60～70％の患者は、むしろ寝ないと症状が悪化するからだ。

以上を考慮すると、眠らせないという治療法は現実的ではなく、包括的でもない。とはいえ、興味深い現象であることに変わりはない。なぜ睡眠不足で改善する患者と、悪化する患者がいるのだろうか？

私が思うに、その答えは、私たちの実験で明らかになった「両極端の変化」にある。うつ病はネガティブな感情が極端に強く出る病気だと思っているかもしれないが、じつはそうではない。うつ病とは同時に、ポジティブな感情が存在しないということでもある。ポジティブな感情の不在はアンヘドニア（無快楽症）とも呼ばれていて、食事、友達と会う、セックスといった、普通なら楽しいはずの活動で、まったく楽しさを感じなくなる状態だ。

つまり、うつ病患者のうちの睡眠不足で症状が改善するのは、すでに見たような脳の報酬回路が敏感すぎる人たちで、睡眠不足でこのポジティブな回路に過剰に反応し、アンヘドニアの症状が軽減して、楽しい体験を普通に楽しめるようになったのかもしれない。

反対に、睡眠不足でうつの症状が悪化した人たちは、ネガティブな回路のほうが過剰に反応するタイプなのだろう。その結果、うつが悪化する。両者を見分けるカギがわかれば、うつ病の治療で睡眠を利用するときに、より個々の患者に合った治療法を開発することができるだろう。

睡眠不足が情緒の安定に与える影響については、後の章でも詳しく見ていこう。いずれにせよ、私たちの発見は、次のような疑問に対する答えを与えてくれた。

睡眠不足の医師は、果たして正しい治療判断ができるのか？　睡眠不足の軍人に銃を持たせるのは危険ではないのか？　働きすぎの銀行家や株の仲買人は、ムダなリスクをとるような投資判断を避けることができるのか？　一般の市民が汗水たらして働いて貯めた年金基金を、正しい投資に回すことができるのか？　朝早くから始まる学校のスケジュールは、10代の子どもの脳にとって害になるのではないか？　発達期にある脳から睡眠を奪うと、さまざまな精神疾患の種をまくことになるのではないだろうか？

とりあえずここでは、アメリカ人起業家のE・ジョセフ・コスマンの言葉を紹介しておこう。

「絶望と希望を結ぶもっとも確実な橋は、一晩ぐっすり眠ることだ」

徹夜は成績を下げる

あなたこれまでに、徹夜をしたことがあるだろうか？

私は現在、カリフォルニア大学バークレー校で教えている。大勢の学部生たちを前に睡眠について講義するのは、目下のところ私の最大の楽しみの1つだ。

私は講義の初回で、学生を対象に睡眠に関するアンケートを採ることにしている。たとえば、平日の寝る時間と起きる時間、週末や休日の寝る時間と起きる時間、睡眠時間はどれくらいか、自分の睡眠と学業成績の間に関係があると思うか、といった項目だ。

アンケートは教室ではなくオンラインで行い、無記名なので、学生たちは本当のことを答えていると考えられる。そして私は、答えを読むたびに悲しい気持ちになってしまう。

85％以上の学生が徹夜を経験している。とくに気がかりなのは、徹夜をすると答えた学生のほぼ3分の1が、毎月、毎週、さらには週に何度も徹夜をしていることだ。

学生が徹夜するもっとも一般的な理由は、試験前の一夜漬けだ。２００６年、一夜漬けの効果をＭＲＩを使って検証したことがある。徹夜の詰め込み勉強は、本当に効果があるのだろうか？

多くの学生を被験者として集め、眠るグループと、眠らないグループに分けた。どちらのグループも、実験の初日の昼は普通に起きている。その日の夜、睡眠グループは普通に眠り、徹夜グループは、研究室のコントロールされた環境で専門家の監視を受けながら徹夜をする。翌日の午前中は、どちらのグループもずっと起きている。

そして正午ごろ、参加者の脳の働きをＭＲＩで観察しながら、新しい情報を一度に1つずつ覚えてもらう。その後でテストを実施し、どれくらい覚えているかを判定する。ただし、覚えた直後ではなく、２日間たっぷり睡眠をとった後でテストを実施する。

どちらのグループも同じリフレッシュした状態で試験を受けられるように、２日間の回復睡眠を挟むことにした。こうすれば、睡眠不足が学習時に与える影響だけを測定することができる。

テストの結果を比較したところ、違いは明らかだった。**徹夜グループは、睡眠をとったグループに比べ、成績が40％悪かった**のだ。これを現実の試験で考えると、トップの成績と落第ぐらいの差があるだろう！

それでは、惨めな結果になった徹夜組の脳内では、いったいどんなことが起こっているのだろうか？ 私たちは、学習するときの脳の活動を記録し、とくに第6章で登場した海馬の活動を中心に分析した。すでに見たように、海馬の役割は新しい情報を一時的に保管することだ。

前の晩に十分な睡眠をとったグループは、海馬が活発に学習している様子が観察された。しかし徹夜組の海馬では、学習する活動がほとんど見られなかったのだ。まるで短期記憶の保管庫が、扉を閉じているようだった。そのため、どんな新しい情報がやってきても、すべてはね返されてしまう。徹夜までしなくても、寝ている間に音を出して睡眠を妨げるだけで、同じような結果になった。**深いノンレム睡眠を奪われて浅い眠りになると、たとえ睡眠はとっても海馬の学習能力は低下する**のだ。

クリストファー・ノーラン監督の、アカデミー脚本賞にノミネートされた『メメント』という映画を観たことがあるだろうか。主人公は脳に障害を負い、その後遺症で新しい情報を覚えることができなくなった。神経科学の世界では、彼の症状を「前向性健忘」と呼んでいる。原因は海馬の損傷だ。睡眠不足も海馬に同じような影響を与え、新しい情報をまったく覚えられなくなってしまう。

教室でこの話をすると、これまで数え切れないほどの学生が講義の後で私のところにやってきて、自分の体験を話してくれた。

「すごく身に覚えがあります。徹夜で勉強していると、教科書を読んでも何も頭に入ってこないんです。翌日のテストまでなら覚えていることもあるかもしれませんが、1ヵ月後に同じテストを受けたら、きっと1つも答えられないと思います」

この言葉には、科学的な裏づけもある。睡眠が足りない状態で覚えたことは、あっという間に忘れてしまう。ラットを使った研究によると、睡眠不足の脳は、新しい記憶を司るニューロンのつながりを形成することができなくなる。つまり、新しい記憶を脳にしっかり刻みつけることが、ほぼ不可能になるのだ。

24時間ずっと起きていたラットも、ほんの2時間か3時間の睡眠を奪っただけのラットも、結果は同じだった。シナプスの中で記憶の土台になるプロテインを形成するのは、学習プロセスの中でもっとも基本的な作業だが、睡眠不足の脳はそれさえもできなくなってしまう。

この分野の最新の研究によると、**睡眠不足はDNAにも影響を与える**という。具体的には、海馬の脳細胞の中にある、学習に関連した遺伝子だ。つまり睡眠不足は、脳内にある記憶をつくる装置に、そこまで深いダメージを与えるということだ。この状態で何かを記憶するのは、波打ち際に砂のお城をつくることに似ている。結果は言わなくてもわかるだろう。

ハーバード大学で教えていたころ、学生新聞の『クリムゾン』に初めて記事の執筆を依頼された。睡眠不足と学習、記憶の関係についての記事だ。執筆の依頼は、あれが最初で最後だった。

私は記事の中で先ほどの研究を紹介し、学生の間に蔓延している睡眠不足の害をくり返し訴えた。しかし私が攻撃したのは、睡眠に無頓着な学生たちではなく、むしろ教職員のほうだった。教職員の中には、もちろん私自身も含まれる。

もしわれわれ教職員が、生徒たちに最高の学習効果を望むのであれば、試験を学期の最後に詰め込むべきではない。試験前の学生は、勉強のために睡眠時間を削り、ときには徹夜までしている。これは、若者の知性を育てるというわれわれの目的に、真っ向から反しているではないか。以上は科学的な根拠のある事実であり、われわれはこの事実を尊重し、これまでの教育慣習を改めるべきときに来ている。

教職員からの反応は、控えめに言ってもごく冷ややかだった。「すべて学生の自己判断だ」と切り捨てるメールをたくさん受けとった。「試験前に徹夜をしなければならないのは、普段から無計画でだらしないからだ」という反応もたくさん頂戴した。

実際のところ、私自身も、たった1本の記事で、教育や試験のあり方を180度転換できるとは思っていなかった。大学のような厳格な組織では、物事が変わるのに膨大な時間がかかる。しかし、どこかの時点で議論を起こし、戦いを始めなければならないだろう。

あなたはおそらく、私自身はどうなのかと思っているだろう。私は試験を学期末に集中させるのをやめて、新しい評価方法を採用したのだろうか？

その答えは「イエス」だ。私のクラスでは、年度末の試験は存在しない。代わりに講義を3つの学期にわけている。それに試験の範囲を細かく定めているので、学生はたくさんの知識を頭に詰め込む必要がない。このほうが学習効果が高いことは、心理学の研究で何度も証明されている。高級レストランのコース料理と同じで、勉強もおいしい食事を一皿ずつ食べるほうが、より楽しめるのだ。

学習したその日に寝ないと記憶は脳に定着しない

第6章でも見たように、睡眠は新しい記憶を脳に定着させるうえで、とても大きな役割を果たしている。友人で、長年の研究仲間でもあるハーバード大学メディカルスクールのロバート・スティックゴール博士が、あるおもしろい研究を行った。

133人の学部生を対象に、くり返し同じ画像を見せて記憶してもらう。それから学生は研究室に戻り、画像の内容をどれくらい覚えているかテストを受ける。その日の夜に十分に睡眠をとり、翌日にまたテストを受けるグループと、2日間十分に睡眠をとり、2日後にテストを受けるグループと、3日間十分に睡眠をとり、3日後にテストを受けるグループに分けた。

これまで何度も見てきたように、睡眠には新しい記憶を定着させる効果がある。この実験でも、結果は同じだった。それに加えて、学習とテストの間にある睡眠の回数が増えるほど、記憶の定着も強化されたのである。

しかし、例外のグループもあった。先ほどあげた3つのグループの他に、博士はもう1つのグループを用意していた。学習してから3日後にテストを受けるという点はグループ3と同じだが、この例外グループは、学習した夜は眠らず、翌日にテストも受けなかった。その後2日間は十分に眠り、そして3日後にテストを受ける。

その結果、睡眠による記憶の強化はまったく認められなかった。つまり、**何かを新しく学習したその日の夜に眠らないと、記憶を刻みつけるチャンスを失ってしまう**ということだ。その後でどんなにたくさん寝ても、最初の睡眠をとり戻すことはできない。

記憶に関して言えば、睡眠は銀行とは違う。一度借金をすると、後で返済することはできない。睡眠で記憶を刻みつけるチャンスは1回しかない。そのチャンスを逃すと、もう二度ととり戻すことはできないのだ。忙しい現代人の生活を考えると、また懸念材料になる事実が発見されたと言わざるをえない。これはもう一度記事を書くべきなのか……。

睡眠不足の人は、アルツハイマー病になりやすいか

アルツハイマー病が世界で初めて認識されたのは、1901年のことだ。ドイツ人医師のアロイス・アルツハイマーが発見したことでこの名前がつけられた。そして21世紀になり、アルツハイマー病は公衆衛生の面でも、経済の面でも、大きな脅威になっている。

現在、患者の数は4000万人以上と考えられている。人類の寿命が延びるにつれて患者数も飛躍的に増加したのだが、要因はそれだけではない。睡眠時間が短くなっていることも、同じくらい大きな影響を与えている。65歳以上の高齢者で見ると、10人に1人がアルツ

ハイマー病にかかっている。診断、予防、治療の面で大きな進歩がなければ、患者の増加は止まらないだろう。

そして、診断、予防、治療のすべての面で、新しく注目を集めているのが睡眠だ。その理由を説明する前に、睡眠不足とアルツハイマー病の関係について触れておこう。

第5章でも見たように、睡眠の質（とくに深いノンレム睡眠の質）は加齢とともに低下する。この睡眠の質の低下は、記憶力の低下と関連がある。そして、アルツハイマー病の患者を観察してみると、深い睡眠が普通よりもさらに阻害されていることがわかる。

おそらくここで重要なのは、**アルツハイマー病を発症する数年前に、睡眠の質の低下が始まっている**ということだろう。つまり睡眠の質を調べれば、病気の危険を発症前に察知できるということだ。それにもしかしたら、睡眠の質の低下が、アルツハイマー病の一因になっているのかもしれない。

そして発症してからは、病状の進行と睡眠の質の低下は並行して進んでいく。この点からも、両者の間につながりがあることがうかがえる。さらに深刻な問題は、**アルツハイマー病患者の60%は、最低でも1つの睡眠障害を患っている**ということだ。もっともよく見られるのは不眠症であり、これは患者の介護をしている人なら身にしみて知っているだろう。

しかし、わりと最近まで、睡眠障害とアルツハイマー病の間に因果関係がありそうだとは考えられていなかった。まだ解明されていないこともたくさんあるが、少なくとも今の時点で、この2つがお互いに悪い影響を与え合っていることはわかっている。一方がもう一方の引き金になり、互いに症状を悪化させているのだ。

アルツハイマー病の原因の1つは、アミロイドβと呼ばれる毒性のタンパク質が脳内に蓄積することだ。アミロイドβが集まり、脳内にネバネバしたかたまりをつくる。このアミロイドのかたまりには毒性があり、周囲の脳細胞を殺してしまう。しかし、ここで奇妙なのは、アミロイドのかたまりに影響を受ける脳の部位が限定されているということだ。その理由は、まだわかっていない。

私がこの現象でとくに興味をもったのは、アミロイドβのかたまりが形成される場所だ。病気の初期と末期で、とくにたくさんのアミロイドが集まる場所がある。それは、前頭葉の真ん中だ。そして前にも見たように、ここは本来なら深いノンレム睡眠が発生する場所でもある。

当時はまだ、アルツハイマー病と睡眠障害の詳しい関係についてはわかっておらず、ただ2つは同時に起こるということだけが観察されていた。そこで私は考えた。アルツハイマー病患者の深いノンレム睡眠がここまで阻害されるのは、病気によってその眠りを生み出す脳の部位が破壊されるのも、一因になっているのではないだろうか?

そこで私は、アルツハイマー病の権威であるウィリアム・ジャガスト博士の研究チームに加わるために、カリフォルニア大学バークレー校に移籍した。私たちの研究の目的は、ノンレム睡眠とアルツハイマー病の関係についての仮説を検証することだ。多くの高齢者を対象に特別に開発したPET検査を行い、脳内のアミロイドβの蓄積量を調べ、その蓄積量に応じて睡眠に関するさまざまな調査を行った。

そして数年後、私たちは答えを発見した。前頭葉の中央にアミロイドβが蓄積するほど、深い睡眠の質は損なわれる。高齢になると誰でも眠りが浅くなるが、これはまた別の問題だ。アミロイドβに奪われる睡眠は、ゆっくりとした力強い脳波が特徴の、もっとも深いノンレム睡眠だったのだ。

加齢が原因の浅い眠りと、アミロイドβの蓄積による浅い眠りを区別することはとても重要だ。後者の眠りは、「年のせいだから」で片づけることはできない、特殊な眠りだ。

現在私たちは、この深いノンレム睡眠の減少が、アルツハイマー病の早期発見につながるかという検証を行っている。睡眠の検査はMRIやPET検査と違ってお金がかからず、検査を受ける人の身体の負担も少ない。睡眠による早期診断が可能になれば、早期の医療介入も可能になるだろう。

以上のような発見をもとに、私たちはアルツハイマー病というジグソーパズルを組み立ててきた。そしてつい最近も、カギとなるピースを発見したばかりだ。アミロイドβの蓄積が、もしかしたら加齢による記憶力の低下に関係しているかもしれない。

これはアルツハイマー病の研究で、今までずっと見過ごされてきた点だ。前にも触れたように、アミロイドβの蓄積は脳内のすべての場所で起こるわけではない。たまりやすい場所と、そうでない場所がある。アルツハイマー病の大きな特徴は物忘れだが、新規記憶の保管庫である海馬は、どういうわけかアミロイドβが蓄積しない。

科学者たちは、以前からこの現象に頭を抱えてきた。脳の記憶を司る部位はアミロイドβの影響を受けていないのに、アルツハイマー病で記憶力が低下するのはアミロイドβが原因だと言えるのだろうか？

もちろんこの病気の他の側面も関係しているだろうが、私が思うに、脳内にはまだ発見されていないつながりがあるのだろう。アミロイドβのかたまりから生まれた毒が、何らかの仲介者を通して、記憶を司る部位に影響を与えている。そして、ここで欠けているパズルのピースは、睡眠障害なのだろうか？

この仮説を検証するために、脳内のアミロイドβの蓄積量が異なる高齢者を集めて実験を行った。まず、夜に新しい情報をいくつか覚えてもらい、その日の夜は研究室で寝てもらう。寝ている間、脳波を記録する。そして翌日、覚えた新情報をどれだけ覚えているかテストする。

その結果、ある種の連鎖反応が観察された。前頭葉のアミロイドβ蓄積量がもっとも多かった人は、深い睡眠がもっとも少なく、その当然の結果としてテストの成績がいちばん悪かった。このことからわかるのは、深いノンレム睡眠の不在が、アミロイドβと記憶力の低下をつなぐ、なぞの仲介者だということだ。

とはいえ、これらの発見も物事の半分しか説明していない。むしろもう半分の説明のほうが重要だといえるだろう。今のところわかっているのは、アルツハイマー病におけるアミロイドβの蓄積は、深い睡眠の喪失と関係があるかもしれないということだ。

しかし、これは双方向に影響を与えているのだろうか？　そもそも脳内にアミロイドβが蓄積されたのは、睡眠が失われたことが原因なのではないだろうか？　そしてもしそうなら、若いころから慢性的に睡眠不足の人は、アルツハイマー病にかかるリスクが劇的に高くなるのでは？

睡眠が脳を掃除する

私たちの研究と時を同じくして、ロチェスター大学のマイケン・ネデルガード博士の研究チームが、睡眠研究において近年で最大級の発見をした。マウスを使った実験で、**脳内に汚物を排出する下水システムのようなものがある**ことが判明したのだ。

ネデルガードのチームは、これを「グリンパティック系」と名づけた。体内で同じように下水の働きをする「リンパ」と、このシステムを構成している「グリア細胞」を合わせた名前だ。

グリア細胞は脳内のすべてに存在し、電気信号を出すニューロンの隣に並んでいる。リンパ系が体内の老廃物を排出するように、グリンパティック系も、ニューロンの活動から生まれた脳内の老廃物を排出している。エリート・アスリートのために働くサポートチームに似ているかもしれない。

グリンパティック系（サポートチーム）は昼間もそれなりに働いているが、活動の本番は睡眠中だ。深いノンレム睡眠のリズムが始まると、このサポートチームはにわかに活発になり、昼間の10~20倍の老廃物を排出する。グリンパティック系は、脳の体液である脳脊髄液の流れで、脳内の掃除を行っているのだ。

ネデルガールドは、さらに驚くべき発見をした。今度の発見は、脳脊髄液が脳の掃除を行うメカニズムを教えてくれている。脳内のグリア細胞は、ノンレム睡眠の間に大きさが60%まで縮むのだ。その結果、ニューロンの間の隙間が広くなり、脳内の掃除をする脳脊髄液が流れやすくなる。

これを大都市にたとえると、夜の間にビルや建物が小さくなり、広くなった道路にジェット水流を当ててきれいに掃除するようなものだ。朝起きたときに頭がすっきりしているのは、この夜間清掃活動のおかげなのである。

それでは、この脳の掃除とアルツハイマー病は、いったいどんな関係があるのだろうか？グリンパティック系によって排出される老廃物の中には、アルツハイマー病の原因とされるアミロイドβも含まれる。他にも、アルツハイマー病と関係があるとされる有毒な老廃物も、グリンパティック系によって排出される。たとえば、タウ蛋白や、ニューロンが日中の活動で生み出したストレス分子などだ。

実験でマウスからノンレム睡眠を奪い、ずっと寝かせずにいると、脳内ではまたたく間にアミロイドβや、他のアルツハイマー病に関係ある毒素が蓄積する。簡単に言うと、**寝ないことは軽度の脳損傷で、睡眠は脳の掃除**だということだ。

ネデルガールドの発見によって、私たちの疑問も解消した。睡眠不足とアルツハイマー病は、お互いを強化する悪循環の関係にある。睡眠が足りないと、脳内にアミロイドβが蓄積する。とくに深い睡眠を生む場所にたまりやすく、その場所を激しく攻撃する。この攻撃によって深いノンレム睡眠が失われ、脳内の夜間清掃が行われず、さらにアミロイドβが蓄積する。アミロイドβが増え、深い睡眠が減り、そしてさらにアミロイドβが増える。そのくり返しだ。

この悪循環を見れば、容易に想像できることがある。それは、**若いころから慢性的に睡眠不足の人は、アルツハイマー病のリスクが飛躍的に高くなる**ということだ。その証拠に、不眠症や睡眠時無呼吸症候群などを扱った数多くの疫学研究で、睡眠不足とアルツハイマー病との関連が指摘されている。

余談ではあるが、さらには科学的根拠があるわけでもないが、私は以前から興味をもっていたことがある。マーガレット・サッチャーとロナルド・レーガンという2人の元国家元首は、いつも4時間から5時間しか寝ていないことを、自慢ではないにしても、声高に宣言していた。そして2人とも、晩年はアルツハイマー病を発症している。そして現アメリカ大統領のドナルド・トランプも、睡眠は2~3時間で十分だと豪語している。おそらく彼も、2人の先輩の例を心にとどめておいたほうがいいだろう。

この発見には、大きな希望の光もある。逆に睡眠を改善すれば、アルツハイマー病の予防につながるのではないか？　または少なくとも、発症を遅らせることならできるはずだ。いくつかの医学研究で、それを裏づけるような結果が上がってきている。たとえば、睡眠障害を訴える中高年の睡眠が改善したところ、認知力の低下速度が格段に遅くなり、さらにアルツハイマー病の発症が5年から10年遅くなったという。

私の研究チームも、人工的に睡眠の質を上げる方法の開発を目指している。深いノンレム睡眠を確実に増やすことができれば、高齢で脳内にアミロイドβが蓄積し、すでに記憶力が低下している人でも、新しい記憶を定着させる機能をとり戻せるはずだ。低コストで、一度に大勢の人が何度も受けられるような方法が開発されれば、アルツハイマー病を予防することができるだろう。中年期から深いノンレム睡眠を人工的に増やす対策をしていれば、アルツハイマー病を発症する心配がなくなるかもしれない。

たしかにこれは、壮大な野望だ。不可能だと言う人もいるだろう。しかし、現に心血管病の分野では、リスクの高い40代から50代の人を対象に、予防的な措置としてスタチンという薬品を処方している。アルツハイマー病でも同じことができるのではないだろうか。

不十分な睡眠は、数あるアルツハイマー病を引き起こす要因の1つにすぎない。睡眠さえ改善すれば、アルツハイマー病が根絶できるわけではない。それでもなお、あらゆる年代で睡眠を改善することが、アルツハイマー病のリスクを引き下げる大きな要因であることは間違いないと言えるだろう。

第8章 睡眠不足が寿命を縮める
――ガン、心臓発作、そして早すぎる死

昔の私は、よくこんなことを言っていた。「睡眠は健康の3本柱の1本だ。あとの2本は食事と運動だ」。しかし最近は考えを変えた。睡眠はただの柱ではない。むしろすべての基盤であり、その基盤の上に食事と運動という2本の柱が立っているのだ。

睡眠を根こそぎ奪うと、またはそこまでしなくてもやや睡眠不足になるだけで、どんなに食事に気をつかい、定期的に運動しても、それほど効果がなくなってしまう。

睡眠不足の害は、密かに身体の奥深くにまで侵入していく。睡眠が足りなくなると、体中の組織や臓器が影響を受ける。少しでも睡眠不足のきざしがあれば、無傷で逃れられる身体の部位は存在しない。蛇口が壊れて家中に水があふれ出すように、睡眠不足の害も身体のすみずみまで浸透し、さらには基本構造であるDNAにまで影響を与える。

広く医学界全体に目を向けると、20以上の大規模な疫学研究で、合わせて数百万人を数十年にわたって追跡した膨大なデータが存在する。その結果を分析したところ、すべての研究に共通する発見が浮かび上がってきた。**睡眠時間が少ないほど、寿命も短くなる**のだ。先進国で死因の上位を占めるのは、心臓病、肥満、認知症、糖尿病、ガンといった病気だ。そのすべてで、睡眠不足との関係が指摘されている。

この章では、睡眠不足があなたの肉体に与える影響を詳しく見ていこう。具体的には、心血管、代謝、免疫、生殖機能に与える影響だ。

睡眠不足と心血管疾患

不健康な睡眠には、不健康な心臓が宿る。単純だが、真実だ。

２０１１年、50万人以上の男女を対象に追跡調査が行われた。対象者は８ヵ国から選ばれ、年齢、人種、民族もさまざまだ。その結果、睡眠時間が短くなるほど、調査開始後７年から25年の間に、冠状動脈性心疾患を発症する、またはこれが原因で死亡するリスクが45％上昇するということがわかった。

４０００人の男性労働者を対象にした日本の調査でも、同じような結果になった。14年の間に、睡眠時間が６時間以下だった人は、６時間より多く寝ている人に比べ、１回以上の心停止を経験するリスクが４００〜５００％上昇するという。

特筆すべきは、これらの調査の多くで、喫煙、運動不足、肥満といった心疾患の他のリスク要因を考慮して調整を加えても、睡眠不足と心疾患の間に明確な関係が認められたということだ。

中年期にさしかかり、身体の衰えを自覚するようになると、睡眠不足が心血管系に与えるダメージも大きくなる。45歳以上で、睡眠時間が6時間未満の人は、7時間から8時間寝ている人に比べ、生涯で心臓発作か脳卒中を起こすリスクが２００％上昇する。

この結果を見れば、中年以降の睡眠がいかに大切かがわかるだろう。しかし現実には、中年期は仕事や家庭の責任が重くなり、睡眠時間がいちばん犠牲になる時期でもある。

睡眠不足が心臓をここまで痛めつけるのは、血圧と関係がある。ここで、自分の右腕の内側にある静脈を見つけてみよう。止血帯を巻くように肘のすぐ下あたりを左手で握ると、すぐに静脈が浮き出てくるはずだ。

これを見て、少し怖くなっただろうか？　じつは**睡眠不足には、右腕どころか、全身の静脈をふくらませるという恐ろしい力がある**のだ。高血圧はすっかり現代病になり、多くの人がその深刻さを忘れてしまっている。今年だけでも、高血圧が原因の心不全、虚血性心疾患、腎不全で、７００万人以上もの人が命を落としている。睡眠不足が、全世界のお父さんやお母さん、お祖父ちゃんやお祖母ちゃん、そして大切な友人たちの命を奪ったのだ。

これまで見てきた実験や研究からもわかるように、睡眠時間がほんの少し短くなるだけで、心血管はダメージを受ける。一晩だけ、いつもより1時間か2時間少なく寝るだけで、心臓の収縮率が時間を追うごとに大きくなり、最高血圧（心臓の収縮期の血圧）が大幅に上昇する。

しかもこれらの結果が出た実験は、若くて健康な人を対象に行われているのだ。睡眠不足の状態になるまでは、彼らは心臓も血管もきわめて健康な状態だった。どんなに健康な人でも、睡眠不足には勝てないということだ。

睡眠不足によって血圧が上がると、血管そのものもダメージを受ける。とくに大きく損傷するのが、心臓に血液を送り込む冠状動脈だ。これは命を維持するうえできわめて重要な役割を担っている血管であり、つねに最高の状態を保っているのが理想だ。血管が細くなったり、詰まったりしたら、心臓に十分な血液が送られなくなる。その結果、酸素不足になった心臓は、致命的な発作を起こしかねない。

冠状動脈が詰まる原因の1つは、アテローム性動脈硬化だ。動脈の内側にアテローム性（糊状）のプラークが付着し、血液が流れにくくなる。

シカゴ大学の研究チームが、およそ500人の健康な中年を対象にある調査を行った。被験者はみな、過去に心臓病にかかったことがなく、アテローム性動脈硬化も起こっていない。研究チームは、被験者の冠状動脈の健康状態を何年にもわたって追跡調査しながら、同時に睡眠の記録もとっていた。

その結果わかったのは、睡眠時間が6時間以下の人は、5年の間に冠状動脈の硬化が始まる確率が、7時間から8時間寝ている人に比べ、200〜300%上昇するということだ。

睡眠不足によって冠状動脈が詰まると、心臓に十分な血液が行きわたらなくなり、冠状動脈性心臓発作のリスクが飛躍的に高くなる。

睡眠不足が心血管系にダメージを与えるメカニズムはさまざまだが、どうやら1人の黒幕がいるようだ。その**黒幕は、「交感神経系」**と呼ばれている。その役割は、身体を活性化し、興奮させることだ。身に危険が迫ったりしたら、本能に組み込まれた「戦うか、それとも逃げるか」のストレス反応を引き起こす。そして、大部隊を率いる将軍のように、交感神経系も全身の機能を統率している。呼吸、免疫機能、ストレスホルモンの分泌、血圧、それに心拍数まで、すべて交感神経系の支配下にある。

交感神経系が起こす急性のストレス反応は、たいてい長くは続かない。数分から数時間で消える。もし本当に身の危険が迫っているのであれば、この反応は役に立つ。いちばん大切なのは生き残ることであり、ストレス反応のおかげでとっさに身を守る行動をとることができる。しかし、いつまでもこの「オン」の状態でいると、命に関わる危険がある。

ここ半世紀の間で、睡眠不足が人体に与える影響を調べた研究は、少数の例外を除いてすべて同じ現象を観察している。それは交感神経系の過活動だ。睡眠不足の状態が続くかぎり、そして睡眠不足が解消されてからもしばらくの間は、身体はずっと「戦うか、それとも逃げるか」モードに入っている。

睡眠障害、過重労働による睡眠不足、または単なる睡眠不足などの状態が何年も続けば、交感神経系の過活動もその間ずっと続く。これは車のエンジンの回転数を極限まで上げ、その状態をずっと続けているようなものだ。車体はいずれ負荷に耐えきれなくなるだろう。人間の身体もそれと同じだ。

睡眠不足による交感神経系の過活動が引き金となり、まるでドミノ倒しのように全身の健康がむしばまれていく。最初に倒れるドミノは、心拍数の加速を抑える機能だ。このブレーキが効かなくなると、つねに心臓がドキドキしている状態になる。

睡眠不足で心拍数が増えると、血管に送り出される血液の量も増える。そしてその結果、血圧も上昇する。それと同時に起こっているのが、**コルチゾールと呼ばれるストレスホルモンの増加**だ。交感神経系の過活動が引き金となり、慢性的にコルチゾールが多い状態になる。そしてコルチゾールの増加がもたらすありがたくない現象の1つは、血管が収縮することだ。その結果、さらに血圧が上昇する。

さらに追い打ちをかけるように、睡眠不足によって、全身の不調を癒やしてくれる成長ホルモンの分泌が減ってしまう。成長ホルモンは睡眠中に分泌するからだ。成長ホルモンが傷ついた血管の内壁を補修してくれないので、内壁がだんだんと剥がれてきてしまう。そうやって血管そのものが弱くなったところに、睡眠不足による高血圧が血管を攻撃する。

こうなると、もう修復は効かない状態だ。その結果、アテローム性動脈硬化のリスクがますます高まる。血管はいずれ破裂するだろう。破裂に続くもっとも一般的な症状は、心臓発作と脳卒中だ。

それでは、つねに十分な睡眠をとっていたらどうなるのだろうか。深いノンレム睡眠の間、脳は交感神経系に「落ち着きなさい」というメッセージを送る。その効果は一晩中続き、身体の緊張、血圧の上昇、血管の損傷、そして心臓発作に脳卒中という悪循環は起こらない。ノンレム睡眠のおかげで、血圧が健全な状態に保たれ、高血圧による健康被害を防ぐことができる。

一般の聴衆に向けて科学の話をするときは、いつも心配なことがある。病気のリスクや死亡率という気の滅入る数字ばかりを並べていると、聞いている人は生きる意欲を失ってしまわないだろうか。しかし、睡眠不足の害についてはこれだけ証拠が出そろっているので、やはり伝えないわけにはいかない。

とはいえ、ときにはたった1つの驚くべき結果を伝えるだけで、事の重大さを理解してもらえることもある。心血管の健康に関しては、15億人を対象にした「地球規模の実験」がその役割を果たしてくれるだろう。この15億人は、1年間に一度、1時間かそれ以下の睡眠時間を奪われる。もしかしたらあなたも、この実験の対象者になっているかもしれない。実験は別名、「夏時間」と呼ばれている。

北半球では、3月の夏時間に切り替わる日がやって来ると、ほとんどの人が1時間の睡眠を失うことになる。病院の日誌を大量に集めて表にまとめれば（研究者は実際にそれを行った）、**夏時間に切り替わった日に心臓発作が激増している**ことに気づくだろう。そして夏時間が終わるときは、逆の現象が起こる。時計を1時間遅らせ、睡眠時間が1時間増えると、その日の心臓発作は目に見えて少なくなっている。

心臓発作だけでなく、交通事故でも同じような件数の変化が見られる。睡眠不足による集中力の低下や、マイクロスリープが原因だ。これらの数字からわかるのは、ほんのわずかな睡眠が奪われただけで、心臓も脳も大きな影響を受けるということだ。たいていの人は、一晩だけ睡眠時間が1時間少なくなるぐらいなら、何の影響もないと思っている。しかし実際は、影響は大ありだ。

睡眠不足が食欲を増し、代謝を低下させる

睡眠時間が少ないほど、食欲は増す。それに加えて、睡眠不足の身体は、食べすぎで摂取した余分なカロリーを効率よく管理することができない。そのため、血液中の糖分が増えることになる。7時間から8時間の十分な睡眠をとらずにいると、食欲増加と代謝の低下というダブルパンチで、あなたの体重はどんどん増えていく。そしていずれは、肥満やⅡ型糖尿病に発展するだろう。

糖尿病のコストは全世界で年に3750億ドルだ。そして肥満のコストは2兆ドル以上にもなる。しかしこんな数字よりも、実際に睡眠不足になっている人にとっては、健康と生活の質の低下、そして早すぎる死のほうが身近な問題だろう。睡眠不足が肥満や糖尿病につながるしくみはすでに解明されていて、議論の余地はない。

睡眠不足と糖尿病

砂糖は危険な物質だ。ダイエットの敵であることは言うまでもないが、今この瞬間に血液の中に存在する糖分もかなり手強い。血液中の糖分（グルコース）が増えすぎると、数週間から数年の間に体内の組織や臓器が深く傷つき、健康が損なわれ、そして最終的に死に至る。失明や、四肢の切断、さらには透析や移植が必要なほどの腎不全にもつながる。これらはすべて、Ⅱ型糖尿病によく見られる症状だ。

健康な人であれば、血中のグルコースが増えすぎると（たとえば食後など）、インスリンと呼ばれるホルモンが余分なグルコースを吸収して正常値に戻してくれる。インスリンが分泌されると、体内の細胞が自分の表面に排水溝のようなものを開き、動脈から排出された大量のグルコースをどんどん流していく。

しかし、細胞がインスリンに反応するのをやめてしまうと、血中のグルコースを吸収することができない。道路の排水溝が詰まってしまうのと同じような状況だ。血中のグルコースは危険レベルまで増え、安全レベルに戻すことができない。この時点で、身体は高血糖の状態になっている。この状態が続き、細胞がグルコースを吸収しないままでいると、糖尿病予備群となり、やがて本格的なⅡ型糖尿病になる。

世界各国で行われた一連の大規模な疫学研究によって、睡眠不足と血糖値の異常との関連が指摘されるようになった。それぞれの研究は独立して行われていたのだが、どの研究でも、**慢性的に睡眠時間が6時間以下の人は、Ⅱ型糖尿病を発症する率がはるかに高かったの**だ。体重、アルコール、喫煙、年齢、性別、人種、カフェイン摂取といった、糖尿病と関わりの深い要因を考慮して調整しても、結果は変わらなかった。

調査の結果は明白だったが、くわしい因果関係まではわからない。糖尿病の症状によって睡眠が阻害されるのか、それとも睡眠不足が原因で血糖値を調整する機能が下がり、それが糖尿病につながっているのだろうか？

この疑問に答えるには、糖尿病のきざしがまったくなく、血糖値も正常な健康な大人を対象に、条件を慎重にコントロールした実験を行う必要がある。ある初期の研究の1つで、参加者は4時間睡眠を6日間だけ続けた。するとその週の終わりには、完全に健康体だった参加者たちも、通常量のグルコースを吸収する能力が、きちんと睡眠をとっていたときに比べ、40％低下していたのだ。

この数字はいったい何を意味するのだろうか。この参加者の血糖値を、実験のことは知らない医師に見せたら、即座に糖尿病予備群と診断するだろう。そしてⅡ型糖尿病の発症を防ぐために、予防的な治療をさっそく始めることになるはずだ。その後の世界各国の研究室で何度も同様の実験が行われたが、結果はいつも同じだった。睡眠を減らす時間をこれより少なくしても、睡眠不足の悪影響は明白だったのだ。

それでは、なぜ**睡眠不足になると、血糖値のコントロールができなくなってしまう**のだろうか。インスリンの分泌がブロックされ、細胞にグルコースを吸収しろという命令が出なくなるからなのか。それとも、インスリンの命令は出ているが、細胞のほうが反応しなくなっているのだろうか？

すでに見たように、そのどちらも正しい。とはいえ、後者のほうがより大きな要因になっているようだ。実験終了時に、参加者の身体の組織を採取して検査を行い（この種の検査をバイオプシーという）、細胞の活動を調べた。

1週間にわたって睡眠時間を4時間から5時間に制限された人から採取した細胞は、インスリンに反応しなくなっていた。睡眠不足の状態になると、細胞はインスリンの呼びかけをかたくなに拒否し、グルコースを流す排水溝をつくろうとしない。血糖値が危険なほど高くなっていても、細胞はグルコースを吸収しようとせず、むしろ避けていたのだ。排水溝は詰まっていて、グルコースの水位は上がる一方だ。その結果が高血糖症となる。

糖尿病が深刻な病気だということを知っている人は多いだろうが、どこまで深刻なのかわかっている人はめったにいない。そこで、具体的な数字をいくつか紹介しよう。まず治療費は、年間1人につき平均して8万5000ドルだ。そして寿命が10年短くなる。現在、世界の先進国では、慢性的な睡眠不足がⅡ型糖尿病の主な原因の1つであると広く認められている。そしてこの原因なら、簡単に予防できるだろう。

睡眠不足と肥満

睡眠時間が短くなると、体重が増える。さまざまな犯人が共謀して、あなたのお腹を大きくする。最初の犯人は、食欲をコントロールする2つのホルモン、レプチンとグレリンだ。レプチンは「満腹だ」という信号を出す。血中のレプチンが増えると、満腹を感じて何も食べたくなくなる。対してグレリンは、強い空腹感の引き金になる。血中のグレリンが増えると、食欲も増加する。グレリンが増えすぎるか、またはレプチンが減りすぎると、食べる量が増えて体重も増える。

シカゴ大学のイヴ・ヴァン・コーター博士は、30年かけて睡眠と食欲の関係を熱心に研究してきた。彼女の実験は、より実生活に近い条件で行われている。先進国に暮らす人の3分の1以上は、睡眠時間が5〜6時間しかない。その事実を踏まえて、被験者に徹夜をさせるという極端な条件ではなく、この5〜6時間の睡眠を1週間続けた場合の影響を調べることにした。最初に被験者になったのは、健康で適正体重の若い人だ。

ヴァン・コーターの実験に参加したことのある人なら、あれは実験というよりも、1週間ホテルに滞在しているようだったと言うだろう。自分の部屋とベッドが与えられ、シーツは毎日替えてもらえる。部屋にはテレビもインターネットもある。ただし、無料のお茶とコーヒーはついていない。カフェインを摂取してはいけないからだ。

実験は2つのパートで行われる。最初のパートでは、毎晩たっぷり8時間半眠り、それを5日間続ける。睡眠中、頭には電極がつながれ、脳波を記録される。そして次のパートでは、5日間にわたり、一晩につき4～5時間の睡眠しか許されない。こちらも睡眠中の脳波を記録する。

どちらのパートも、食事は量もメニューもまったく同じだ。それに活動量も一定になるようにコントロールされる。実験の間は毎日、空腹感と実際に食べたもの、そして血中のレプチンとグレリンの量が記録される。

実験の結果、**4～5時間睡眠になると、食欲が大幅に増す**ことが明らかになった。食事の内容も、活動量もまったく同じだ。ただ睡眠時間を少なくしただけで、同じ人の食欲が大きく増加したのだ。しかも、実験開始からわずか2日後には、すでに食欲の大幅な増加が見られた。

ここでの犯人は、レプチンとグレリンだ。睡眠が足りないと、満腹感を知らせるホルモンであるレプチンの分泌が減り、食欲を刺激するグレリンの分泌が増える。これはまさに、ダブルパンチの精神攻撃だ。睡眠不足という1人の敵が、「満腹感をなくす」というパンチと、「空腹感を増やす」というパンチを同時に放ってくる。その結果、睡眠不足の人は、どんなに食べても満足できなくなってしまうのだ。

代謝の観点で説明すれば、睡眠不足の人は、空腹感がコントロールできないということだ。ヴァン・コーターの実験によって、睡眠時間を5時間に制限すると、ホルモンと食欲のバランスが完全に崩れてしまうことが証明された。そしてこの5時間という長さは、現代社会では「十分」だと考えられている。

「食べるのをやめろ」と伝えるレプチンを黙らせるだけでなく、「もっと食べろ」と伝えるグレリンのボリュームも上げることで、睡眠不足の脳はもうどんなに食べても満足できなくなる。ヴァン・コーターも言っていたように、「睡眠が足りない人は、飽食の中で飢餓に苦しんでいる」ということだ。

とはいえ、「食べたい」と思うのと、実際に食べるのは別だ。人は睡眠不足のとき、実際に食べる量も増えるのだろうか？　食欲が増えると、結果的に体重も増えることになるのだろうか？

ヴァン・コーターは再び画期的な実験を行い、睡眠不足が実際に肥満につながることを証明した。この実験でも、参加者は2つの条件を与えられる。まずは8時間半睡眠を4日間続け、次に4時間半睡眠を4日間続ける。実験中は活動量も厳格に管理される。食事については、好きなだけ食べてかまわない。食事の内容は記録され、カロリーが計算される。

睡眠時間が短くなると、8時間半眠った期間に比べ、同じ人の食事が300キロカロリー増加した。**5日間の合計では1000キロカロリー以上の増加**になる。5時間から6時間睡眠を10日間続けた場合も、同じような結果になる。

現代人の多くは、仕事がある日はだいたいこれぐらいの睡眠時間だろう。1年のうち週末や休暇をのぞき、仕事がある日だけを合計しても、単純計算で7万キロカロリー多く食べることになる。摂取カロリーがそれだけ増えると、だいたい4・5～6・8キロの増量になる。この生活を続けているかぎり、1年にそれぐらいのペースで体重が増えていくということだ（心当たりのある人はたくさんいるだろう）。

しかし、いちばん驚くのはヴァン・コーターの次の実験だ。スリムで健康な人だけを集めて、先ほどと同じ条件で生活してもらった。8時間半睡眠を4日間と、4時間半睡眠を4日間だ。しかしこの実験には、前の実験とは違うところが1つある。実験の間、食事はビュッフェ形式で好きなものを好きなだけ食べられるのだが、それぞれの条件の最後の日だけ、食事の時間を4時間に延ばしたのだ。

ビュッフェのメニューは、肉、野菜、パン、ポテト、サラダ、果物、アイスクリームと選びほうだいだ。それ以外にも、クッキー、チョコレート、ポテトチップス、プレッツェルなどのおやつコーナーもある。参加者は、時間が来るまで好きなものを好きなだけ食べることができる。半分の2時間がたったら、ビュッフェの補充まである。そしてここで重要なのは、参加者は1人で食事をするということだ。これで人目を気にせずに食べることができる。

4時間の食べ放題タイムが終わると、摂取カロリーを計算する。食事だけでほぼ2000キロカロリーを食べていたが、睡眠不足の参加者は、そこからさらにおやつにも手を出した。そして8時間半眠っていたときよりも、**330キロカロリー「多く」おやつを食べたの**だ。

最近、この実験とも関係する新しい発見があった。睡眠が不足すると、エンドカナビノイドと呼ばれる物質が体内で増えるという。名前からだいたい想像できるだろうが、カナビス（大麻）とよく似た成分の物質だ。しかし大麻とは違い、体内で自然に生成される。大麻を吸引したときと同じように、エンドカナビノイドが体内で増えると、食欲が増して間食したくなる。

つまり睡眠が不足すると、レプチンが減って満腹を感じなくなり、グレリンとエンドカナビノイドが増えて食欲が増すということだ。こうなってしまうと、食べすぎないようにがまんするのは至難の業だろう。

睡眠不足で食欲が増すのは、起きていることでいつもよりカロリーを消費したからだという説もある。しかし残念ながら、この説は正しくない。ヴァン・コーターの実験によると、**睡眠不足でも睡眠が足りていても、消費カロリー量に違いはなかった**からだ。

24時間ずっと起きているというような極端なケースでも、8時間睡眠をとった場合に比べ、増える消費量は147キロカロリーだけだ。どうやら寝ている間も、人間の脳と肉体はかなりカロリーを消費しているようだ。そのため、眠ることでエネルギーを節約するという考え方は、完全に間違っているということになる。節約できる量はたかが知れているのだから、目の前に危険が迫っているときにわざわざ眠ることはない。

しかし、ここで重要なのは、睡眠不足によって摂取する余分なカロリーは、起きていることで消費する余分なカロリーよりも、はるかに多いということだ。さらに悪いことに、眠る時間が少なくなるほど、身体に活力がなくなり、身体を動かさなくなる。食欲増加と運動不足を促進する睡眠不足は、完璧な肥満の処方箋だということだ。

睡眠が不足するとジャンクなものが食べたくなる

睡眠不足で体重が増える理由は、食べる量が増えることだけではない。食べる内容も睡眠不足の影響を受ける。ヴァン・コーターはさまざまな研究を分析し、睡眠不足のときは、甘いもの（クッキー、チョコレート、アイスクリームなど）、炭水化物（パン、パスタなど）、しょっぱいスナック菓子（ポテトチップス、プレッツェルなど）の消費が増えることに気がついた。一晩に数時間だけ睡眠が少なくなると、それらの消費が30～40％増加する。タンパク質（肉や魚）、乳製品（ヨーグルトやチーズ）、脂肪などはそこまで影響を受けず、10～15％の増加だった。

睡眠不足になると、甘いものや炭水化物が欲しくなるのはなぜなのか。私の研究チームは、その謎を解明しようと調査に乗り出した。食べ物を見て選んでいるときの脳の活動を記録し、どんなものをどれだけ欲しがったかを測定する。

実験前に、私たちは仮説を立てた。睡眠不足のときに不健康な食事を選んでしまう理由は、脳の活動の変化を見れば解明できるはずだと考えたのだ。暴食を抑える働きをする脳の部位が、睡眠不足によって機能しなくなっているのか？　そのせいで、全粒粉やサラダではなく、ドーナツやピザに手が伸びてしまうのか？

健康で、平均体重の人たちを集め、二度に分けて実験を行った。一度目は一晩ぐっすり眠ってから行い、二度目は徹夜してから行う。どちらの条件でも、参加者は80種類の似たような食べ物の写真を見る。イチゴ、リンゴ、ニンジンなどの果物や野菜から、アイスクリーム、パスタ、ドーナツなどの高カロリーな食べ物までさまざまだ。

参加者が本当に食べたいものではなく、健康のために食べるべきものを選ばないように、実験に1つ工夫を加えた。テストが終わってMRIから出てきたときに、食べたいと答えたものを実際に食べてもらうことにしたのだ。

同じ被験者で、たっぷり眠ったときと、寝ていないときの脳内の活動を比較すると、前頭前皮質の正しい判断や衝動のコントロールを司る部位に変化が見られた。睡眠不足になると、この部位の活動が鈍るのだ。対照的に、衝動を司る原始的な脳の部位は、食べ物の写真を見ると一気に活発になった。

つまり睡眠不足によって脳の活動がより原始的になり、それが参加者の食べ物の選択に影響を与えているということだ。睡眠不足の原始的な脳は、高カロリーの食事を好む傾向がある。睡眠不足の人が欲しいと答えた食べ物のカロリーを合計すると、たっぷり寝たときの選択より600キロカロリー多かった。

睡眠はダイエットの強い味方

ここでのいいニュースは、睡眠を十分にとれば体重もコントロールできるということだ。私たちの研究により、一晩ぐっすり眠るだけで、衝動を司る原始の脳と、理性を司る新しい脳の間のコミュニケーションが回復し、食欲が正常になることがわかっている。十分な睡眠は脳内の衝動コントロールを回復させ、異常な食欲にブレーキをかけることができるのだ。

それだけでなく、十分な睡眠には腸を健康にする力もあることがわかった。睡眠には神経を休める効果があり、とくに「戦うか、逃げるか」のストレス反応が静まることで、腸内細菌が元気になるのだ（ちなみに腸は「腸管神経系」とも呼ばれている）。

前にも見たように、睡眠不足で交感神経系が興奮し、「戦うか、逃げるか」のストレス反応が過敏になっていると、ストレスホルモンのコルチゾールが分泌される。このコルチゾールには、腸内の悪玉菌を増やすという働きもある。その結果、睡眠不足によって腸の機能が落ち、さまざまな問題につながることになる。

もちろん、世界に蔓延する肥満問題の原因は睡眠不足だけではない。加工食品の消費が増えていること、食べる量が増えていること、運動不足なども主な原因になっている。とはいえ、これらの変化だけでは、肥満の急激な増加を説明することはできない。何か他の要因もあるはずだ。

図13▶**睡眠時間と肥満**

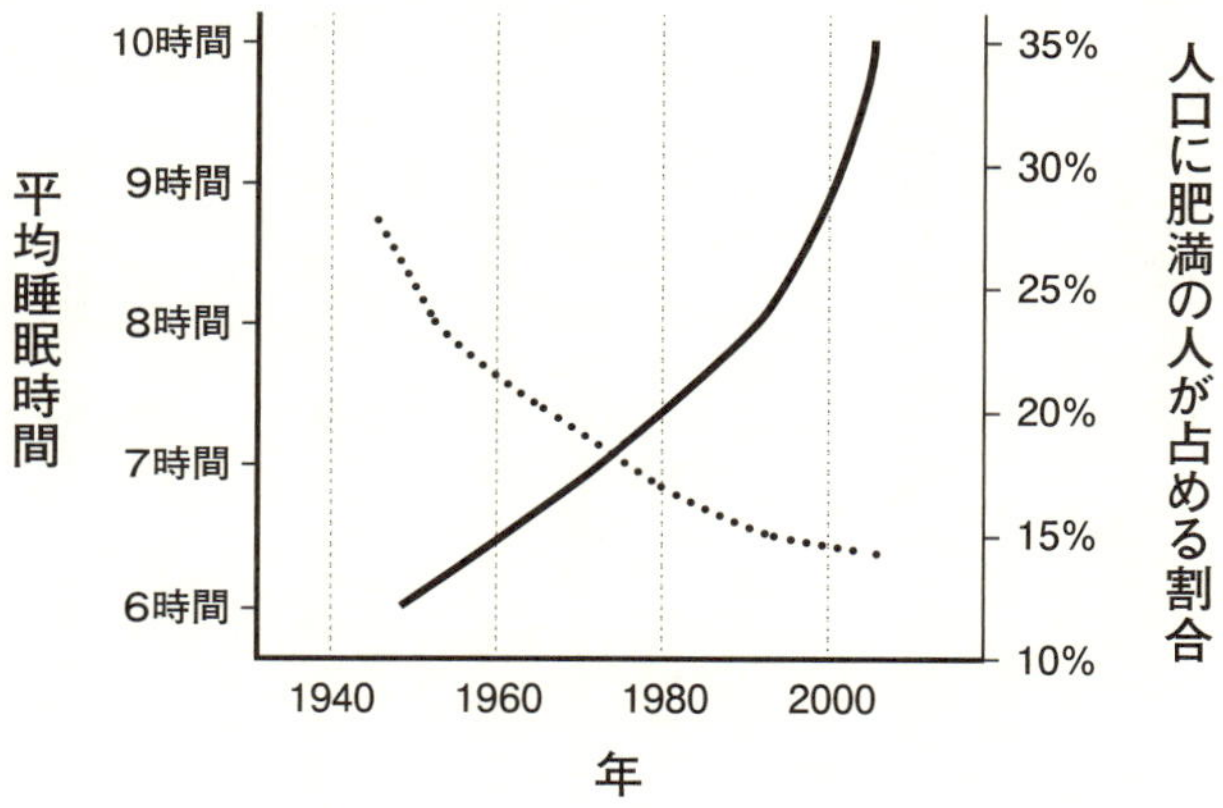

過去30年で行われたさまざまな研究の結果を総合すると、慢性的な睡眠不足の蔓延が、肥満の蔓延に大きく貢献していると考えて、まず間違いないだろう。疫学の世界では、睡眠が足りない人は過体重か肥満になりやすいということがすでに認められている。図13を見ればわかるように、過去50年をふり返ると、睡眠時間が短くなるほど肥満の人が増えている。

最近では、幼い子どもにもこの傾向が認められる。1日の睡眠時間が10時間半以下の3歳児は、12時間寝ている3歳児に比べ、7歳までに肥満になるリスクが45%高くなる。こんなに小さいうちから将来の不健康が約束されてしまうなんて、悲劇以外の何ものでもない。

ダイエットについて、最後にもう1つコメントしておきたい。全身の余分な肉を落としてすっきりするために、２週間だけ厳格なカロリー制限をするダイエットに挑戦するとしよう。これは肥満の男女を対象に、実際に行われた実験だ。参加者は病院に２週間にわたって入院し、厳格な食事制限のもとで生活をする。ただし、参加者の半分は１日に５時間半しか眠らず、残りの半分は８時間半睡眠だ。

どちらのグループもたしかに体重は減った。しかし体重の減り方はまったく違った。**５時間半睡眠のグループは、落ちた体重の70％が筋肉**だった。つまり脂肪ではなく、主に筋肉が減ってしまったということだ。

一方で**８時間半睡眠のグループは、落ちた体重の50％以上が脂肪**だった。脂肪を落として筋肉を残すという、理想的な減量に近づくことができた。睡眠不足の状態になると、身体は脂肪を手放さなくなる。そのため筋肉から減っていき、脂肪が残る。睡眠不足のときは、いくらダイエットに励んでも、残念ながらスリムで引き締まった身体は手に入らないのだ。

つまり、まとめるとこういうことだ。睡眠不足は、食欲の増加につながり、脳の衝動を抑える機能が低下し、食べる量（とくに高カロリーの食べ物）が増え、食べてもなかなか満腹感を覚えず、ダイエットをしても脂肪が減らない。

睡眠不足と生殖機能

子孫を残すことに成功したいのなら、毎晩ぐっすり眠ることをおすすめする。チャールズ・ダーウィンも、私がこれから提示する証拠の数々を読めば、きっと同意してくれるだろう。

20代半ばのスリムで健康な男性を集め、5時間睡眠を1週間続けてもらう。これは、シカゴ大学の研究チームが実際に行った実験だ。そして1週間後、睡眠不足を続けた彼らの血液を採取し、血中のホルモンを分析する。すると、十分に寝ていたときに比べ、テストステロンが大幅に減少していたのだ。

若い男性で、テストステロンがここまで減少する影響はとても大きい。生殖能力に関しては、実際に10歳から15歳、年をとったのと同じ影響がある。この実験によって、睡眠障害（とくに睡眠時無呼吸症候群）を抱える男性は、同年代で同じような条件だが睡眠障害のない男性に比べ、テストステロンの量が極端に低いことが判明した。

一般向けの講演でこの話をすると、「自分は寝なくても平気だ」と豪語するマッチョタイプの男性も、どうやら震え上がるようだ。そこで私は、まったく悪気なくさらに恐ろしいデータを並べていく。睡眠時間が少なすぎる（または、睡眠の質が悪すぎる）男性は、十分な睡眠をとっている男性に比べ、精子の量が29％少ない。それに精子自体の質も悪くなっている。そしてとどめの一撃だ。**寝不足の男性は、十分に寝ている男性に比べ、睾丸のサイズが大幅に小さい**のだ。

現に医学界では、テストステロンの減少は命に関わる問題だという認識が広まっている。テストステロンの少ない男性は、1日を通して倦怠感が抜けない。テストステロンと脳の集中力の間には大きな関係があるので、仕事中も目の前の作業に集中することができない。

そしてもちろん、彼らは性欲が少なく、健全で充実したセックスライフを送っていない。実際に先ほど紹介した実験でも、睡眠不足の期間が長くなるほど、被験者の男性は気分や活力が下がると自己申告している。さらにテストステロンには、骨密度を保ち、筋肉の量を増やすという働きもある。以上を考えれば、すべての年代の男性にとって、睡眠がいかに大切かがよくわかるだろう。

睡眠不足で生殖機能が脅かされるのは男性だけではない。女性の場合も、**日常的に睡眠時間が6時間以下の人は、卵胞刺激ホルモンの量が20％減少**する。これは排卵には欠かせないホルモンであり、受精にも影響を与える。

過去40年にわたる働く女性を対象にした調査の結果を総合し、分析した研究がある。対象になった女性は10万人以上だ。その調査によると、夜勤のある看護師など、時間が不規則で、夜遅くまで働くことが多い女性は、睡眠の質が下がり、昼間の決まった時間に働いている女性に比べ、生理不順の確率が33％高くなる。

それに加えて、働く時間が不規則な女性は、妊娠で苦労する確率が80％高くなる。それにたとえ妊娠しても、睡眠時間が慢性的に8時間未満の女性は、日常的に8時間以上寝ている女性に比べ、妊娠3ヵ月以内に流産する確率がかなり高い。

睡眠不足が生殖機能に与える影響と、現代社会は夫婦そろって睡眠不足になることが多いという事実を組み合わせれば、不妊が大きな問題になっている理由が理解できるだろう。人類の種の保存という観点で考えれば、ダーウィンは間違いなく私の主張に賛成してくれるはずだ。

私の友人で、同僚でもあるストックホルム大学のティナ・スンデリンが、偶然にも睡眠と外見的魅力の関係という研究を行っている。外見的魅力は、異性を獲得して子孫を残すうえで大切な要素だ。

スンデリンはまず、18歳から31歳の健康な男女を集めた。彼らは全員、2回にわたって写真を撮られる。場所は室内で、照明などの条件は2回ともまったく同じだ。撮影する時間も、2回とも午後2時半だ。女性の場合は髪を下ろし、化粧はしない。男性はひげをきれいに剃る。

しかし、違う条件が1つだけある。それは、写真を撮る前の睡眠時間だ。1回は5時間睡眠の後で撮影し、もう1回は8時間睡眠の後で撮影する。どちらの条件で先に撮影するかは決まっていない。人によってバラバラだ。

スンデリンは次に、別のグループを研究室に呼び、これらの写真を見せる。同じ人で、5時間睡眠の後で撮影した写真と、8時間睡眠の後で撮影した写真を見比べてもらう。彼らは研究内容について何も知らされていないので、睡眠時間の違いがあることも当然知らない。彼らが判定するのは、健康状態、疲労度、そして外見的魅力だ。

判定の結果はあまりにも明らかだった。睡眠不足で撮った写真は、8時間たっぷり寝た後で撮った写真に比べ、疲れている、健康状態が悪い、魅力がないと判定されたのだ。スンデリンの研究によって、**「美容睡眠」**という概念の正しさが、ついに証明されたのだ。

この分野の研究はまだ始まったばかりだが、1つ確実に言えることがある。それは、**睡眠は男女の生殖機能にとって欠かせない**ということだ。生殖に必要なホルモン、生殖に必要な臓器、それに外見的な魅力までも、睡眠に大きな影響を受ける。ギリシャ神話に登場する美少年のナルキッソスも、おそらく8時間から9時間睡眠であの美を保っていたのだろう。それにあの泉のほとりで、昼寝もたっぷり楽しんでいたに違いない。

睡眠不足とインフルエンザ

インフルエンザにかかったことがある人は、そのときのことを思い出してみよう。鼻水が出て、身体の節々が痛み、のどが痛くなり、咳が出て、全身に力が入らない。何もする気が起こらず、ただベッドの中で丸くなって眠りたいだけだ。もちろん、それがインフルエンザにかかったときの正解だ。あなたの身体も、眠ることで自分を治そうとしている。睡眠と免疫システムは、お互いに影響を与え合っているのだ。

身体に病原菌が入ってきたり、何かの病気になったりすると、睡眠はありとあらゆる武器を免疫システムに送り込む。そして免疫システムのほうは、病気の身体に「寝なさい」という命令を出し、身体が寝ている間に病気と戦う。たった一晩でも睡眠が足りない状態になると、免疫システムという身体を守る鎧を脱ぐことになってしまうのだ。

私のよき同僚で、カリフォルニア大学サンフランシスコ校のアリク・プラザー博士は、睡眠と免疫システムの関係を調べるために、なかなか勇気ある実験を行った。まず150人以上の健康な男女を集め、腕時計のような器具をはめて寝てもらい、睡眠を測定する。次に全員を隔離し、鼻の穴に大量のライノウイルス（鼻風邪の原因になるウイルス）を注入する。もちろん参加者全員に、実験の内容は伝えてある。驚いたことに、全員の合意をとりつけることができた。

ウイルスを注入された参加者は、それから1週間を研究所ですごし、つねに健康状態を監視される。その間プラザーは、血液や唾液を頻繁に採取して免疫の活動を調べるだけでなく、鼻水や鼻くそなど、鼻の粘液でできているものはすべて集めた。強制的に鼻をかませ、入手した鼻水はすべてビニール袋に入れ、タグをつけ、重さを計り、詳細に分析する。血液、唾液、免疫抗体、それに鼻水を分析し、その人物が間違いなく風邪をひいているかどうか判断した。

その後プラザーは、ウイルスを注入されるまでの1週間の睡眠時間を基準に、参加者を4つのグループに分けた。睡眠時間はそれぞれ、5時間未満、5～6時間、6～7時間、7時間以上だ。

すると、睡眠時間と感染率はきれいに比例していた。ウイルスにさらされるまでの1週間の睡眠時間が短いほど、感染して風邪をひく確率が高くなる。**5時間未満のグループは、感染率は50％にもなった。**そして**7時間以上のグループはたった18％**だ。

一般の風邪、インフルエンザ、肺炎などの感染症は、先進国における死因の上位を占めている。その事実を考慮すれば、インフルエンザのシーズンに十分な睡眠をとる指導がもっと広く行われるべきだろう。

もしかしたらあなたは、毎年きちんとインフルエンザの予防接種を受ける責任感の強いタイプかもしれない。予防接種を受ければ、自分だけでなく、まわりの人も守ることができるからだ。とはいえ、せっかく予防接種を受けても、実際にあなたの身体が抗体をつくらなければ意味がない。

２００２年、ある画期的な研究によって、睡眠とインフルエンザワクチンの間にある深い関係が明らかになった。研究は健康な若い大人を対象に行われた。参加者を２つのグループに分け、１つは4時間睡眠を6日間続け、もう１つは7時間半から8時間半睡眠を6日間続ける。そして6日間が終わると、全員がインフルエンザの予防接種を受ける。その後の数日間で血液検査を行い、抗体の出来具合を調べ、ワクチンに効果があったか判断する。

7時間半から8時間半睡眠のグループは力強い抗体反応を示した。健全に機能している免疫システムがある証拠だ。一方で4時間睡眠のグループは抗体反応が弱々しく、たっぷり寝ている人たちと比べて50％の免疫反応しか示さなかった。A型肝炎とB型肝炎のワクチンでも、同じような睡眠との関係が報告されている。

もしかしたら、睡眠不足のグループも、その後で十分に寝れば、強い免疫システムをとり戻せるのではないだろうか？　いい思いつきだと思うだろうが、現実はそんなに甘くない。

寝不足が1週間続いた人が、その後の2週間でたっぷり眠っても、インフルエンザの予防接種に対して完全な抗体反応を示さない。3週間寝てもまだ不十分だ。

実際、ほんの短期間の睡眠不足でも、ある種の免疫細胞は1年たっても縮小したままだ。睡眠不足と記憶の関係と同じように、失った睡眠はとり戻せないということだ。睡眠不足で免疫機能を失ったのなら、後から睡眠時間を増やしても埋め合わせにはならない。失われたものはそのままだ。たとえ1年たっても、影響の一部は残っている。

これから予防接種を受けようという人もいるだろうし、今まさにウイルスと戦っている人もいるだろう。いずれにせよ、何事もよく眠らなければ始まらないということは、しっかり覚えておいてもらいたい。

睡眠不足とガン

睡眠不足がほんの数日続いただけで、免疫機能は弱くなる。そして免疫力が下がると、心配になるのがガンだ。ナチュラルキラー細胞とは、免疫システムの中でもとりわけ戦闘力の高い部隊だ。体内のスパイ組織にもたとえられる。身体に害を与える危険因子を見つけ出して排除するのが役目だ。体内の007と呼んでもいいだろう。

ナチュラルキラー細胞の標的になる危険因子の1つに、悪性腫瘍細胞（ガン細胞）がある。ナチュラルキラー細胞はガン細胞の表面に穴を空け、その穴から毒性を消すプロテインを注入する。つまり、このジェームズ・ボンド細胞には、つねに体内にいてもらわなければ困るということだ。そして睡眠が少なくなると、ジェームズ・ボンドはあっという間にいなくなる。

カリフォルニア大学ロサンゼルス校のマイケル・アーウィン博士が、画期的な実験でまさにそれを証明してみせた。健康な若い男性を対象に、一晩だけ睡眠時間を4時間に減らす。すると、たった一晩だけで、免疫系の中に存在する**ナチュラルキラー細胞が、8時間たっぷり眠ったときと比べ、じつに70％も少なくなった**のだ。

ここまで免疫機能が低下するのは、かなり深刻な事態だと考えなければならない。しかも、たった一晩の寝不足で起こるのだ。これが1週間も続いたら、ガンからあなたを守っている鎧がどうなるか想像してみよう。または、1週間どころか、数ヵ月、さらには数年も続いたら？

想像する必要はない。睡眠とガンの関係については、多くの報告が存在するからだ。シフト勤務で、夜勤のある労働者、つまり概日リズムと睡眠パターンが日常的に乱れている人たちは、各種のガンを発症する確率が大幅に高くなることがわかっている。現在までに、乳ガン、前立腺ガン、子宮体ガン、大腸ガンなどが報告されている。

この種の報告が積み重なっていくことに危機感を覚えたデンマーク政府は、政府関連の仕事で長年にわたって夜勤を続けた女性が乳ガンを発症した場合、補償金を支払う制度をつくった。たとえば、看護師や航空機の客室乗務員などだ。他の国の政府、たとえばイギリス政府などはそのような法制度を整備せず、科学的な証拠があるにもかかわらず、補償金の支払いを拒否している。

年を追うごとに研究は進み、それにつれて悪性腫瘍と睡眠不足の関連を指摘する報告も増える一方だ。ヨーロッパで実施されたある大がかりな研究では、ほぼ2万5000人が対象になっている。それによると、**睡眠が6時間以下の人は、7時間以上の人に比べ、ガンにかかる確率が40%上昇する**という。また、7万5000人の女性を11年にわたって追跡した調査でも、同じような結果が報告された。

睡眠不足がガンにつながる具体的なしくみもわかってきている。原因の一部は、睡眠不足によって交感神経系が過度に興奮することだ。この状態が長く続くと、体内の免疫システムが炎症という反応を示す。本当に身の危険が迫っているときも、交感神経系が興奮して過度の炎症が起こるのだが、これは身を守るために必要なことであり、危険が去ったら炎症も沈静化する。

しかし、炎症には暗黒面もある。自然な沈静化が起こらず、いつまでもスイッチが入ったままでいると、慢性的な炎症の状態になり、さまざまな健康問題につながる。その中にはガンも含まれる。

ガン細胞は、身体の炎症反応を巧みに利用することで知られている。たとえば、ある種のガン細胞は、炎症因子を腫瘍の中に誘い入れ、その力を借りて腫瘍に酸素と栄養を送り込むための血管をつくる。

さらに腫瘍は、炎症因子を利用して、ガン細胞のＤＮＡに損傷を与え、変質させていくことで、腫瘍の力をさらに高めることもできる。炎症因子と睡眠不足がセットになると、腫瘍が元の居場所から切り離され、他の場所に転移することも知られている。

現在わかっているのは、睡眠不足がガンの成長と転移の一因になっているということだ。シカゴ大学のデーヴィッド・ゴザル博士が最近行った研究でも、それは実証されている。ゴザルはまず、マウスに悪性腫瘍の細胞を注入した。それから４週間かけて、腫瘍の成長を観察する。その間、マウスの半分は普通に眠り、残りの半分は睡眠を阻害され、寝不足の状態だった。

寝不足のマウスは、ガンが成長する速度も大きさも、十分に睡眠をとったマウスと比べて２００％増加した。私は一般向けの講演で、よくこの実験結果を紹介している。両方のグループのマウスの中で成長した腫瘍の写真を見せると、聴衆は一様に息をのむ。口をおおう人もいれば、思わず目を背ける人もいる。

そこで私は、さらにショッキングな事実を伝える。実験でつかったマウスを解剖したところ、睡眠不足のマウスにできた腫瘍のほうがはるかに攻撃性が強く、周辺の臓器、組織、骨にまで転移していた。現代の医学であれば、じっとしているガンならかなりの確率で治療できるようになっている。しかし転移してしまうと手の施しようがなくなり、死亡率が一気に上昇するのだ。

この実験以来、ゴザルはさらに研究を重ね、睡眠不足と悪性のガンの関係を解き明かしてきた。ゴザルによると、この関係は腫瘍関連マクロファージと呼ばれる免疫細胞で説明できるという。睡眠不足によって、ガンと闘ってくれるM1マクロファージ（腫瘍関連マクロファージの一種）が減少するのだ。

M2マクロファージという、また違う種類の腫瘍関連マクロファージは、睡眠不足によってむしろ増加するのだが、こちらの細胞はガンの成長を助けてしまう。この組み合わせによって、睡眠不足のマウスのガンはあそこまで悪化したのだろう。

まとめると、睡眠不足はガン細胞を成長させるということだ。ガン細胞に栄養を与え、急速に巨大化させる。ガンの治療中に十分な睡眠をとらずにいるのは、燃えさかる炎にガソリンを注ぐようなものだ。何を大げさなと思うかもしれないが、ガンと睡眠不足の関連を指摘する研究結果は後を絶たない。そのため**世界保健機関（WHO）もついに動き、夜勤のある仕事には「発ガンの危険がある」と正式に認めた。**

睡眠不足と遺伝子、そしてDNA

これまで見てきたように、睡眠不足はアルツハイマー病、ガン、糖尿病、うつ病、肥満、高血圧、心血管疾患を引き起こす。それでもまだ睡眠不足の生活を改める気にならないというのなら、さらに恐ろしい事実をお伝えしよう。**睡眠不足は、生命の基本である遺伝子までもむしばむ**のだ。

体中のすべての細胞は、その中心に核と呼ばれるものをもっている。核の中に、DNAという形でほぼすべての遺伝情報が保存されている。DNAはきれいならせん構造になっていて、豪邸の広間にあるらせん階段のような形をしている。

このらせん階段に設計図のような情報が入っていて、その設計図にもとづいて細胞はさまざまな働きをする。その設計図が遺伝子だ。

ダブルクリックでワードのファイルを開き、プリントするところを想像してもらいたい。遺伝子の活動もそれに似ている。遺伝子が起動して細胞に情報が送られると、その結果できたものがプリントアウトされる。それは消化を助ける酵素かもしれないし、脳の記憶力を高めるプロテインかもしれない。

遺伝子の安定性が揺るがされるようなことが少しでも起こると、必ず何らかの影響が出る。ある遺伝子の情報が過度に表現される、または過小に表現されると、プリントアウトされた生産物が、認知症、ガン、心血管疾患、免疫不全といった病気の原因になるのだ。そして遺伝子の安定を損なう要因として、睡眠不足の存在があげられる。

脳内にある多数の遺伝子は、毎日決まったスケジュールで十分な睡眠をとることを前提に活動している。マウスをつかった実験で、たった1日でも睡眠不足の状態にすると、遺伝子の活動は200％も下落することがわかった。睡眠が足りない遺伝子は、遺伝情報を正しく伝えることができなくなるのだ。

イギリスのサリー睡眠研究センター所長のデレク＝ヤン・ダイク博士によると、睡眠不足が遺伝子の活動に与える影響は、人間の場合もマウスと同じくらい大きいという。ダイクの研究チームは、健康な若い男女を対象に、6時間睡眠を1週間続けた後の遺伝子を調べた。実験は、研究室での厳重な監視のもとで行われる。その結果、じつに711もの遺伝子で異常が見られたという。

ここで興味深いのは、影響は両方向であるということだ。711の遺伝子のおよそ半分は異常に活動的になり、残りの半分は完全に活動を止めてしまった。活動が増えたのは、慢性的な炎症、細胞のストレス、それに心血管病を引き起こすさまざまな要因と関連のある遺伝子だった。そして活動を止めた遺伝子は、代謝活動の安定や、免疫機能の強化と関連があった。

その後の研究によって、睡眠不足は、コレステロールを正常値に保つ遺伝子の活動も妨げることがわかった。具体的には、善玉コレステロールの1つであるHDLが減少したのだ。これは心血管病の直接的な原因であると考えられている。

睡眠不足の害は、遺伝子の情報が異常になるだけではない。生命の根幹であるDNAの構造にも攻撃を加えるのだ。らせん状になったDNAは、細胞の核の周囲をただよっているが、DNA同士が固まって染色体という強固な構造をつくっている。細い糸をより合わせて、丈夫な靴ひもをつくるようなものだ。

そして靴ひもと同じように、染色体も先端にキャップのようなものをつけて丈夫にする必要がある。染色体の場合、このキャップはテロメアと呼ばれている。染色体の先端を守るテロメアが損傷すると、らせん状のDNAがむき出しの無防備な状態になり、正しく機能しなくなる。先端のキャップがとれた靴ひもは、穴に通すのが難しくなるのと同じことだ。睡眠時間が短くなるほど、または睡眠の質が下がるほど、染色体のテロメアの損傷も進む。世界各国で実施されている最近の研究により、以上のような現象が多数報告されるようになった。実験の対象は40代、50代、60代の大人で、その数は合わせて数千人になる。

両者の間に因果関係があるかどうかは、まだ確認されていない。しかし、睡眠不足によってテロメアがどんな損傷を受けるのかということは、具体的にわかってきている。どうやら、老化や老衰と同じような状態になるようだ。つまり、年齢が同じであっても、**5時間睡眠の人と、7時間睡眠の人では、テロメアの老化の具合が違う**ということになる。5時間睡眠の人は、実年齢よりかなり「老けて」しまうのだ。

動物の遺伝子操作や、遺伝子組み換え作物はいつでも大きな議論を呼び、感情的な反応をする人が多い。多くの人にとって、DNAは神にも近い存在であり、その感覚に保守とリベラルの区別はない。そこまでDNAを神聖視するなら、DNAを傷つける睡眠不足に対しても、もっと敏感になっていいはずだ。

ある一定数の人々は、睡眠不足の状態を自らの意志で選んでいる。そして自分の選択によって、自分という存在の核である遺伝子を傷つけているのだ。**睡眠を粗末に扱う人は、毎晩自分の遺伝子操作をしているのと同じ**だ。自分の身体をきちんと動かしてくれる設計図に手を加え、わざわざうまく機能しないようにしている。成長期にある子どもたちがもし同じことをしたら、その影響は計り知れない。

なぜ夢を見るのか？

PART 3

第9章

レム睡眠の異常な世界

――夢の中の感情と理性

昨日の夜、あなたはまごうことなき精神異常者だった。おそらく今夜もまた同じ状態になるだろう。何をバカなことをと切り捨てる前に、理由を説明させてほしい。理由は5つある。第一に、あなたは夢を見ているときに、その場にはないものを見ていた。これは幻覚だ。第二に、あなたは現実にはありえないことを信じていた。これは妄想だ。第三に、あなたは時間と空間の感覚を失い、誰が誰だかわからなくなった。これは頭の混乱だ。第四に、あなたは激しい感情の波を経験した。これは病的な情緒不安定だ。第五に、あなたは朝起きたときにそのほとんどを忘れていた（ありがたいことに！）。これは記憶喪失だ。

起きているときにこれらの症状が出たら、たとえたった1つであっても、すぐに精神科を受診しなければならない。しかし、レム睡眠の間に夢を見たからこうなったのであれば、それは生物としてごく自然な現象だ。

寝ている間に夢を見るのは、レム睡眠のときだけではない。「夢」の意味を目を覚ましたときに覚えている睡眠中の出来事と定義するなら、睡眠のすべての段階で夢を見ている。起きたときに「雨のことを考えていた気がする」と思ったのなら、それも夢に入る。もっとも深いノンレム睡眠のときに起こされた人も、0～20％の確率でこの種の記憶はあるものだ。

しかし、たいていの人が考える夢、映像があり、動きがあり、支離滅裂で、感情的になる経験としての夢は、レム睡眠のときに現れる。睡眠研究の世界では、「夢」というと、このレム睡眠の夢だけを指すことがほとんどだ。

そこでこの章でも、レム睡眠と、レム睡眠から生まれる夢を中心に見ていくことにする。とはいえ、他のステージで見る夢もまったく扱わないわけではない。それらの夢の中にも、夢という謎を解き明かすカギが隠れているからだ。

夢を見ているときの脳の中

1950年代から1960年代にかけて、頭部につないだ電極で脳の活動を記録する技術を使うことで、レム睡眠中の脳波の活動がだんだんとわかってきた。しかし、その真の姿が見えるようになったのは、2000年代になり、脳の内部を映像化する装置が登場してからのことだ。レム睡眠中の脳は、見事な技術で三次元の映像をつくり上げている。技術の進歩で、その不思議な世界を視覚化できるようになったのだ。

フロイトとその一派は、夢は何らかの欲求を満たす手段であると主張していた。科学的な根拠は何もないが、それでもこの説は、一世紀にわたって精神医学や心理学の世界を支配していた。しかし、技術の進歩により、その信憑性も薄れてきた。たしかにフロイトの説にも耳を傾けるべき点はあり、そのことについては後で触れる。とはいえ根本的な欠陥を見過ごすことはできず、現代の科学では根拠のない説とされるようになった。

最近の主流は、神経科学の観点からレム睡眠を分析するという手法だ。それによって夢のしくみが明らかになってきた。私たちはどのように夢を見て、何を夢に見るのか。さらには、睡眠研究でもっとも興味深い問いに対する答えにも、手が届きそうになってきた。それは、私たちが夢を見る理由だ。

脳をスキャンする技術がいかに進化したかを実感するために、第3章にも登場したスポーツ・スタジアムの比喩を使って説明しよう。スタジアムの天井から吊されたマイクは、たしかにすべての観客の活動を記録することができる。しかし、観客全体の動きとして記録され、どの動きがどこで起こったかまではわからない。スタジアムのどこにチャントを叫んでいる観客がいて、どこに静まりかえっている観客がいるかはわからない。

電極を使って脳波を記録するのもこれに似ていて、活動の場所はわからない。しかし磁気共鳴画像（ＭＲＩ）なら、もう場所がごっちゃになることはない。ＭＲＩは、スタジアム全体を何千もの小さな箱に切り分け（パソコン画面のピクセルのようなものを想像してもらいたい)、そのピクセルごとに観客(脳細胞)の活動を記録する。スタジアムの他の場所にある他のピクセルとは区別することができるのだ。それに加えて、MRI画像は三次元だ。そのため脳内のすべてを記録できる。

人間の脳をMRIで観察することで、私を含む多くの科学者は、レム睡眠中の脳の活動をつぶさに観察できるようになった。レム睡眠と夢が始まると、かつては人の目に触れることはなかった脳の奥深くの構造が活動を始める。技術の進歩のおかげで、人類は初めてそれを目撃することができたのだ。

夢を見ない、深いノンレム睡眠の間、人間の代謝活動は、起きているが安静にしているときと比べてわずかに減少する。しかし、レム睡眠と夢が始まると、その状況も一変する。脳内の無数の場所が「点灯」し、活動が活発になったことを示す。

レム睡眠時にとりわけ活発になる部位は4つある。(1)頭の後ろに位置する視空間を司る部位。複雑な視覚認知を可能にする。(2)運動を司る運動野。(3)海馬とその周辺の記憶を司る部位。(4)脳の奥深くにある、感情を司る扁桃体。そして扁桃体を上から覆う帯状皮質。どちらも感情を生み、処理する部位だ。しかもこの**感情を司る部位は、レム睡眠に入ると、起きているときよりも30%も活動量が増える**のだ!

たしかに夢の中では映像を見たり、活発に動いたりしているので、視覚や運動を司る部位が活動するのは納得できるだろう。しかし、ここで驚くのは、むしろまったく活動していない部位の存在だ。具体的には、前頭前皮質の左右両端の部位になる。左右の目尻の5センチほど上のあたりだ（ワールドカップのオーバータイムで、応援するチームの惜しいシュートが外れたときに、思わず手が行く場所と考えるとわかりやすいかもしれない）。

レム睡眠中にこの部位をスキャンで見ると、冷え冷えとした青一色に染まっている。脳が活発に活動するレム睡眠中であっても、この部位だけは静まりかえっているということだ。

第7章でも見たように、前頭前皮質は脳のCEOのようなものだ。この部位、とくに左右の両端は、合理的な思考と論理的な意思決定を司る。より原始的な脳の部位、たとえば感情を生む部位に向かって、トップダウンの命令を出している。

つまりレム睡眠の特徴は、「脳の視覚、運動、感情、経験の記憶を司る部位が活発になり、その一方で合理的な思考を司る部位が静かになる睡眠」と表現することができるだろう。MRIのおかげで、今の私たちは、レム睡眠中の脳全体の活動を観察することができるようになった。まだ初歩的な技術かもしれないが、それでも研究は新時代に突入し、ついにレム睡眠の「理由」と「しくみ」が解明されようとしている。もうフロイトの夢分析のような、科学的根拠のないものに頼る必要はない。

どんな夢を見たかわかってしまう

MRIがあれば、夢の内容を予想することもできる。たとえば、レム睡眠中の脳をMRIで記録し、その後で本人から夢の内容を聞く。しかし、本人の話を聞かなくても、脳スキャンで脳の活動を見るだけで、夢の性質がわかるはずだ。

運動の部位がほとんど動かず、視覚と感情の部位が激しく動いていたのなら、動きはほとんどないが、目に見えるものがたくさんあり、強い感情をともなう夢を見ていたと想像できる。実際に私たちは、実験でそれを試してみたことがある。その結果、たしかに夢を解読することができた。

本人から聞かなくても、夢のだいたいの内容を当てられるのはたしかに画期的なことだ。しかし、根本的な疑問はまだ解決されてない。感情的か、動きが多いか、視覚的かといった大まかな内容ではなく、夢の具体的な内容を解読することはできるのだろうか？

２０１３年、京都大学教授の神谷之康率いる研究チームが、この疑問を見事な方法で解決した。彼らは事実上、世界で初めて夢の解読に成功したと言えるだろう。しかしその結果、私たちは倫理的に難しい立場に置かれることになる。

この実験は、被験者の合意を得て行われている。後でわかるだろうが、これは非常に重要な点だ。それに、まだ被験者は３人しかいないので、結果は暫定的だ。しかし、それでも意義深い発見であることに変わりはない。また、この実験で観察したのは、眠りに落ちてすぐに見る短い夢であり、レム睡眠の夢ではない。しかし、そう遠くない将来に、この方法がレム睡眠に応用されるようになるだろう。

実験は数日にわたり、その間被験者は何度もＭＲＩで撮影された。被験者が眠ると記録を開始し、少したってから被験者を起こして夢の内容を話してもらう。そのすぐ後でまた寝てもらい、同じことをくり返す。そうやって数百もの夢の画像と報告を集める。夢の例を1つあげよう。

「大きな銅像がありました。小さな丘の上です。丘の下には、家と道と木がありました」

神谷の研究チームは、夢の報告を分析し、その人の夢によく出るアイテムごとに大きく20に分類した。よく出るアイテムとは、たとえば本、車、家具、パソコン、男性、女性、食べ物などだ。それらのアイテムを見たときに、実際に脳がどのように動くかを知るために、今度は被験者に起きているときMRIに入ってもらい、それぞれの画像を見せたときの脳の動きを記録した。

その記録をある種のひな形として、今度は夢の報告と、その夢を見ていたときのMRI画像を比較し、ひな形と一致するかどうか検証していく。犯罪捜査でのDNA鑑定に似ているかもしれない。法医学チームが被害者のDNAを採取し、それをひな形として、無数のサンプルの中から適合するものを見つけ出すのと同じような方法だ。

そして分析の結果、神谷のチームは、睡眠中のMRI画像を見ただけで、夢に出てきたアイテムをほぼ正確に当てられるようになった。夢に男性が出てきた、女性が出てきた、犬が出てきた、ベッドが出てきた、花が出てきた、ナイフが出てきたということが、本人から聞かなくても、MRI画像でわかるのだ。これはある意味で、心を読むのと同じだろう。いや、夢を読むというべきだろうか。アメリカ先住民には、ドリームキャッチャーと呼ばれる美しい装飾品を枕元に吊るし、夢をその中につかまえるという風習があるが、神谷らはそれを実現したと言えるだろう。

もちろん、この手法は完璧にはほど遠い。男性ということはわかったとしても、どの男性かはわからない。私の夢を例に説明すると、つい先日、1960年代のアストンマーティン・DB4が夢に出てきた。非常に美しい伝説の車だ。この夢をMRIで撮影したら、車ということはわかるかもしれないが、車種まではわからないということだ。

いずれにせよ、これは画期的な技術であり、このまま進化を続けていけば、いずれ脳の活動から夢の内容を完全に再現できるようになるかもしれない。そうすれば、夢の構造についてさらに詳しいことがわかるだろう。その知識を活用すれば、PTSDの患者がくり返し見る悪夢など、精神に悪影響を与える夢の問題も解決できるようになるかもしれない。

とはいえ、科学者としてというよりも、個人としての考えを述べるなら、私はこの流れに一抹の不安を覚えている。かつて、夢は自分だけのものだった。夢を他人に話すかどうかは自分次第で、そして話すにしても、話す部分と、隠しておく部分を分けることができた。科学的な実験であれば、被験者の合意を得ることが必要だ。しかし、この手法がいつか科学の世界を離れ、哲学や倫理の問題に発展することはないだろうか。

おそらくそう遠くない未来に、これまでほとんどの人にとって謎だった夢のしくみをついに理解し、自分のものにできる日が来るだろう。

それがもし実現したら（実現すると私は確信している）、人は自分の夢に責任をもたなければならなくなるのだろうか？　夢の内容に善悪の判断を加えるのは、果たして正しいことなのか。そもそも夢は、本人の意思とは関係なく現れるものだ。しかし、本人の責任ではないとしたら、いったい誰の責任なのか。これは哲学的な意味をもつ難しい問いであり、簡単に答えは出ない。

夢にはどんな意味があるのか

ＭＲＩのおかげで、夢の性質をより深く理解し、初歩的な解読ならできるようになった。それに加えて、人類が太古の昔から疑問に思ってきたことに、ついに答えが出るかもしれない。それは、「夢はどこから来るのか」という疑問だ。

新しい夢の科学が登場する前、さらにはフロイトの夢分析よりも前の時代、夢はいろいろなところからやって来ると考えられていた。古代エジプトの人々は、夢は天の神から送られてくると考えていた。

古代ギリシャ人も同じような考えだったが、アリストテレスは例外だった。著書の『自然学小論集』は７つの小論で構成されているが、そのうちの３つが眠りを扱っている。「睡眠と覚醒について」、「夢について」、そして「夢占いについて」だ。あくまで冷静なアリストテレスは、夢は天の神から送られるという考えを否定する。そして、覚醒時に経験した最近の出来事が、夢が生まれる場所だと主張した。

しかし個人的には、あのフロイトこそ、夢研究の分野でもっとも大きな科学的貢献をした人物だと考えている。現代の神経科学は、フロイトの貢献を正当に評価していないのではないだろうか。

1899年に出版された『夢判断』を読めばわかるように、フロイトにとって夢は、頭の中だけに存在するものだった。そんなことは当たり前だと思うかもしれないが、当時としては画期的な見解だった。夢は天の神から送られてくるという考えが、まだ広く信じられていたからだ。

フロイトはたった1人の力で夢を神から奪い取り、解剖学的な定義があいまいな「魂」という場所も否定した。フロイトは夢を科学の一分野にした。それが今日の神経科学につながっている。夢は脳から生まれるのであり、夢を理解するには脳を分析するしかない——それを世界で初めて提唱したのは、他ならぬフロイトだ。だから私たちは、フロイトの画期的な発想の転換に感謝しなければならない。

とはいえ、フロイトは50％正しく、そして100％間違っていた。ここから彼は、とたんに迷走を始める。科学的に証明しようのない説を唱えるようになったのだ。簡単に言うと、フロイトは満たされない欲求が夢になると信じたのだ。

彼の説によると、抑圧された欲求（彼はそれを「潜在的夢思考」と呼んだ）はあまりにも強力で衝撃が大きく、そのままの形で出てきたら本人がびっくりして起きてしまうという。そこで、夢を見ている本人と睡眠を守るために、脳の中に夢のフィルターが備わっている。抑圧された欲求は、フィルターを通過すると、何か別のものに姿を変えている。姿を変えた欲求

（フロイトはこれを「顕在内容」と呼んだ）は、本人も正体がわからない。そのため夢に出てきても、本人がびっくりして起きることはない。

フロイトはまた、自分はフィルターのしくみを理解しているので、夢を解読して本当の欲求を知ることができると信じていた。暗号を解読するカギをもっているので、あらゆる人の夢を解読できると主張した。そして裕福なウィーンの患者を相手に、夢がもつ本当の意味を教えてあげていたのだ。

しかし、ここでの問題は、彼の説は科学的に証明できないということだ。彼の夢判断が正しいのか、それとも間違っているのか、それは誰にもわからない。これがフロイトの天才的なところであり、それと同時に凋落《ちょうらく》の始まりでもある。

科学の力では、彼が間違っていると証明することはできない。だからこそ現在にいたるまで、フロイトの夢判断は一定の影響力を保っている。しかし、それと同じ意味で科学的に正しいと証明することもできないのだ。正しいとも間違っているとも証明できない説は、科学とはみなされない。そしてフロイトと彼の心理学は、科学界からは無視されるようになった。

具体的な例として、放射線炭素年代測定について考えてみよう。化石のような有機物から放出される炭素の量を元に、年代を割り出すという手法だ。この手法が科学的に正しいと証明するには、同じ化石を違う装置に入れて測定し、すべての装置で同じ結果になる必要がある。もしそれぞれで違う結果になったら、この手法には穴があり、厳密な科学とは呼べない。

放射線炭素年代測定は、どの装置で測っても同じ結果になるので、科学的な手法と呼べる。しかし、フロイト派の心理分析はそうではない。複数のフロイト派の精神分析医に、同じ人の同じ夢を分析させたとしよう。もしすべての分析医が同じ答えを出したのなら、その手法は科学的だ。しかし実際は、夢の解釈は分析医によって大きく異なる。明確な構造と、客観的な判断基準が存在しないからだ。やはりこれでは、科学的な手法と呼ぶことはできないだろう。

フロイト派の精神分析を批判する人は、「一般化の病」という言葉を使うこともある。星占いと同じようなもので、すべての人にあてはまるような一般的な答えしか与えてくれないということだ。

たとえば、大学の講義でフロイトの批判をする前に、私がいつも実演していることがある。まず、私に夢を分析してもらいたい人はいないかと学生に尋ねる。すると何人かが手をあげる。私はその中から1人を選び、名前を尋ねる。仮に名前をカイルとしよう。私はカイルに、自分が見た夢を話してもらう。

地下の駐車場を走り回りながら自分の車を探していました。自分がなぜ走っているのかはわかりません。それでも、とにかく車を見つけなければならないと思っていました。そして見つけたのですが、それは実際に私がもっている車とは違います。でも夢の中では、自分の車だと思っていました。エンジンをかけようとしましたが、何度キーを回してもかかりません。そのとき携帯から大きな音がして、私は目を覚ましました。

私はカイルをじっと見つめ、何度もうなずきながら話を熱心に聞く。そしてカイルの話が終わると、私はしばらく考え、そして口を開く。「きみの夢の意味がわかったよ、カイル」。カイル自身も、クラス全体も、私の言葉に驚き、そして話の続きをじっと待つ。私はまた、もったいぶってしばらく沈黙し、そして自信満々に解説する。

「カイル、これは時間についての夢だ。より正確には、時間が足りないという夢だ。きみは、人生でやりたいことをすべてやるには時間が足りないと思っている」。

そしてカイル本人も、クラスの他の学生も、私の言葉をすっかり信じるのだ。

そこで私は告白する。

「ここで種明かしをしよう。誰の夢を聞いても、私の答えはいつも同じなんだ。誰にでもあてはまるような内容だから、みんな納得してしまうんだよ」。

ありがたいことに、カイルは気のいい若者で、クラスと一緒に笑って許してくれた。私はそこで、カイルにもう一度謝罪する。しかしこの実演で、一般的な解釈の危険はわかってもらえたはずだ。とても具体的で個人的なことを言っているようだが、よく考えると誰にでもあてはまるようなことしか言っていない。

ここで誤解のないようにはっきり言っておきたい。私はなにも、夢の意味を自分で考えたり、夢を他人に話したりすること自体を否定しているのではない。詳しい理由は次の章に出てくるが、むしろそれはいいことだと思っている。

起きているときの思考、感情、心配事を記録することには、メンタルヘルスの面で大きな利点がある。そして夢の記録にも同じ効果が認められている。ソクラテスも言っていたように、精神的に健全で、意義深い人生とは、よく検証された人生のことだ。

いずれにせよ、フロイト派の精神分析は非科学的な手法であり、結果の再現性はまったく見られない。そのことだけはよく覚えておいてもらいたい。

実際のところ、フロイト自身もこの限界に気づいていた。そして、いつか本物の科学が出現するだろうという予言までして、『夢判断』の中にこんな言葉を残している。「いずれより詳細な研究が行われ、この精神の出来事を説明する有機的な基盤が発見されるであろう」。

つまり彼は、有機的なもの（脳）による説明が、夢の真実を解明することになるとわかっていたのだ。そして彼の夢分析では、その真実にたどり着くことはできない。

夢の分析という非科学的な道に進んでしまう4年前に、フロイトはじつは、科学の知見を使って神経生物学的に人間の精神を読み解こうとしたことがある。彼はその試みを、「科学的心理学草稿」という論文にまとめている。神経回路とシナプスの地図を描き、覚醒時と睡眠時の精神の働きを理解しようとしていた様子がうかがえる。

残念ながら、当時の神経科学はまだ生まれたばかりの学問だった。科学の力で夢を解読することはまだできなかった。そのため、フロイトが非科学的な夢分析に向かってしまったのも、ある意味しかたのないことだった。そのことで彼を責めるべきではないが、だからといって彼の非科学的な手法をうのみにしてはいけない。

脳スキャンの技術によって、夢の「有機的な基盤」がついに明らかになろうとしている。

海馬など、自分の経験を記録する脳の部位は、レム睡眠中にきわめて活発になる。そのため、夢の中身は、個人の最近の記憶と関係すると考えて間違いないだろう。

それを手がかりに、フロイトがいみじくも「昼の残滓《ざんし》」と呼んだ夢の意味を解読できるかもしれない。この仮説は科学的な検証が可能であり、友人で同僚でもあるハーバード大学のロバート・スティックゴールドが実際に検証を行った。そしてその結果、仮説が完全に間違っていることが証明された。

夢は何に左右されるのか

夢の内容は、最近の起きている間の記憶を忠実に再現したものなのか？ 29人の健康な若い大人を対象に、2週間にわたって毎日の活動を詳しく記録してもらった。その日にしたこと（仕事に行ったこと、その日に会った友だち、食事の内容、やったスポーツなど）と、そのときの感情を記録する。それに加えて、夢の日記もつけてもらった。毎朝起きてすぐに、覚えている夢をすべて書く。2つの日記が完成したら、それを第三者に読ませ、日中の活動と夢の内容の間に何らかの関係があるか判定してもらう。とくに重視したのは、場所、行動、物体、人物、テーマ、感情など、明確な基準で共通点があるかということだ。

2週間の実験で、スティックゴールドが集めた夢の報告は、全部で299になった。その中で、間違いなく「昼の残滓」と呼べるものは、1％か2％しかなかった。つまり夢は、単に昼間の経験を再現しているのではないということだ。ただビデオを巻き戻し、その日の出来事を脳内の大きなスクリーンに映しているのではない。「昼の残滓」と呼べるものがあるとするなら、砂漠にたらす1、2滴の水のような存在だろう。

しかし、スティックゴールドは、昼間の出来事と夢の間にある強いつながりを1つ発見した。それは感情だ。**覚醒時に感じた大きな感情や心配事のうち、35～55％は、その日の夢に、はっきりそれとわかる形で登場していた**のだ。第三者の判定員だけでなく、被験者自身も、両者の共通点をはっきり見ることができた。

覚醒の世界から夢の世界へ導く赤い糸があるとすれば、それは感情だ。スティックゴールドの実験によって、フロイトの言う「フィルター」は存在しないことがわかった。感情は、何か別のものに姿を変えたりはしない。夢の源は、誰でも見ることができる。夢を見た本人も、わざわざ他人に分析してもらわなくても、自分でそれを見つけることができる。

脳の活動を記録する技術実験を通して、ついに人間の夢を科学的に解読する道が開けてきた。

とはいえ、まだ足りないものがある。ここまで紹介した実験の中に、夢の機能を解明したものはまだ存在しない。夢は何らかの形で、私たちの役に立っているのだろうか？　その問いに科学的に答えるなら、答えは「イエス」だ。

第10章 夢は傷ついた心を癒す
——セラピーとしての夢

もうずっと長い間、夢はレム睡眠の単なる付随物だと思われていた。付随物という概念を理解するために、電球を例に考えてみよう。

電球は、ガラス、コイル、ソケットといった部品でできている。明かりをともすにはそれらすべての部品が必要だ。そして、電球のそもそもの役割は明かりをともすことだ。しかし、電球は明かりだけでなく熱も発生させる。熱は電球の役割に含まれていない。それに電球をつくるときも、熱を発生させることは考えていない。

つまり、この場合の熱は、明かりをともすとたまたま発生するだけだ。熱は意図していない副産物であり、電球本来の役割ではない。つまり、電球における熱は不随物であるということだ。

レム睡眠も、電球と同じだと考えてみよう。自然はある目的をもってレム睡眠を現在の形に進化させてきた。その目的の中に、夢を見ることは入っていない。目的を達成するようにレム睡眠をデザインしたら、たまたま夢も見るようになってしまっただけだ。明かりをともすという電球の役割を追求したら、たまたま熱が発生するようになってしまったのと同じように。夢はレム睡眠の単なる不随物であり、役割はとくにない。意図せぬ副産物にすぎないということだ。

もしこの考え方が本当だとしたら、少しがっかりしてしまうのではないだろうか。たいていの人は、自分の夢には何らかの意味があってほしい、役に立つ機能があってほしいと思うだろう。

この状況を打開するために、科学の世界でも夢の研究が始まった。まず目をつけたのは、レム睡眠の機能だ。レム睡眠の真の役割を理解すれば、夢の役割もわかるかもしれない。夢の中身とレム睡眠の機能の間にまったく関係が認められないのであれば、夢はレム睡眠の単なる不随物である可能性が高い。レム睡眠だけで十分に目的は達成できるので、夢は別になくてもかまわないものになる。

しかし、レム睡眠の目的を達成するために、レム睡眠と夢の両方が必要であるとしたら、レム睡眠はたしかに必要だが、それだけでは十分でないということになる。レム睡眠と夢が独自の連携プレーを行うこと、そしてある特定の経験を夢に見ることが、レム睡眠の力をフルに活用するうえで必要になるのかもしれない。

もしこの仮説の正しさが証明されたら、夢を単なる不随物として切り捨てることはできなくなる。科学の世界も、夢は睡眠とその機能にとって重要な部分であり、レム睡眠を超える存在であると認めなければならないかもしれない。

この仮説を元に研究を重ねた結果、レム睡眠には2つの大きな役割があることが判明した。どちらの役割も、レム睡眠だけでは果たすことができない役割だ。夢を見ること、それもある特定の事柄についての夢を見ることが必要だ。夢は電球の熱ではない。ただの副産物ではないのである。

レム睡眠の役割の1つはメンタルヘルスを整えることであり、この章ではこちらの役割を中心に見ていく。もう1つの役割は、問題解決と創造性だ。夢をコントロールすることで、この2つの能力を向上させることもできるかもしれない。その点については、次の章で見ていこう。

夢は心の傷薬

すべては時間が解決すると昔から言われている。今から数年前、この言葉が科学的にも正しいのか検証してみることにした。もしかしたら、傷を癒しているのは、単なる時間ではなく、夢を見ている時間なのかもしれない。

レム睡眠中の脳の活動と、脳内の化学物質に関する研究をもとに、私はある仮説を立てていた。レム睡眠中の夢は、セラピーのような役割を果たしているのではないか。つまり、レム睡眠の夢は、その日に経験したつらい出来事、トラウマになるような出来事から、棘をとり除く役割を果たしている。そのおかげで、朝起きたときは、心の傷が癒えているのかもしれない。

この説の根拠は、レム睡眠中に脳内の化学物質が劇的に変化することだ。ノルアドレナリンと呼ばれるストレスホルモンが、脳内から完全に一掃される。実際、1日24時間の中で、この**不安を誘発するホルモンが完全に脳内からなくなるのは、レム睡眠の間だけ**だ。ノルアドレナリンは、別名ノルエピネフリンとも呼ばれていて、誰でも知っている体内のホルモンと同じ働きをする。それは、アドレナリンだ。

MRIを使った研究により、感情と記憶に関する脳内のすべての部位が、レム睡眠中（つまり夢を見ているとき）に再起動することが明らかになった。その部位とは、扁桃体（感情）と海馬（記憶）だ。

このことからわかるのは、夢を見ているときは感情に特化した記憶の処理が可能になるということ。そして、脳内にストレスホルモンが存在しないときに感情の記憶が再現されているということだ。そこで私は考えた。レム睡眠中の脳は、ストレスホルモンの存在しない安全な環境の中で、不快な記憶を再処理しているのではないだろうか？

夢を見るレム睡眠は、心の傷薬として機能しているのかもしれない。日々の生活で心に刺さった棘を、夜の間にとり除いているのかもしれない。神経生物学、および神経心理学の観点で考えれば、その可能性は大いにある。もしこの説が正しいなら、朝目を覚ましたときは、前日のイヤな出来事に対して、もう悪い感情はもっていないはずだ。

これが**「夢は夜間セラピーである」仮説**だ。この仮説では、夢を見るレム睡眠には、2つの重要な役割があると考える。1つは、価値のある出来事、大きな出来事の細部を記憶し、それを既存の知識と統合して、個人の経験として蓄積すること。もう1つは、嫌悪感やつらさをともなう記憶を忘れる、または解体することだ。もしこの説が正しかったら、レム睡眠の夢は一種の内省であり、セラピーの効果があると考えられる。

ここで、自分の子ども時代を思い出してみよう。中でも強く印象に残っている記憶は何だろうか？　それらの記憶をリストにしてみれば、おそらくほぼすべてが感情にまつわる記憶だということに気づくだろう。たとえば、親と離ればなれになってとても怖かったこと。もう少しで車に轢かれそうになったこと。

しかし、ここでもう1つ気づくことがある。それらの詳細な記憶も、それを経験したときほどの強い感情を引き起こさなくなっている。出来事を忘れたわけではない。ただ記憶から感情がとり除かれただけだ。完全ではないにしても、大部分の感情はなくなっている。出来事を頭の中で再現することはできるが、当時の激しい感情はもうそこにはない。

レム睡眠の夢のおかげで、ネガティブな記憶にまつわる激しい感情を和らげることができる。しかし、このときレム睡眠がしているのは、セラピーだけではない。記憶の本体から、悲しみや恐怖、怒りといった感情だけをはぎとるという離れ業も行っている。そのおかげで、大きな出来事の経験から学び、なおかつそれにともなうネガティブな感情は忘れることができるのだ。

仮にレム睡眠にこの機能がなかったら、今ごろ私たちは、過去の記憶から生まれる不安や恐怖に押しつぶされているだろう。何か大きな出来事を思い出すたびに、そのときの感情までセットで襲ってくるからだ。レム睡眠は、独特な脳の動きと脳内物質の配合を活用して、そうならないように私たちを守ってくれている。

しかし、以上はあくまでも仮説だ。そこで次は実験の出番になる。実験の結果が、この説の信憑性をたしかめる第一歩になるだろう。

どんな夢がトラウマを癒やすのか

健康な若い大人を集め、ランダムに2つのグループに分けた。どちらのグループも、感情を喚起するような画像を見て、そのときの脳の動きをMRIで記録する。そして12時間後、参加者はまたMRIに入り、同じ画像を見せられる。そして2回ともMRIの画像だけでなく、参加者本人の自己申告による感情も記録する。

しかし、2つのグループには重要な違いがある。1つのグループは同じ日の朝と夜にテストを行い、もう1つのグループは夜と朝の2日に分けてテストを行うのだ。前者のグループは、テストの間の12時間もずっと起きている。そして後者のグループは、テストの間に一晩ぐっすり眠る。この方法により、MRIの画像という客観的な情報と、参加者の自己申告という主観的な情報の両方が手に入る。

テストの間に一晩ぐっすり眠ったグループは、2回目に同じ画像を見たときに、1回目よりもかなり心が落ち着いていたと自己申告した。MRIの画像も、その感想を裏づけている。ネガティブな感情を生む扁桃体の活動が大幅に減ったことが確認された。それに加えて、眠ることで理性を司る前頭前皮質が再び活発になり、ネガティブな感情の暴走にブレーキをかけていることもわかった。

対してずっと起きていたグループは、そのような感情の処理が行われた兆候が見られなかった。感情の脳は、1回目と同じように強く反応していた。そして参加者の自己申告も、MRIで記録した脳の活動を裏づけている。

この実験では、眠っている間の脳の働きも記録していたので、この疑問にも答えることができる――本人が感じる睡眠の質と、感情の処理能力の間には関係があるのだろうか？

仮説でも予言していたように、レム睡眠の夢とレム睡眠中の脳内物質が、夜間セラピーの成否を決めていた。つまり、心の傷を癒やすのは、単なる時間ではなく、レム睡眠で夢を見ている時間だということだ。

心の傷を癒やすには睡眠が必要であり、とりわけレム睡眠は欠かせない。しかし、レム睡眠の間に夢を見ること、さらにはつらい経験そのものを夢に見ることは、過去の不安や恐怖から解放されるために必要なことなのだろうか？　シカゴにあるラッシュ大学のロザリンド・カートライトが、患者を治療する過程でこの疑問を解決してくれた。

私見を述べるとすれば、カートライトはフロイトと並ぶ夢研究の先駆者だ。離婚など、精神的にひどく落ち込むような出来事を経験し、その結果として抑うつの症状を見せるようになった人たちの夢を研究したのだ。心の傷がまだ生々しく残っているころから、彼らがどんな夢を見たか話を聞き、記録していく。そして夢の内容を分析し、起きているときと同じ感情のテーマを探す。その後も1年にわたって追跡調査を行い、感情的なトラウマによって生まれた抑うつや不安が解消されたか、それともまだ残っているかを判断した。

カートライトはその結果を、何度かにわけて発表した。その一連の報告はどれもすばらしく、私は今でもときおり読み返している。

カートライトの調査によると、**トラウマになるような体験をした直後に、その体験の夢を見た人だけが、その後に抑うつ状態を脱し、心の問題を克服している。**彼らは出来事から1年後には、完全に回復したと判断できる状態になっていた。夢は見るが、つらい体験そのものの夢は見なかった人たちは、その体験を乗り越えることができず、1年たっても抑うつ状態を脱することができなかった。

カートライトの調査によって、レム睡眠で夢を見るだけでは、トラウマを癒やすことはできないとわかった。つらい経験にともなうネガティブな感情を消したいのなら、それと同じ感情を喚起する夢を見なければならない。傷ついた心を癒やし、過去のトラウマを克服して前に進んで行くには、一般的な夢ではなく、ある特定の内容の夢を見ることが必要だ。

カートライトの報告によって、私たちが生物学から導き出した「睡眠は夜間セラピー」説が、心理学の実例からも証明できることが明らかになった。しかし、研究室の理論と診療データを組み合わせ、実際にPTSD治療に役立てるようになるには、ある土曜日のシアトルで起こった偶然の出会いを待たなければならなかった。

PTSDと夢セラピー

PTSDとは、悲惨な体験をきっかけに長期にわたって心身に支障を来す病気であり、帰還兵などがよく発症する。覚醒時に当時のつらい記憶がよみがえるフラッシュバックや、くり返す悪夢に悩まされることが特徴だ。レム睡眠がもつ夜間セラピーのしくみは、PTSDの治療でも役に立つのだろうか?

戦場の悲惨な体験をフラッシュバックによって思い出すとき、本人は当時とまったく同じ感情を味わうことになる。それはつまり、出来事と感情の切り離しに成功していないということだ。診療所でPTSD患者の話を聞くと、過去のトラウマを乗り越えられないという表現がよく出てくる。つらい体験を思い出すたびに、解決されていない感情もそのままよみがえるのだ。

すでにわかっていたのは、**PTSD患者のレム睡眠は乱れている**ということだ。それに加えて、PTSD患者は脳内のノルアドレナリンが通常より多いという可能性も指摘されていた。

そこで私は、レム睡眠の夜間セラピー機能と、それを裏づける研究資料をもとに、PTSDとレム睡眠に関する仮説を組み立てた。PTSDを発症する原因の1つは、脳内のノルアドレナリン量が異常に多く、そのせいで通常のレム睡眠が妨げられるからではないだろうか？　そしてその結果、レム睡眠の夢の中で、感情と経験を切り離すことができなくなっているのではないか？

しかし、私がもっとも関心をもっていたのは、PTSD患者がくり返し悪夢を見るという事実だ。これはほぼすべての患者に共通する症状であり、診断の基準の1つにもなっている。トラウマとなる体験をしたその日の夜に、レム睡眠の夢の中で出来事と感情を切り離すことに失敗すると、感情の切り離しに成功するまで、出来事が何度も夢に現れるのではないだろうか。これがおそらく、PTSDで悪夢をくり返し見るメカニズムなのだろう。

そこで、1つの仮説を立てることができる。PTSD患者を対象に、睡眠中のノルアドレナリンを減らし、レム睡眠の夢がセラピーを行う環境を整えることができれば、健全なレム睡眠を回復させることができるはずだ。そして健全なレム睡眠が回復すれば、PTSDの症状も緩和されるはずであり、悪夢の減少にもつながるだろう。

この仮説を証明するには、臨床データが必要だ。そのとき私は、すばらしい偶然の出会いに恵まれた。

この仮説を発表した直後、私はシアトルで行われたある会議に出席し、退役軍人病院で働くマレー・ラスキンド医師と出会った。私たちはそれぞれ自分の研究を発表するために会議に出席したが、お互いに相手の研究のことはまったく知らなかった。

　ラスキンドは長身の優しい目をした男性で、ユーモアでまわりの人を安心させることができる。しかも医師としてもきわめて優秀で、とくにＰＴＳＤとアルツハイマー病治療の第一人者だ。

　その会議で、ラスキンドは、彼自身が最近発見したある謎の現象について話した。彼のＰＴＳＤクリニックでは、帰還兵の患者にプラゾシンと呼ばれるジェネリック薬品を処方していた。プラゾシンは高血圧を抑える薬だ。しかしラスキンドは、この薬の予期せぬ効果に気がついた。どうやらプラゾシンには、くり返す悪夢というＰＴＳＤ特有の症状を抑える効果もあるらしい。薬を処方して数週間もすると、患者はいちように驚いた顔で報告する。

「先生、不思議なことに、もうあの悪夢を見なくなったんですよ。今はもう、眠るのがそれほど怖くありません」

　ラスキンドが血圧を下げるためだけに処方していたプラゾシンには、脳内のノルアドレナリンを減らすという隠れた効果もあったようだ。ラスキンドは自分でも気づかないうちに、まさに私が考えていた実験を行っていたのだ。レム睡眠中の異常に高いノルアドレナリン数値を下げ、ＰＴＳＤ患者に通常のレム睡眠を体験させる。

　プラゾシンを飲むと、危険なほどたくさんあった脳内のノルアドレナリンが少しずつ減っていき、健全で質の高いレム睡眠をとり戻すことができる。そして**レム睡眠が正常になれば**

PTSDの症状が緩和され、くり返す悪夢に悩まされることもなくなるのだ。

ラスキンドと私は、会議の後もしばらく連絡をとり続け、お互いの研究について報告していた。そして数ヵ月後、彼はカリフォルニア大学バークレー校にある私の研究室を訪ねてくれた。その日は2人でずっと話し込み、そのまま夕食に突入してしまった。

私はそこで、レム睡眠の夢はセラピーであること、それが彼の発見したプラゾシンの意外な効果と一致することを熱心に説明した。あれはまさに、興奮でゾクゾクするような会話だった。おそらく私のキャリアで、あそこまで興奮したことはなかっただろう。私の科学的理論が、臨床データによって見事に証明されたのだ。

その後、ラスキンドの研究や、幅広い臨床試験の結果をもとに、プラゾシンは退役軍人省からPTSDの悪夢に処方する薬として正式に認められ、さらに食品医薬品局からも同じように認可を受けた。

まだ多くの疑問は残っている。たとえば、戦場のトラウマだけでなく、性的暴行などのトラウマにも同じような効果はあるのだろうか？　それに、プラゾシンは大量に摂取すると副作用が出るので、完璧な治療法とは言いがたい。それにすべての患者で治療効果があるわけでもない。

しかし、ここが出発点だ。今の私たちは、科学的に証明されたレム睡眠の機能を、少なくとも1つは知っている。その知識をもとに、PTSDの治療に向けて一歩を踏み出すことができる。さらには、睡眠障害や、その他の精神病の治療にもつながるかもしれない。

レム睡眠が洞察力を養う

ついにレム睡眠の謎をすべて解明したと思ったのもつかの間、レム睡眠の新たな利点がまた明らかになった。そしておそらくこちらのほうが、生き残るという進化の目的と、より強く関係があるかもしれない。

顔の表情は、私たちをとり巻く環境の中で、もっとも重要な情報の1つだ。人間として機能するには、他人の表情や感情を読みとる能力が必要だ。これは人間だけでなく、高い知能をもつ霊長類なら備えておかなければならない能力だ。

脳の中には、感情のシグナル、とりわけ顔の表情を正しく読みとる仕事をする部位がある。そしてレム睡眠の間に整理されるのも、まさにこの部位だ。

レム睡眠はピアノの調律師のようなものだと考えるとわかりやすいかもしれない。感情を読みとる部位がピアノで、レム睡眠は夜の間にすべて正しい音になるように調律する。そうすれば翌日も、調律のすんだピアノで、わかりやすい感情も、わかりにくい感情も、正確に読みとることができる。

そして**レム睡眠を奪われると、この鋭く感情を見抜く能力も奪われる**ことになる。まるで曇りガラス越しに世界を見ているような、またはピンぼけの写真を見ているような気分になるだろう。レム睡眠の夢を奪われた脳は、人の表情を正しく解読することができなくなる。

そうなると、敵と味方の区別もつかなくなるだろう。

この現象を発見した実験を説明しよう。まず被験者を集め、研究室で一晩眠ってもらう。翌朝、1人の人間のさまざまな表情を写した写真を見せる。人物は同じだが、同じ写真はまったくない。どれも微妙に表情が違っていて、友好的な顔（かすかにほほえみ、目はおだやかで、話しかけやすそう）から、敵対的な顔（固く閉じた口、眉間のしわ、敵意のある目）までさまざまに変化する。表情の変化はごくわずかだが、数十枚の写真を全体として見れば、友好的から敵対的まで大きく変化している。

被験者をMRIに入れ、それぞれの表情の写真をランダムに見せる。その際、どれくらい友好的か、どれくらい敵対的かを判定してもらう。MRIは、そうやって表情を解読するときの脳の動きを記録する。

次に、すべての被験者がまた同じ実験をくり返す。しかし今度は、徹夜した状態でMRIに入ってもらう。被験者の半分は徹夜の実験を最初に行い、残りの半分は睡眠十分の実験を最初に行う。それぞれのセッションで使う写真は違うので、記憶に基づいて判断を下すこともない。

一晩熟睡したときのテストでは、MRIで見た脳の働きは緩やかなUカーブを描いていて、正確に表情を読みとっていることが認められる。微妙に違う表情の写真を見ながら、脳は何の迷いもなく「敵」と「味方」を判別していく。脳内の活動だけでなく、被験者自身の答えも、判断が正しいことを物語っていた。表情が発するどんな小さなサインも見逃していない。

そして、レム睡眠の質も大いに関係があることが確認された。レム睡眠の質が高い人ほど、脳の調律も正確になっていた。上質のレム睡眠というプラチナサービスを受けた人は、翌日には人心のエキスパートになれるということだ。

しかし、同じ被験者が、今度は睡眠を奪われたらどうなるか。貴重なレム睡眠を奪われた彼らは、もう正確に表情を読みとることができなくなっていた。MRIで見ても、十分に寝たときのきれいなカーブはもう認められない。いちばん下からいちばん上に一気に上昇し、そして後はただ平坦になる。

脳はただ過剰に反応するだけで、表情が送る信号の微妙な違いを読みとることはできない。他人の表情を読みとる能力はどこかへ行ってしまった。脳内の感情ナビゲーションシステムが、GPS信号を受信できなくなってしまった状態だ。

レム睡眠による脳の調律が行われず、感情を読みとる能力を失った被験者は、恐怖に支配されるようになる。穏やかな表情でも、自分に敵意をもっていると判断してしまう。**レム睡眠を奪われた脳にとって、世界は危険に満ちた場所**だ。客観的な現実と、主観的な現実が解離する。レム睡眠が奪われると、まともなソーシャルスキルも奪われてしまうのだ。

ここで、睡眠不足が常態化している職業を考えてみよう。たとえば、法律家、兵士、医師、看護師、救急医療や災害救助で働く人たち、それに新生児の親も忘れてはいけない。どの職業も、他人の表情を正確に読む能力が求められる。その判断が命に関わることも多い。

兵士は相手の敵意を正確に感じとり、引き金を引く判断をしなければならない。医師は患者の苦しみを正確に感じとり、診断や薬の処方を決めなければならない。親であれば、甘やかすときと、厳しくしつけるときを正確に判断しなければならない。レム睡眠を奪われ、脳の調律が行われないと、彼らは状況を正しく判断するソーシャルスキルを失い、深刻な結果につながる間違った判断を下しかねない。

人間の一生を通して見てみると、レム睡眠の調律機能が本格的に活動を始めるのは、思春期の直前の時期だ。子どものうちは親の庇護下にあり、大きな決断はすべて親がしてくれる。そのためレム睡眠も、子どものうちは調律機能をあまり発揮しない。

しかし10代に入り、自立のステージを迎えると、今度は自分の力で社会の荒波を乗り越えていかなければならない。すると脳のほうでも、レム睡眠の調律機能をフルに発揮するようになる。

しかし、だからといって、小さな子どもにはレム睡眠が必要ないというわけではない。レム睡眠は他にも大切な機能があるからだ。ただ、この感情を読みとる能力の調律という機能は、思春期を迎えて自立に向かうときに必要になる。他人の感情を読みとるという複雑な仕事をこなし、ひとりの人間として社会に参加しなければならないからだ。

このように、レム睡眠は思春期の子どもの脳で大切な働きをしている。しかし現在の学校システムは、始業時間が早く、子どもたちから貴重なレム睡眠を奪う結果になってしまっているのだ。この問題については、第15章でまた詳しく見ていこう。

第11章

夢と創造と問題解決

——夢が創造力を生み、問題を解決する

レム睡眠の役割は、勤勉な衛兵のようにあなたの正気と心の安定を守ることだけではない。大きな役割はもう1つある。それは、知的に情報を処理し、創造性と問題解決能力の発達につなげることだ。レム睡眠のこの能力に着目し、普通なら意のままにできないレム睡眠をコントロールしようとする人もいるぐらいだ。

夢は創造性が生まれる場所

すでに見たように、深いノンレム睡眠は記憶を定着させるという働きがある。しかし、それらの**記憶を統合し、より高度な目的のために活用するのはレム睡眠の役目だ。**レム睡眠で

夢を見ているとき、脳はこれまでに蓄えた膨大な量の知識を吟味し、そこからある規則性や共通点を導き出している。そして翌朝になって目を覚ますと、頭の中の情報が整理され、画期的な解決策を思いついたりする。こう考えると、**レム睡眠の夢は、情報の錬金術**と言えるかもしれない。

この「アイデアを生む」というレム睡眠の働きから、人類史上でもっとも大きな発見の1つが生まれた。すべての知識と、その知識の間にある関係を発見することほど、レム睡眠の知性の偉大さを物語るものは存在しないだろう。

いや、わかりにくい表現だったら申し訳ない。わざと難解な表現をしているわけではないのだ。私はただ、ドミトリ・メンデレーエフが、1869年2月17日に見た夢の話をしているだけだ。その夢から、元素の周期表が生まれた。彼は夢の中で、すでに知っているすべての元素を概観し、その規則性を発見したのだ。

ドミトリ・メンデレーエフはロシアの化学者だ。彼はその斬新な発想力で、存在がわかっている宇宙の元素には、何らかの規則性があるはずだと考えた。これを神の意図を探す試みと表現する人もいるだろう。メンデレーエフはこの挑戦に夢中になり、元素の名前と主な働きを書いたカードまでつくったほどだ。家でも、研究室でも、列車の長旅でも、彼は手づくりの元素カードを目の前に並べ、何らかの規則性を見出そうとしていた。こうして何年も自然の謎に挑戦し、そして何年も失敗し続けた。

一説によると3日連続の徹夜の後で、彼のイライラはついに頂点に達した。頭の中では元素がグルグル回っているが、どうしても規則性を見つけることができない。メンデレーエフはついにあきらめ、眠ることにした。

そして彼は夢を見た。夢を見ている脳が、起きている脳にはできなかったことを成し遂げた。脳内に詰まった知識を統合し、そしてひらめきの瞬間が訪れ、すべての元素をきれいに並んだマス目の中に収めたのだ。元素の「周期」と「族」を基準に、性質の変化に従って整然と並んでいる。メンデレーエフ自身の言葉を紹介しよう。

私は夢の中で表を見た。その表の中に、すべての元素がぴったりとはまっていく。そして目が覚めると、すぐに紙に書いた。後で訂正が必要になったのは、たった1ヵ所だけだった。

夢に出てくる解決策に懐疑的な人もいるだろうが、メンデレーエフの体験を否定することはできない。存在が知られているすべての元素に規則性を見出したのは、彼の起きている脳ではなく、夢を見ている脳だった。すべてをレム睡眠に任せた結果、大発見につながったのだ。

私自身が属する神経科学の世界も、夢から生まれたひらめきの恩恵を受けている。その最たる例が、オットー・レーヴィのひらめきだろう。レーヴィはカエルを使った実験をするという夢を見て、そこから神経細胞が化学物質を使って互いに交信しているという発想が生まれたのだ。

神経細胞は、神経伝達物質と呼ばれる化学物質を出し、シナプスと呼ばれる接合部を通して、別の神経細胞に情報を伝えている。そして、シナプスの部分にはすき間がある。直接つながった部分を通して電気信号を伝えているのではないのだ。オットー・レーヴィは、この夢が教えてくれた発見でノーベル賞を受賞した。

芸術の世界でも、夢のひらめきは活躍している。たとえば、ビートルズの「イエスタデイ」と「レット・イット・ビー」だ。この2曲をつくったポール・マッカートニーは、夢の中でメロディが浮かんできたと言っている。彼が「イエスタデイ」について語った言葉を引用しよう。

目を覚ましたら、頭の中に美しいメロディがあったんだ。「いい曲だな。何ていう曲だろう」と僕は考えた。すぐそばにアップライトピアノがあった。ベッドの右側の、窓の近くだ。そこでベッドから出てピアノの前に座り、最初にGのコードを弾き、次にFシャープマイナーセブンス、それからB、Eマイナー、そして最後はEだ。コードはすらすらとつながった。とてもいいメロディだと思ったけれど、夢に出てきたものなので、自分がつくったとは信じられなかった。「いや、自分はこんな曲をつくったことはない」と。でもあれは僕がつくった曲だった。信じられない出来事だよ!

私はリバプールで生まれ育ったので、どうしてもビートルズびいきになる。しかし夢から作品が生まれた物語としては、ローリング・ストーンズのキース・リチャーズのほうが上かもしれない。リチャーズが夢に見たのは、「サティスファクション」の有名な冒頭のリフだった。

当時の彼は、ベッドの横にギターとテープレコーダーを置き、夜に何か思いついたらすぐに録音できるようにしていた。そして1965年5月7日、フロリダ州クリアウォーターでの公演を終えたリチャーズは、ホテルの部屋に戻ってきた。

いつものように、ギターをもってベッドに入った。そして翌朝目を覚ますと、テープが最後まで回った状態になっていた。「自分は何もしていないけどな。もしかしたら寝ている間に録音ボタンを押してしまったのかもしれない」。そう考えてテープを巻き戻し、再生ボタンを押すと、「サティスファクション」のリフが聞こえてきたんだ。最初のヴァースがすべて録音されていた。そしてその後の40分は、ずっといびきの音だったよ。

夢という創造のミューズは、文学界でもさまざまなインスピレーションを与えている。たとえばメアリー・シェリーは、1816年の夏、レマン湖のほとりにあるバイロン卿の別荘に友人たちと滞在していたある夜に、恐ろしい夢を見た。あまりにもリアルな夢だったので、起きているときに起こったことだと勘違いしたほどだ。そしてその夢から、ゴシック小説の傑作『フランケンシュタイン』が誕生した。

また、フランスのシュルレアリスムの詩人、サン・ポール・ボーは、夢の能力をよく知っていたので、ベッドに入る前に寝室のドアに「起こすな。詩人が仕事中だ」と書かれた張り紙をしていたという。

これらの逸話は、話としてはおもしろいが、実験のデータとして扱うことはできない。それでは、レム睡眠が創造的な発想につながることを証明するには、どのような科学的な証拠が必要なのだろうか。レム睡眠の問題解決能力を神経科学で説明するには、どうしたらいいのだろう。

レム睡眠のあいまいなロジック

眠っている間の脳の検査で難しいのは……、それは、本人が眠っているということだ。眠っている人は、パソコンを使ったテストを受けることはできないし、質問にも答えられない。認知科学の調査で一般的な方法は、すべて使えないということだ。この章の最後で触れるいわゆる明晰夢《めいせきむ》ならそれも可能かもしれないが、明晰夢を見る人を簡単に調達できるわけではない。

そのため、睡眠を科学的に研究しようとすると、寝ている間の脳をただ観察するしかない。その間、被験者に何らかのテストを受けてもらうことは不可能だ。寝る前と起きた後にテストを受けてもらい、その結果から、睡眠の各段階や夢が、翌朝のテストの結果にどんな影響を与えたかを推測するだけだ。

私はハーバード大学メディカルスクールのロバート・スティックゴールドと共同で、この問題に対する解決策を考案した（直接的な解決にはならず、完璧とも言いがたいが）。第7章に出てきた「睡眠慣性」を覚えているだろうか。起きた直後に、まだ脳の中に眠りが残っている状態だ。私たちが考えたのは、この半分起きて、半分眠っている状態を、睡眠の調査に活用できないかということだ。といっても、朝の半分眠っている状態のときにテストを受けてもらうのではない。ノンレム睡眠とレム睡眠のさまざまな段階で起こして、その都度テストを受けてもらうという方法だ。

ノンレム睡眠とレム睡眠には、それぞれに独自の脳の働きと、脳内物質の配合がある。起きたからといって、脳内の状態がすぐに変わるわけではない。寝ていたときの脳波と脳内物質はまだ残っていて、完全に覚醒する前の「睡眠慣性」の状態をつくり出す。とくに、自然に目覚めるのではなくむりやり起こされたときは、睡眠慣性の状態になりやすい。しかし時間がたつにつれて、起きる直前の脳内の状態はだんだんと薄れ、覚醒の状態に近づいていく。

そこで私たちは、被験者が起きたらすぐに、わずか90秒で終わる認知テストを受けてもらうことにした。こうすれば睡眠に近い状態の脳を知ることができる。ある物質が気化した気体をとらえて分析し、物質の性質を調べるようなものだ。

この方法はうまくいった。ここでの認知テストはアナグラム（アルファベットを並べ替えて単語をつくるゲーム）を行うことにした。それぞれの単語は5つのアルファベットでできていて、正解は1つしかない（たとえば、「OSEOG」であれば、できる単語は「GOOSE」しかない）。

参加者は、ランダムに並んだ5つのアルファベットを、一度に1組ずつ見る。スクリーンに映るのはわずか数秒だ。そして時間内に思いついた単語を口頭で答える。時間が来たら、また次の5つのアルファベットがスクリーンに現れる。1回のテストは90秒で終わりだ。テストが終わったら参加者はすぐに眠りに戻る。そして私たちは、参加者ごとの正解の数を記録する。

参加者は事前に実験内容の説明を受け、研究室に用意されたベッドで眠る。その際、頭部と顔に電極をつないでおく。私たちは隣の部屋のモニターで、彼らの眠りをリアルタイムで観察する。またすべての参加者は、眠る前にアナグラムテストの予行練習を何度か行い、テスト形式に慣れておく。実験が始まると、被験者は一晩に4回起こされる。ノンレム睡眠時に2回、レム睡眠時に2回だ。

ノンレム睡眠時に起こされたときは、参加者はほとんど頭が働かないようで、テストの正解はほとんどなかった。しかし、レム睡眠時に起こしたときはまったく違う結果になった。全般的に、問題解決能力が飛躍的に向上し、ノンレム睡眠時に起こされたときだけでなく、**日中の覚醒時よりも、正解が15〜30%も多かった**のだ！

違ったのは正解の数だけではない。レム睡眠時に起こされたときは、問題の解き方も、ノンレム睡眠時に起こされたときや日中の覚醒時とは違ったのだ。ある被験者によると、レム睡眠時に起こされたときは、正解がただ頭に「浮かんでくる」という。もっともその被験者は、起こされたときに自分がレム睡眠をしていた自覚はなかったのだが。

いずれにせよ、夢を見ていた状態が残っている脳は、解決策が簡単に浮かんでくるようだ。ノンレム睡眠で起きたときや、日中の覚醒時は、意識的に考えて答えを出そうとするのだが、レム睡眠時に起きたときはすぐに正解にたどり着く。どうやらレム睡眠の状態が残る脳は、情報の処理がより柔軟になっているようだ。

スティックゴールドはさらに、同じような被験者を起こす手法を使って実験を行い、レム睡眠で夢を見ている脳がより創造的に記憶を処理していることを証明した。彼が着目したのは、関係のある概念の記憶（意味的知識ともいう）が夜の間どのように機能しているかということだ。意味的知識は、関係する概念が樹形図のようにつらなっている。図14はその一例だ。私が教授を務めるカリフォルニア大学バークレー校から、私が連想した概念が並んでいる。

スティックゴールドは、標準的なコンピューターテストを使い、ノンレム睡眠時に起こされたとき、レム睡眠時に起こされたとき、日中の覚醒時のそれぞれで、被験者に関係する概念の樹形図をつくってもらった。ノンレム睡眠時に起こされたときにつくる樹形図は、近い関係にある言葉が理路整然と並んでいた。図14と同じだ。

しかし、レム睡眠時に起こされたときにつくる樹形図はまったく違っていた。関係する概念がつながっているきれいなピラミッド型はもう存在しない。レム睡眠の脳は、当たり前の

図14 ▶ **関係する記憶のネットワーク**

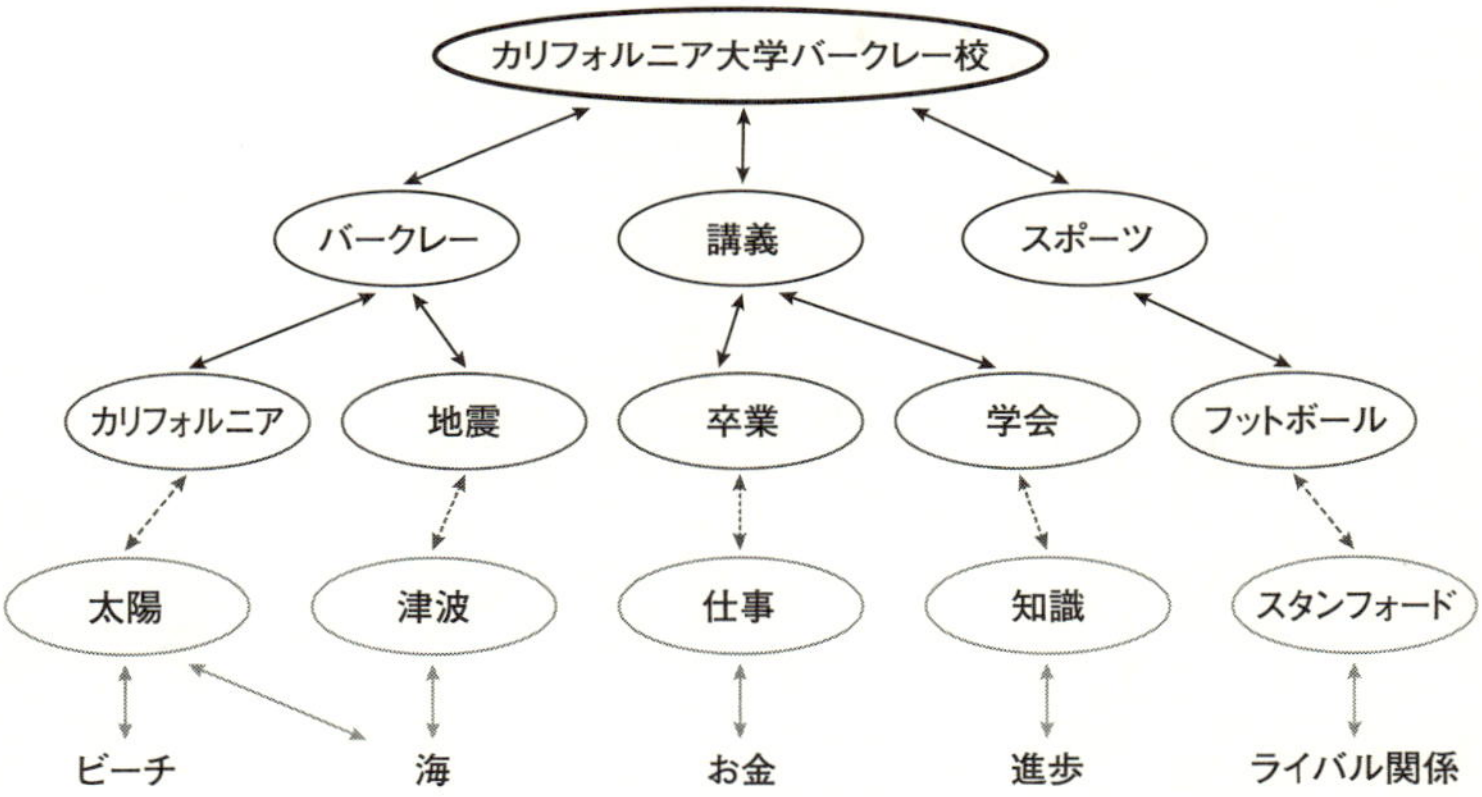

常識にまったく興味をもっていないようだ。当然の答えを無視して、とんでもない飛躍を見せる。

レム睡眠の脳に論理の番人は存在しない。記憶の倉庫の中を自由に走り回ることができる。**レム睡眠で夢を見ている脳は、ほぼ「何でもあり」の状態**だ。そして結果を見るかぎり、変であるほどいいようだ。

アナグラムの実験と、意味の樹形図をつくる実験でわかったのは、レム睡眠の脳がいかに特殊な働きをしているかということだ。ノンレム睡眠の脳とも、覚醒時の脳ともまったく違う。レム睡眠に入り、夢が始まると、じつに独創的な夢のリミックスが行われる。当たり前の常識は、ここでは通用しない。まったくかけ離れた記憶同士が、思わぬところでつながりをつくる。むしろ、あえていちばん遠い記憶を探して結びつけているようだ。

記憶の可能性が広がるこの現象は、望遠鏡を反対側からのぞく感覚に似ている。望遠鏡を普通にのぞくと、対象が大きくなって細かいところまでよく見えるが、まわりの全体像は見えない。視野が狭くなっている状態だ。それを逆からのぞくと、広く全体が見わたせるようになる。

起きているときの脳は、ごくかぎられた記憶のつながりしか見えていない。しかしレム睡眠で夢を見ているときは、貯蔵された記憶をすべて俯瞰し、あっと驚くつながりをつくることができる。

夢の中で記憶が溶け合う

ここで紹介した2つの実験と、ドミトリ・メンデレーエフが経験したような夢の中のひらめきを組み合わせると、2つの仮説が浮かび上がる。

1つは、起きている脳に問題を構成する要素を記憶させたら、レム睡眠の間に脳が独創的な解決策を見つけてくれるという仮説だ。そしてもう1つは、ただレム睡眠を経験するだけでなく、夢の内容も、問題解決の正否に影響を与えているという仮説だ。前の章で見たように、レム睡眠時に感情の整理を行うときは、レム睡眠だけでなく、夢の内容も大切だった。問題解決の場合も、同じことが言えるのではないだろうか。

私や他の研究者による実験の結果、夢の内容も大切であるということが何度も証明された。私があなたに、2つの単純な物事の関係を教えたとしよう。たとえば、「AはBより優先される（A＞B）」といったことだ。次に、「BはCより優先される（B＞C）」と教える。2つの異なる前提だ。

次に、AとCを一緒に見せ、どちらを選ぶかと尋ねると、あなたはおそらくAを選ぶ。なぜならあなたの脳が、すでに存在する記憶（A＞BとB＞C）から、A＞B＞Cという関係を推論し、今まで存在しなかった前提であるA＞Cという答えを導き出したからだ。これが、関係する記憶の処理であり、レム睡眠の間にこの活動がとくに活発になる。

ハーバード大学時代の同僚のジェフリー・エレンボーゲンと共同で、ある研究を行った。A＞Bのような前提をたくさん用意し、それを被験者に教える。すべての前提は独立しているが、全体として関係がある。先ほどのA＞B＞Cと同じだ。次に、被験者にテストを受けてもらう。個々の前提に関する知識だけでなく、前提同士の関係も推論するようなテストだ。

その結果、前の晩に寝た人、とくに明け方のレム睡眠をきちんととった人たちだけが、記憶している前提を関連づけることができた。たとえばA＞B＞C＞D＞E＞F、というように。そして、B＞Eのように、離れた要素の間の関係も見つけることができた。また、60～90分の昼寝（レム睡眠を含む眠り）をしたときも、まったく同じ効果が認められた。

人は眠りの中で、お互いにかけ離れた記憶の要素を結びつけることができる。私たちの実験の参加者は、バラバラになったジグソーパズルのピースをもって眠りに就き、そして眠りの中でパズルを完成させたのだ。これが、知識（個々の事実を保持すること）と、知恵（すべての事実が組み合わさったときの意味を知っていること）の違いだ。簡単に言えば、学ぶことと理解することの違いということになる。そしてレム睡眠は、理解することを可能にしてくれる。

こんなのは単なる情報の数珠つなぎで、たいしたことではないと思う人もいるかもしれない。しかし**この能力こそが、人間の脳とコンピューターを分けるカギ**になる。コンピューターは、大量のデータを正確に記憶することができる。しかし一般的なコンピューターは、それらのデータの関連性を見つけたり、独創的な組み合わせを思いついたりすることはできない。ただハードディスクの中に保存しておくだけだ。私たち人間の記憶は、関連というウェブの中で密接につながり合っていて、そこから柔軟な発想や、正確な予測が可能になる。私たち人間にそれができるのは、レム睡眠と夢のおかげだ。

暗号解読と問題解決

レム睡眠の仕事は、情報を斬新な発想で結びつけることだけではない。もっとすごいこともやっている。**レム睡眠は、個々の情報から「抽象的な」概念もつくり出すことができる**のだ。たとえばベテランの内科医なら、患者のちょっとした症状という情報を組み合わせ、正しい診断を下すことができる。この抽象的な概念をつくり出すスキルは、長年にわたる努力で獲得することも可能だ。しかしレム睡眠なら、わずか一晩で同じことを達成できる。

その最たる例が、言語の習得だろう。赤ちゃんの脳は、個々の言葉を聞きながら、複雑な文法のルールという抽象的な概念を頭の中でつくり上げている。生後わずか18ヵ月の赤ちゃんでも、初めて聞いた言葉から抽象的な文法を推論することができる。

ただし、初めて言葉を聞いたその日のうちに眠ることが条件だ。前にも見たように、赤ちゃんはとくにレム睡眠が多く、そして言語の獲得にはレム睡眠が欠かせない。しかし、レム睡眠が力を発揮するのは乳幼児期だけではない。大人になってから外国語を学ぶときも、同じような効果があるという調査結果が、これまでに何度か報告されてきた。

しかし、睡眠から生まれた革新的な発想という意味では、おそらくこれに勝る例は存在しないだろう。スタートアップ企業やテクノロジー企業で睡眠について講演を行うとき、私はいつもこの例を話している。睡眠の大切さを十分にわかってもらえるからだ。それは、ドイツにあるリューベック大学のウルリヒ・ワグナー博士が行った実験だ。

これはなかなか厳しい実験で、おそらく参加したいと思う人は皆無だろう。べつに何日も徹夜をさせられるわけではない。ただ山のような数字の問題を解くだけだ。これはたとえるなら、割り算の筆算を1時間以上も延々と続けるようなものだろう。あまりにもうんざりして、途中で生きる意欲を失うに違いない。そう断言できるのは、私も被験者になったからだ!

実験の冒頭で、問題を解くルールを与えられる。しかしここには、被験者には教えられないルールも存在する。そのルールに気づけば、すぐに答えにたどり着ける。いってみれば近道のようなものだ。被験者は、ルールを知らずに、まず何百もの問題を地道に解いていく。

それが終わると、また12時間後に戻ってきて同じような問題を解く。そして2度目のテストの終わりで、被験者は隠れたルールに気づいたか尋ねられる。

このとき、被験者は2つのグループに分けられている。1つは朝に1回目のテストを受け、12時間ずっと起きていてその日のうちに2回目のテストを受ける。もう1つは夜に1回目のテストを受け、その後で8時間ぐっすり眠り、そして翌朝に2回目のテストを受ける。

ずっと起きていたグループで隠されたルールに気づけたのは20%だけだった。しかし睡眠を挟んだグループは、ほぼ60%が気づくことができたのだ。これはつまり、**睡眠によって創造性に3倍の開きが出た**ということだ！

昔から「問題を寝かせる」とはよく言うが、問題を「起こしておく」とは言わないのはそのためだろう。おもしろいことに、「問題を寝かせる」というような表現は、世界のほとんどの言語に存在する。夢を見るレム睡眠が問題を解決するという現象は、どうやら全世界に共通するようだ。

機能は形に従う——夢の中身が問題だ

作家のジョン・スタインベックはこんな言葉を残している。「夜は難しかった問題も、夜の間に睡眠の委員会が働けば、朝には解決している」。「委員会」を「夢委員会」にしていたら、なおよかっただろう。

夢を問題解決に活用したいなら、どんな夢でもいいというわけではなく、それにただ眠ればいいというわけでもない、大切なのは夢の中身だ。しかし、これはとくに新しい考え方ではない。しかし科学的に証明するには、仮想現実の登場を待つ必要があった。そしてその過程で、メンデレーエフやレーヴィをはじめとする多数の証言が浮かび上がってきた。

ここでまた、研究仲間のロバート・スティックゴールドに登場してもらおう。彼は、被験者が仮想現実の迷路を歩くという、画期的な実験を考案した。最初の学習の段階で、被験者はそれぞれがランダムに割り当てられた違う入り口から迷路に入り、外に出る道を探す。彼らの学習を助けるために、スティックゴールドは迷路の中に特徴のあるモノ（たとえばクリスマスツリー）を置いた。被験者はこれらを目印にすることができる。

最初の学習の段階で、100人近くの被験者が仮想現実の迷路の中を歩いた。その後、被験者の半分は90分間の昼寝をとり、もう半分はそのまま起きていてビデオを見た。被験者は全員、頭と顔に電極をつなぎ、観察されている。そして90分の間、スティックゴールドはおりにふれて眠っている被験者を起こし、どんな夢を見ていたか尋ねる。または起きている被験者を訪ね、そのときに考えていたことを何でもいいから答えてもらう。90分が終わり、そして眠っていた人の睡眠慣性が消えるまで1時間ほど待つと、被験者は全員またバーチャルの迷路の中に入る。

ここまで読んだ人なら、もう結果は予想できるだろう。昼寝をした人たちは、迷路をよく覚えていた。目印をすぐに見つけ、昼寝をしなかった人たちよりも早く出口に到達した。

しかし、予期していなかった発見もあった。それは、夢の内容による結果の違いだ。眠った人たちの中で、迷路の夢を見た人、または迷路と明確に関係のあるものの夢を見た人は、同じように眠ったが迷路関連の夢を見なかった人に比べ、ほぼ10倍もパフォーマンスが向上したのだ。

スティックゴールドがこれより前に行った、夢の中身に関する研究と同じように、ここでも夢に出てくる迷路は、最初に学習した実際の迷路と同じではなかった。たとえば、ある参加者はこんな夢を見た。

「夢の中で、私は迷路のことを考えていました。たぶん人間をチェックポイントにしていたと思います。そこから何年か前に行った旅行のことを思い出しました。そこで見たコウモリのいる洞窟が、迷路に似ていたんです」

スティックゴールドのバーチャル迷路にコウモリはいない。それに他の人もいなければ、チェックポイントもない。どうやら夢を見ている脳は、記憶をただ再現しているだけではないようだ。むしろ夢のアルゴリズムは、突出した記憶だけを選んで抜き出し、既存の記憶の中に当てはめようとするらしい。

夢はたとえるなら、スゴ腕のインタビュアーだ。彼らは話を聞き出すのがうまく、聞いた断片をつなぎ合わせ、本人も気づいていなかったようなことを指摘してくれる。夢もそれと同じで、私たちから最近の経験をすべて聞き出し、それを「過去」という文脈の中にきれいにはめこんでくれる。

最近知ったこととの意味を理解し、すでに知っていることとの関連に気づく。そこから新しい発想が生まれてくる。これはすべて、夢のおかげなのだ。新しく学んだことを脳に定着させるのがノンレム睡眠の役割だとしたら、レム睡眠と夢の役割は、ある特定の状況で学んだことを、他の状況でも応用するための方法を見つけることだ。

一般向けの講演でこの発見について話すと、たいてい同じような反論が出る。それは、睡眠時間が短いことで有名な歴史上の人物でも、たぐいまれな創造性や問題解決能力を発揮したではないかというものだ。そのときによく出る名前が、発明家のトーマス・エジソンだ。

彼の睡眠時間が本当に短かったのか、今となっては知るよしもない。しかし、確実にわかっていることがある。それは、**エジソンはよく昼寝をしていた**ということだ。彼は夢がもつ創造的な力に気づいていた。夢を見る睡眠を「天才の空白」と呼び、とことんまで活用していた。

昼寝をするときのエジソンは、まず肘掛けのある椅子を仕事机の脇にもってくる。机の上には紙とペンが置いてある。それから鉄のフライパンを、右の肘掛けの真下になる床に逆さまにして置く。それだけでもかなり謎の行動だが、エジソンはさらに、鉄製のボールベアリング2個か3個を右手に握る。そして肘掛け椅子に座り、ボールベアリングを握った右手を肘掛けの上に載せ、そこでやっと眠りに入る。

夢を見はじめると筋肉が弛緩し、右手に握ったボールベアリングが下に落ちる。それが真下にあるフライパンに当たり、大きな音がする。エジソンはその音で目覚めると、夢に出てきた創造的なアイデアをすべて紙に書く。たしかにこれは天才的だ。

明晰夢――自分の夢をコントロールする

夢の話をするなら、明晰夢について触れないわけにはいかない。明晰夢とは、夢を見ている本人が、「これは夢だ」と自覚しているような夢だ。しかし一般的には、自分の夢の内容をコントロールするという意味で使われることが多い。夢の内容を自分で決めたり(たとえば、「飛ぶ夢を見よう」など)、または問題解決など、夢に特定の仕事をさせたりすることもある。

かつては、明晰夢など存在しないと考えられていた。科学者が懐疑的になる気持ちも理解できる。第一に、夢は本来コントロールできないものであり、それを意識的に操るなどと主張したら、すでに謎の存在である夢がさらに途方もないものになってしまう。そして第二に、単なる主観的な主張を、どうやって客観的に証明するというのか? しかも主張する本人は、その間にぐっすり眠っているというのに?

今から4年前、ある画期的な実験によってすべての疑問が解けた。明晰夢を見ている人の脳を、MRIで観察したのだ。実験の参加者は、まず起きているときに左手を握り、次に右手を握る。それを何度もくり返す。そのときの脳の活動を観察し、左右それぞれの手を握るとき、脳のどの部分がどのように活動するか記録する。

次に参加者は、MRIの装置の中で眠り、夢を見るレム睡眠に入る。レム睡眠の間は、すべての筋肉が弛緩するので、夢に見ている通りに身体を動かすことができない。しかし、レム睡眠の間も目の動きだけは失われない。

明晰夢を見る人は、この「目は動かせる」という状況を利用して、寝ている間も意思の疎通を図ることができる。それぞれの目の動きが何を意味するかということを事前に決めおき、自分が見ている夢の内容を研究者に知らせるのだ（たとえば、「明晰夢に入ったら目を左側に3回動かす」、「右手を握る前に目を右側に2回動かす」というように）。

明晰夢を見られない人にとっては、夢を見ながら自分の意思で眼球を動かすなど、とても信じられないだろう。しかし私は、実際にその現場を何度も目撃してきた。そうなると、むしろ否定するほうが不可能だ。

被験者が明晰夢の始まりを告げると、研究者はMRIで脳の撮影を始める。そのすぐ後で、被験者は「これから左手を握る夢を見る」という意図を伝えてくる。それを左右交互にくり返えす。起きているときと同じだ。レム睡眠中で筋肉が弛緩しているので実際に手を動かすことはできないが、それでも夢の中では動いている。

または少なくとも、被験者は起きたときにそう主張する。そしてMRI画像を見れば、彼らが嘘をついていないことがわかる。覚醒時に手を握ったときに活動した脳の部位と、まったく同じ部位が活発になっているからだ。

こうなると、もう疑う予知はない。**明晰夢を見る人は、夢を見ているときに、いつどんな**

夢を見るか決められるということが、ついに科学的に証明された。同じような目の動きによる意思疎通を使った実験によって、明晰夢の最中に、意図的にオーガズムに達することも可能だとわかった。とくに被験者が男性であれば、それが本当なのか生理現象で確認することができる。

まだわからないのは、明晰夢が有益なのか、それとも有害なのかということだ。何の訓練もなしに明晰夢を見ることができるのは、人口の20％にも満たない。8割以上の人は、普通にしていれば明晰夢を見ないのだ。夢を自在にコントロールすることに何らかの利点があるなら、進化の過程でほとんどの人がその能力を獲得していたはずだ。

しかし、この考え方は間違っている。なぜなら、「人類の進化はすでに止まった」という前提で考えているからだ。もしかしたら、明晰夢を見る人たちは、さらに進化したホモ・サピエンスなのかもしれない。彼らの能力が自然によって選ばれれば、未来の人類は誰もが明晰夢を見て、創造性や問題解決という夢の力を意図的に活用し、個人の問題だけでなく、人類全体の問題を解決するようになるのかもしれない。そんな未来がやって来るのだろうか？

睡眠とどう
向き合うべきか？

PART 4

第12章 睡眠障害と眠らないことによる死

――どのくらい眠ればいいのか

医学的に見て、睡眠ほど数多くの深刻な障害とセットになるものはない。少し大げさな表現だと思うだろうか。

しかし、たとえば昼間にいきなり気絶したように眠ってしまうナルコレプシー、寝ている間に人を殺す夢遊病の殺人者、レム睡眠中も筋肉が弛緩せず、夢の中での行動を実際にやってしまう病気、そして寝ている間にエイリアンに拉致されたと思い込む症状――。ここまで並べれば、冒頭の主張も理解できるのではないだろうか。

おそらくもっとも驚きを禁じ得ないのは、数ヵ月のうちに死んでしまう珍しい不眠症だろう。眠らないと死ぬということは、数々の動物実験でも証明されている。

この世に存在する睡眠障害を並べたら、おそらく膨大なリストになってしまう。そこでここでは、数を絞って見ていきたい。具体的には、夢遊病、不眠症、ナルコレプシー、そして致死性家族性不眠症だ。睡眠の科学の観点から分析し、これらの病気が教えてくれる睡眠と夢の謎について考えていこう。

夢遊病

夢遊病は睡眠障害の一種であり、眠りながら何らかの動きをするのが特徴だ。眠りながら歩く、話す、食べる、メールを送る、セックスをするなどの症状があり、また非常にまれではあるが、眠りながらの殺人も報告されている。

おそらくたいていの人は、夢遊病はレム睡眠のときに起こると考えるだろう。レム睡眠で見た夢を、そのまま行動に移していると考えるのが自然だからだ。しかし実際は、いちばん深いノンレム睡眠のときに起こっている。つまり夢を見ていないときだ。眠りながら歩いている人を起こし、歩いている間に何を考えていたか尋ねると、たいてい答えは返ってこない。彼らは、夢をそのまま行動に移していたのではなく、何かの意思をもって動いていたのでもない。

夢遊病の原因は完全に解明されたわけではないが、これまでに集められたデータを総合すると、深い眠りの最中に予期しない形で神経系の活動がいきなり激しくなることが、きっかけの1つと考えられる。強い電流が脳を刺激し、深いノンレム睡眠という地下室から、覚醒という最上階のペントハウスまで一気に駆け上がれと命令を出す。

しかし脳は、途中のどこかで止まってしまう。深い眠りと覚醒という正反対の世界の真ん中で身動きがとれず、眠りと覚醒が混在した状態になる。起きているわけでもなければ、寝ているわけでもない。この混乱のなかで、脳はいつもやっている基本的な動きをしようとする。たとえば、クローゼットへ行って扉を開ける、水の入ったコップを口へもっていく、言葉を話す、といったことだ。

正式に夢遊病と診断するには、患者に病院に泊まってもらい、一晩か二晩にわたって観察する必要がある。頭と身体に電極をつないで睡眠のステージを測定し、天井にとりつけた赤外線カメラで夜の間に起こったことを撮影する。夢遊病の症状が出ると、天井カメラの映像と、電極から送られてくる脳波のデータが矛盾するようになる。これは、どちらかが嘘をついているのだろうか？

映像を見ると、患者は完全に起きているように見える。ベッドの端に腰かけて何か話し始める人もいれば、服を着て部屋を出ようとする人もいる。しかし脳波を見ると、患者は、または少なくとも患者の脳は、ぐっすり眠っている。脳波だけを見れば、紛れもない深いノンレム睡眠の脳波だ。起きている脳に特徴的な、激しく無秩序な動きはまったく見られない。

夢遊病の症状のほとんどはとくに害がない。しかし大人の夢遊病の場合、ときにはとんでもない行動につながることもある。

１９８７年、当時23歳のケネス・パークスは、カナダのトロントで妻と生後5ヵ月の娘と一緒に暮らしていた。パークスは失業中で、さらにギャンブルによる借金もあった。そのストレスもあり、ひどい不眠症に悩まされていた。

パークスはどこから見ても、暴力的な性格ではない。良好な関係にあった妻の母親からは「優しい巨人」と呼ばれていた。たしかにパークスは物静かな性格だが、身長193センチ、体重102キロと、体格はかなり立派だった。そして、運命の5月23日がやって来た。

パークスはカウチに寝そべってテレビを見ながら、そのまま眠りに落ちた。そして午前1時半ごろ、いきなり起き上がり、裸足で車に乗り込んだ。どの道路を走ったかにもよるが、義理の両親の家までだいたい22キロほど運転したと推定される。

パークスは義父母の家に入り、2階に上がると、自宅のキッチンからもってきたナイフで義母を刺し殺した。そして義父もナイフで刺し、意識がなくなるまで首を絞めた（義父は一命をとり止めた）。パークスは再び車に乗って運転を始めた。

そしてある時点で完全に目覚めると、そのまま警察に行ってこう告げた。「自分は誰かを殺したような気がします……。この手が……」。彼の手は血で真っ赤に染まっていた。そのときに初めて気づいたのだが、どうやらもっていたナイフで、自分の上腕を自分で切っていたようだった。

パークスは、殺人のことは断片的にしか覚えていなかった（たとえば、義母の顔に浮かんだ恐怖など）。動機もなかった。そして昔から夢遊病の症状が出ていた。家族にも夢遊病が多かった。そこで彼の弁護団は、これは重度の夢遊病の症状であり、犯行当時の彼は眠っていたと主張した。自分の行動に気づいていなかったのだから、罪に問うことはできないというのだ。

1988年5月25日、陪審は無罪の評決を下した。それ以降、夢遊病時の犯行という理由で無罪を主張するケースが数多く出現したが、そのほとんどが有罪になっている。

ケネス・パークスの事例は中でもとくに悲劇的であり、彼自身もまだ罪悪感に苦しんでいる。おそらくその苦しみは一生続くだろう。しかし、私がここでこの事例を紹介したのは、読者を怖がらせるためではない。夢遊病がもたらす悲劇をセンセーショナルに煽りたかったからではない。

私が伝えたかったのは、睡眠から生まれる無意識の行動が、法律的にも社会的にも深刻な結果をもたらす可能性があるということだ。そして医療関係者には、ぜひ司法の場で適切な助言をして、正しい司法判断が下るように尽力してもらいたい。

もう1つ、確認しておきたいことがある。今これを読んでいる人たちの中にも、夢遊病の症状が出ている人がいるかもしれない。しかし、たいていの症状(眠りながら歩く、話すなど)は無害であり、とくに治療の必要はない。

医療の介入が必要になるのは、夢遊病の本人か、またはその家族やパートナーが、症状によって健康被害を受けている、または身の危険があると判断されたときだけだ。効果的な治療は存在する。ケネス・パークスが、あの5月の夜の前にその治療を受けられなかったのは、とても残念なことだ。

不眠症

ただ睡眠が足りないだけでは不眠症ではない。睡眠不足を医学的に定義する基準は、第一に、眠る能力は十分に備えているがそれでも睡眠が足りないこと、そして第二に、自分に十分な睡眠の機会を与えないことだ。つまり睡眠不足とは、眠ることはできるが、あえて十分な時間の睡眠をとらないことだと定義される。

一方で不眠症の定義は、第一に、睡眠を発生させる能力が不十分であること、そして第二に、自分に睡眠の機会を十分に与えているにもかかわらず眠れないことだ。つまり不眠症の人は、十分な睡眠時間をとっても、質量ともに不十分な睡眠しか得られない。

話を先に進める前に、**「睡眠状態誤認」**と呼ばれる現象にも触れておこう。これは「逆説性不眠症」とも呼ばれている。本人は一晩中よく眠れなかった、または一睡もできなかったと訴えるのだが、電極などを使って客観的に観察すると、きちんと眠っている。本人が感じているよりはずっとよく眠っていて、ときには完全に熟睡していることさえある。

つまり、睡眠状態誤認は読んで字のごとく、自分の睡眠状態を正しく把握していないということだ。そのため、この症状は心気症の一種と考えられている。まるで「そんなのは気のせいだ」と軽く扱われているように感じるかもしれないが、睡眠医療の世界では深刻な問題だと認識されている。この診断が降りたら、精神科による治療が可能だ。

それでは、本物の不眠症に話を戻そう。不眠症にもさまざまな種類がある。ある1つの分類法によると、不眠症は大きく2つに分けられる。**1つは「入眠障害型」で、これはなかなか寝つけないという症状だ。**もう**1つは「睡眠維持障害型」で、夜の間に何度も目が覚めるという症状**になる。

俳優でコメディアンのビリー・クリスタルは、自分の不眠症についてこんなことを言っていた。「私の眠りは赤ちゃんと同じだ。1時間おきに目を覚ます」。

入眠障害型と睡眠維持障害型は、どちらかの症状だけの人もいれば、両方の症状が出る人もいる。どちらの症状が出ているにせよ、不眠症には明確な診断基準があり、それを満たさないと不眠症とは診断されない。基準を紹介しよう

- 睡眠の量、または質に不満をもっている（たとえば、寝つきが悪い、眠りが浅い、途中で何度も起きる、早朝に目覚めてしまう、など）。
- 日中も極度のだるさや眠気が残る。
- 週に3日以上不眠の状態になり、それが3ヵ月以上続いている。
- 不眠症と似た症状が出るような心身の病気にはかかっていない。

具体的には、次のような症状が慢性的に現れることだ。寝つきが悪い、夜中に目が覚める、早すぎる時間に目が覚める、途中で起きた後でなかなか寝つけない、日中もつねに身体

がだるいなど、あてはまる症状があり、さらにその状態が数ヵ月続いているなら、睡眠専門の医療機関を受診することをおすすめする。

ここでただの「医療機関」ではなく、わざわざ「睡眠専門の」と書いたのには意味がある。近所の診療所でも、間違いなく優秀な医師はたくさんいるだろう。しかし普通に医学部で学び、病院で研修を受けるだけでは、睡眠に関する教育はほとんど受けることがない。そのためたいていの医師は、不眠を訴える患者には睡眠薬を処方する。次の章でも触れるが、睡眠薬が正しい答えであることはめったにない。

不眠症の診断で、症状が出る頻度や長さを重視するのは（週に3日以上で、その状態が3ヵ月続く）、睡眠の不調は誰でも経験するからだ。たまに眠れないくらいならとくに問題はない。たいていの場合、仕事のストレスや人間関係など、明確な原因がある。原因の問題が解決すれば、不眠の症状も自然と消えることが多い。

このように厳格な定義があるにもかかわらず、慢性的な不眠症は驚くほど一般的な病気だ。道ですれ違う人のうち、およそ**9人に1人が医学的な不眠症**と診断される。アメリカ国内で換算すると、およそ4000万人が不眠に悩んでいることになる。

また、理由はよくわからないが、不眠症は男性よりも女性のほうが多く、およそ2倍にもなる。男性は不眠症だと認めたがらないせいだという説もあるが、それだけではこの数の違いは説明できない。人種や民族による違いも大きく、アフリカ系やヒスパニックは、白人よりも不眠症になりやすい。この違いは、糖尿病、肥満、心血管疾患といった、睡眠不足との関連が指摘されている病気や症状のリスクとも呼応している。

しかし実際のところ、不眠症の問題は、これらの数字が示唆するよりもはるかに深刻な状態になっている。診断の基準を少しゆるめ、疫学的なデータだけで考えるなら、この本を読んでいる人の3人に2人が、寝つきが悪い、夜中に目が覚めるなどの症状を週に1回のペースで経験している可能性がある。

つまり簡単に言うと、不眠症は深刻な現代病であり、すぐにでも対策が必要だということだ。しかし、その深刻さを理解している人はほとんどいない。不眠の対策と言えば薬を処方することが一般的であり、アメリカにおける睡眠薬や睡眠導入剤の売上げは1年で300億ドルにもなる。この数字だけでも、不眠がいかに深刻な問題であるかがわかるだろう。不眠に悩む何百万もの人々が、大金を払ってでもぐっすり眠りたいと思っているということだ。

しかし、本当の問題はお金ではない。不眠の原因のほうがより深刻だ。遺伝も原因の1つであり、**親から子どもに遺伝する確率は、28〜45%**になる。しかし、この数字を見ればわかるように、遺伝が原因のすべてではない。大半の患者は、遺伝以外か、または遺伝と環境の両方が原因になっている。

慢性的な不眠症のもっとも一般的な要因は2つある。どちらも精神的な要因だ。1つは悩みや心配事であり、もう1つは落ち込みや不安だ。現代社会のスピードに追い立てられ、情報の洪水で溺れている私たちにとって、布団の中だけは何も考えずにすむ場所ということになっている。しかし、意識的に何も考えないようにするのは至難の業だ。

横になったとたんに、今日の出来事や、明日やるべきことが次々と頭に浮かび、後悔したり、心配したりしている。ときには遠い未来のことまで気に病んでいる。この状態で、睡眠の穏やかな脳波を出し、一晩ぐっすり眠れるわけがない。

不眠症の主な原因は、精神的な問題だ。そのため研究者たちは、精神の問題を引き起こす生物学的な原因に注目してきた。そして、1つの原因が浮かび上がった。それは交感神経系の過活動だ。

交感神経系は、前にも見たように、「戦うか、逃げるか」のストレス反応を引き起こす役割がある。危険や急性のストレスに対して交感神経系が反応し、身を守るために戦うか、または逃げるかを判断する。生理的な反応としては、脈拍が速くなる、血流が増える、代謝率が上がる、コルチゾールなどのストレスホルモンが分泌される、脳が活性化するなどがある。それらの反応はすべて、本当に身の危険が迫っているなら役に立つ。しかし、この「戦うか、逃げるか」の状態は、そもそも長時間にわたって続くべきものではない。慢性的に「戦うか、逃げるか」のスイッチがオンになっていると、さまざまな健康問題を引き起こす。そして現在、不眠症もその1つだと認識されるようになった。

なぜ「戦うか、逃げるか」のスイッチがオンになっていると、不眠につながるのだろうか。その理由はいくつか考えられ、本書でもすでに触れたものもあれば、まだ触れていないものもある。原因の第一は、交感神経系の過活動で代謝率が上がることだ。これは不眠症患者によく見られる症状であり、そして代謝率が上がると、身体の中心の体温（中核温）が高くなる。第2章でも見たように、眠るためには中核温を2~3度下げる必要がある。代謝率の高い人は、中核温が下がりにくいために、眠るのが困難になるのだ。

そして第二に、ストレスホルモンの存在があげられる。交感神経が興奮すると、コルチゾールや、その仲間であるアドレナリン、ノルアドレナリンが分泌される。どのホルモンも、心拍数を上げる働きがある。

通常であれば、浅い眠りから深い眠りへと移行するにつれて、心血管システムも活動が穏やかになる。しかし脈拍が速い状態では、この移行がうまくいかない。これら3種類のホルモンはどれも代謝率を上げ、その結果として中核温が上がる。それが速い脈拍と組み合わさり、さらに眠るのが困難になる。

そして第三に、第二で指摘したホルモンの働きにより、交感神経系と関連した脳の活動が変わること。熟睡できる人と、不眠症患者の脳の働きを比較した研究がある。それぞれが眠ろうとするときの脳の働きをスキャナーで観察したところ、熟睡できる人は、感情の脳（扁桃体）と記憶の脳（海馬）、そして脳幹の中にある緊張や注意を司る部位がすぐに静かになった。

一方で不眠症患者は、この3つの部位がずっと活動していたのだ。また、脳の視床という部位は外界からの知覚を受けとる役割を果たし、睡眠中は活動を休止するべきなのだが、不眠症の人はこの視床もずっと活動したままだった。

簡単に言うと、**不眠症の人は、脳がずっと緊張状態にある**ということだ。ノートパソコンを閉じてスリープモードにしたと思っていたのに、後で気づいたらずっとスリープしていなかったという経験は、おそらく誰にでもあるだろう。その間パソコンは、ずっとスクリーンがオンで、ファンも回りっぱなしだ。こうなる理由は、たいていの場合、まだ何かの処理が続いていてスリープできないことにある。

脳画像を使った研究の結果、不眠症の脳内でもこれと同じような状態になっていることがわかった。感情と記憶のプログラムがずっと処理中で、いくら目を閉じてもスリープモードに入れない。交感神経系の「戦うか、逃げるか」反応と、感情、記憶、注意を司る脳の3つの部位の間には、直接的なつながりがある。この肉体と脳の交信でさらに緊張状態が高まり、結果として眠れなくなるのだ。

そして第四に、不眠症患者はたとえ眠っても、眠りそのものの質が違うという問題がある。ここでもまた、「戦うか、逃げるか」反応が過敏になっていることが原因のようだ。不眠症の人は、眠りの質が悪い。ノンレム睡眠の間も、脳波に力強さがなく、波形も浅くなっている。

さらにレム睡眠はこま切れで、本人は気づいていないが、何度も途中で覚醒している。そして眠りの質が悪いために、一晩寝ても疲れがとれず、身体のだるさが一日中続く。頭がうまく働かず、感情のコントロールもできない。こう見ると、不眠症は夜だけの問題ではないことがよくわかるだろう。1日24時間に影響を与える深刻な病気だ。

ナルコレプシー

感情は、私たちの人生を価値あるものにしてくれる。感情のおかげで、心も体も健康で、元気でいられる。もし感情がまったくなかったら、人生はとたんに味気なくなるだろう。感情のない人生は、ただ存在しているだけにすぎない。そして悲しいことに、ナルコレプシー患者の多くは、まさにこの存在するだけの人生を強いられている。

医学的に定義すると、ナルコレプシーは神経疾患の一種だ。つまり原因は中枢神経系、具体的には脳にあるということになる。症状が現れるのはだいたい10歳から20歳だ。遺伝子の異常も原因の1つだが、異常は突然変異であり、親から子へ遺伝するわけではない。また、ナルコレプシーは人間だけの病気ではない。他の多くの哺乳類も発症する。

ナルコレプシーの症状は、大きく分けて3つある。第一に、日中に激しい眠気に襲われること。第二に、金縛りのような状態になること。この状態を睡眠麻痺と呼ぶ。そして第三の症状はカタプレキシーだ。

ナルコレプシー患者にとってもっとも厄介な症状は、日中に激しい眠気に襲われることだろう。仕事中、車の運転中、家族や友人と会食中などに耐えがたい眠気に襲われ、起きていられなくなる。

この描写を読んで、「大変だ！　自分もナルコレプシーだ！」と思った人も多いかもしれない。しかし、可能性はかなり低いだろう。

ナルコレプシーの患者は2000人に1人であり、この割合は多発性硬化症と同じくらいだ。ナルコレプシーでもっとも特徴的な症状は、昼間に襲ってくる激しい眠気だ。激しい眠気は経験があると思うかもしれないが、ナルコレプシーの眠気はそんな生やさしいものではない。たとえるなら、3日か4日ずっと起きているときに感じる眠気と同じくらいだ。

症状の2つ目は、睡眠麻痺だ。目が覚めているのに、動くことも、話すこともできない。一時的に自分の身体の中に閉じ込められている状態だ。

これらの症状は、たいていレム睡眠中に起こる。前にも見たように、レム睡眠中は身体の筋肉が麻痺して動かなくなる。夢の動作を実際にしないようにするためだ。通常であれば、目が覚めれば、その瞬間に筋肉の麻痺も解除される。しかし、ごくまれにではあるが、脳が覚醒しても、レム睡眠の麻痺が身体に残ることがある。

これはたとえるなら、パーティはもう終わっているのに、空気が読めずにいつまでも残っている人のようなものだ。脳が覚醒したので起きようとするのだが、身体は麻痺しているので動かない。まぶたを開けることも、寝返りをうつことも、声をあげることも、手足を動かすこともできない。しかし、しばらく待てば、レム睡眠の麻痺は消え、思い通りに身体を動かせるようになる。

睡眠麻痺を経験したことがあるという人も、心配はいらない。睡眠麻痺はナルコレプシーだけの症状ではない。健康な人でも、およそ4人に1人は睡眠麻痺を経験している。つまり、しゃっくりと同じくらいよくある症状だ。私自身も、これまでに何度か睡眠麻痺を経験している。そして私はナルコレプシーではない。ナルコレプシー患者の睡眠麻痺は、通常の人よりもはるかに頻度が高く、症状の出方も激しい。

ここで余談ではあるが、さらに珍しい事例を紹介しておこう。睡眠麻痺の状態になった人は、たいてい恐怖を感じ、部屋の中に侵入者がいるような気分になる。恐怖を感じるのは、侵入者という危険が迫っているのに、身体が動かないからだ。叫ぶ、立ち上がって部屋を出る、自分の身を守るといった行動をとることができない。

現在、**宇宙人に拉致されたと主張する人の大部分は、おそらくこの状態**になっていたのだろうと考えられている。白昼堂々、宇宙人が地球人を拉致する現場が目撃されることはまずない。たいていの宇宙人は夜にやってくる。映画『未知との遭遇』でも、『E・T』でもそうだった。それに加えて、宇宙人による拉致の被害者は、部屋の中に何か（宇宙人）がいた気がする、または絶対にいたと報告することが多い。

そして最後に、拉致被害者の多くは、身体が麻痺する薬を注射されたと主張する。この証言がおそらく決め手になるだろう。被害者は身体が麻痺しているために、抵抗することも、逃げることも、叫んで助けを呼ぶこともできない。しかし、彼らの身体を麻痺させたのは、もちろん宇宙人ではない。本当の犯人は、目が覚めているのに、身体にレム睡眠の麻痺が残っていることだ。

ナルコレプシーの第三の症状はカタプレキシーだ。これが核になる症状であり、そしておそらくもっとも驚くべき症状でもあるだろう。カタプレキシーの語源は、ギリシャ語の「kata」（倒れる）と「plexis」（発作）だ。つまり「発作を起こして倒れる」という意味になる。

しかし、カタプレキシーと発作はまったく別のものであり、むしろ筋力が突然失われると表現するほうが正しいだろう。脱力の程度は、頭ががくっと落ちる、顔の筋肉が下がる、あごが落ちる、ろれつが回らなくなるといった軽度なものから、膝が崩れる、全身の筋力が失われてその場に崩れ落ちるといった深刻な症状までさまざまだ。

患者にとってはこれだけでもつらいのに、さらに追い打ちをかけるような事実もある。カタプレキシーの発作は、何の理由もなく起こるのではない。つねに中度から強度の感情に反応して起こる。ポジティブな感情でも、ネガティブな感情でも、結果は同じだ。ナルコレプシーの患者に向かって何かおもしろいジョークを言うと、相手は糸の切れたマリオネットのように床に崩れ落ちる。後ろからそっと忍び寄っておどかしても、相手はやはり崩れ落ちる。シャワーを浴びて気持がいいと感じることさえ、患者にとってはカタプレキシーの原因になるのだ。

ナルコレプシーの患者が車を運転しているときに、クラクションの音に驚いたらどうなるか想像してみよう。または、彼らが子どもと楽しく遊んでいたらどうなるだろう。子どもが身体に乗ってきて、くすぐったりしたら？　子どもの発表会を見ながら、感動のあまり涙を流したら？

ナルコレプシーの患者にとっては、これらすべての経験が、糸が切れたように倒れ込むきっかけになる。それに愛のあるセックスも、彼らにはほぼ不可能だ。このように、彼らが楽しめないことのリストは永遠に続き、どれも悲しい結末が待っている。

ナルコレプシー患者が感情的に豊かな人生を送るには、カタプレキシーの発作も辞さないという覚悟が必要だ。しかし、ところかまわず倒れ込むような状態は、やはり危険すぎる。その結果、彼らはつねに感情を動かさないようにするしかない。日々の喜びや悲しみのすべてが奪われた状態だ。これはたとえるなら、毎日味のないお粥しか食べないようなものだ。それがどんなに味気ない人生か、容易に想像できるだろう。

目の前で誰かがカタプレキシーで倒れ込んだら、きっと完全に意識を失っているか、または眠っていると思うに違いない。しかし、実際は違う。彼らの意識はつねにはっきりしていて、外界の動きをきちんと認識している。彼らの身体の中で起こっているのは、レム睡眠時と同じ筋力の麻痺だ。完全に麻痺することもあれば、部分的に麻痺することもある。そのため、ナルコレプシーはレム睡眠の異常だと考えられている。**脳は覚醒しているのに、筋肉を弛緩させるという命令が間違って下された状態**だ。

患者が大人であれば、原因と症状を説明することができる。それに、感情の起伏をなくす方法を指導することもできるだろう。しかし、患者が10歳の子どもとなるとそれは難しい。彼らに何と言えば、この無慈悲な病気を理解してもらえるだろうか。子どもの脳が健全に発達するには、豊かな感情の経験が必要だ。子どもに「何も感じるな」と言うのは、「子どもでいるな」と言うのと同じことだ。この問題に、簡単な答えは存在しない。

しかし、現在の医学は、ナルコレプシーのしくみを解明しつつある。そしてそれと並行して、健全な睡眠についてもさらに多くのことがわかってきた。第3章でも見たように、通常の覚醒状態を維持する脳の部位は、脳幹と視床だ。脳幹は注意や危険の察知を受けもち、そして脳幹の上に載るように位置する視床は知覚情報を受けとるのが役目だ。夜になって脳幹が電源を落とすと、脳幹から視床に送られる刺激もなくなる。刺激を受けなくなった視床は、知覚情報を受けとるのをやめる。そうやって人は眠りに落ちる。

しかし、第3章で触れなかったこともある。それは、脳幹が電源を落とすタイミングをどうやって判断しているかということだ。何かが脳幹に命令を出しているはずだ。その命令を受けて脳幹がオフになり、そして睡眠がオンになる。そのスイッチは、視床下部と呼ばれる部位の中にある。そして視床下部は、体内の24時間時計を司る場所でもある。睡眠と覚醒のスイッチと体内時計のスイッチが同じ場所にあるのは、おそらく意外でも何でもないだろう。

視床下部の中にある睡眠と覚醒のスイッチは、脳幹と直通電話でつながっている。そして起きるときはスイッチオンの信号を送り、寝るときはスイッチオフの信号を送る。そのとき、視床下部はオレキシンと呼ばれる神経伝達物質を分泌する。オレキシンは、覚醒のスイッチをオンにする指のような存在だ。

オレキシンが脳幹に到達すると、覚醒スイッチが確実にオンになり、脳幹が覚醒モードに入る。覚醒した脳幹は、知覚の入り口である視床にも「起きろ」という命令を出す。すると、夜の間閉じていた視床の門が開き、外界の刺激が知覚という形で入ってくる。そしてあなたは、完全に目覚めることになる。

夜になると、その反対のことが起こる。夜の視床下部は、脳幹にオレキシンを送り込まなくなる。これで覚醒のスイッチがオフになり、脳幹が緊張や注意のモードから睡眠のモードに入る。そして視床も門を閉じ、外界からの知覚をとり入れなくなる。このように、視床下部とオレキシンが、睡眠と覚醒のスイッチをコントロールしているのだ。

電気スイッチでいちばん大切なものは何か、エンジニアに尋ねてみよう。おそらく「オンかオフかはっきりさせること」という答えが返ってくるはずだ。スイッチは、完全にオンか、または完全にオフかのどちらかだ。その中間は存在しない。オンかオフかどっちつかずの状態では電気システムが安定せず、期待通りの働きをしてくれないだろう。しかし、ナルコレプシーの脳内では、まさにこの問題が起こっている。その原因は、オレキシンの異常だ。

ナルコレプシー患者の死後に、その脳を解剖して詳細に調べたところ、ある異常が見つかった。オレキシンをつくる細胞のほぼ90%が失われていたのだ。しかもそれどころか、脳幹の表面を覆っているオレキシンを受けとる部分（受容体）の数も極端に少なくなっていた。

オレキシンが少なく、そして追い打ちをかけるようにオレキシンの受容体も少ないために、ナルコレプシー患者の脳内では、睡眠と覚醒のスイッチが不完全な状態になっている。完全に切り替わらず、オンとオフの間をふらふらと行ったり来たりしているのだ。完全に覚醒することもなければ、完全に眠ることもない。

オレキシンの不足によって睡眠と覚醒が切り替わらないことが、ナルコレプシーの主な原因であり、また主な症状でもある。オレキシンという指がスイッチをきちんと押してくれないので、昼の間は完全な覚醒状態を保つことができず、そして夜も完全な睡眠状態を保つことができない。こま切れの睡眠をくり返すだけだ。ナルコレプシー患者は、1日24時間、ずっとこの不安定なオンとオフをくり返しているのだ。

数多くの優秀な同僚たちが力を尽くしてきたが、今のところナルコレプシーの有効な治療法は見つかっていない。ナルコレプシーは睡眠科学の敗北の象徴になっている。その理由の一部は、患者が少ないことだ。そのため製薬会社も、研究開発に大金を投じようという気にならない。悲しいことに今のところ、患者は症状とともに生きる道を模索し、その中で最善の人生を目指すしかない。

すでに見たように、ナルコレプシーは睡眠と覚醒のスイッチがきちんと切り替わらないことが主な原因であり、そしてスイッチの不調はオレキシンという神経伝達物質の不足が原因だ。読者の中にも気づいた人はいるだろうが、いくつかの製薬会社がオレキシンの働きに目をつけ、不眠症の治療法を思いついた。夜の間にオレキシンを分泌させないようにすれば、不眠症の人を眠らせることができるのではないか？

現在、この薬の開発が製薬会社によって進められているところだ。開発に成功し、夜にオレキシンの分泌を止め、覚醒のスイッチをオフにする薬ができれば、現在の問題の多い睡眠薬よりもずっと自然な治療ができるようになるだろう。

致死性家族性不眠症

マイケル・コークは「眠れない男」として有名になり、そして眠れないために命を落とした。不眠を発症する以前のコークは活動的な人物だった。家族思いの夫で、シカゴ南部のニュー・レキシントンにある高校で音楽を教えていた。

眠りに問題が現れたのは40歳のときだった。当初コークは、妻のいびきのせいだと思った。夫にいびきを指摘されると、妻のペニー・コークは、それから10日間カウチで眠ることにした。しかしコークの不眠はよくならず、むしろ悪化する一方だった。眠れない夜が何ヵ月も続き、原因は他にあると確信した彼は、病院で診てもらうことにした。しかしどの医者も不眠の原因を突き止めることができなかった。中には多発性硬化症のような、睡眠とは関係ない診断を下す医者もいた。

それからも症状の悪化は進み、コークはついにまったく眠ることができなくなった。文字通り一睡もできない。普通の睡眠薬はもちろん、強い鎮静剤もまったく効かない。この当時のコークを見れば、ひどい睡眠不足であることがすぐにわかるだろう。彼の目を見るだけで、自分までぐったりしてしまうはずだ。まばたきはハエが止まりそうなほどゆっくりで、あれはまるで、まぶたに「ずっとこのまま閉じていたい」という意思があるかのようだった。眠りたいという切実な欲求にあふれていた。

眠れない日が8週間続くと、コークの精神は徐々に崩壊していった。認知力の低下と比例して、肉体も衰えていった。運動機能が失われ、ただ歩くことも困難になった。ある夜、コークは学校のオーケストラの指揮をすることになっていた。舞台の袖から歩いて中央まで行き、指揮台に上るだけでも重労働だった。それでも彼は勇敢に立ち向かい、杖をつきながら何分もかけて歩ききった。

不眠の状態が半年になろうとするころ、コークはベッドから起き上がれなくなり、ただ死を待つ状態だった。年齢はまだ若かったが、脳の状態はまるで末期の認知症の老人のようだった。自分で風呂に入ることも、着替えることもできない。幻覚や妄想が頻繁に起こった。言葉を話すこともできなくなり、ただ頭を動かしたり、力を振り絞ってうめき声をあげたりすることで意思の疎通を図っていた。

さらに不眠が数ヵ月続き、コークの精神と肉体はすでに完全にシャットダウンした。42歳の誕生日を迎えて間もなく、マイケル・コークは死亡した。死因は致死性家族性不眠症（FFI）と呼ばれる特殊な不眠症だ。

これは遺伝性の難病であり、治療法は存在しない。完治できないどころか、症状を和らげる方法も存在しない。これまでのところ、致死性家族性不眠症と診断された人は、全員が10ヵ月以内に死亡した。医療の世界でもっとも謎に包まれた病気の1つであり、私たちに衝撃的な事実を突きつけた。それは、**人間は寝なければ死ぬ**ということだ。

ＦＦＩのしくみについては、かなりのことがわかってきている。根本の原因は、プリオン蛋白遺伝子（ＰｒＮＰ）の異常だ。プリオン蛋白は、すべての人の脳内に存在して、私たちの役に立ってくれている。しかし、遺伝子の異常でプリオン蛋白が悪性になると、ウイルスのように全身に広がる。突然変異を起こしたプリオン蛋白は、脳の特定の部位を攻撃して破壊する。そして異常なプリオン蛋白が広がるとともに、脳の退化が加速する。

この異常なプリオン蛋白が徹底的に破壊するのが視床だ。視床は脳内にある知覚の入り口であり、眠るときは門を閉じて知覚情報を入れないようにしている。ＦＦＩで死亡した人の脳を解剖したところ、視床がまるでスイスチーズのように穴だらけになっていることが発見された。異常なプリオン蛋白が視床に穴を空け、完全に機能不全にしてしまったのだ。視床の門にあたる表面も同じような状態だった。そのせいで夜になっても知覚情報が遮断されず、眠れない状態になるのだろう。

プリオン蛋白の攻撃によって穴だらけになった視床は、つねに門が開いた状態になる。脳内にはつねに知覚情報が流れ込み、スイッチをオフにすることができない。この状態では、どんなに睡眠薬を飲んでも効果はない。穴だらけの視床を閉じる薬は存在しないからだ。

それに加えて、脳から身体に送られる「眠りに備えよ」という信号も、視床を通過しなければ身体に届かない。身体がその信号を受けとると、心拍数が下がり、血圧が下がり、代謝が下がり、中核温が下がる。しかし視床が損傷しているために、「眠れ」という信号が身体の各部に届かなくなる。その結果、患者は脳も身体も眠れないという状態になるのだ。

今のところ、この病気の治療法は存在しない。かつて、ドキシサイクリンという抗生物質に注目が集まったことがあった。クロイツフェルト・ヤコブ病や狂牛病といった他のプリオン病で、異常なプリオン蛋白の増殖を抑える働きが認められたからだ。現在、この治療法の試験が進んでいるところだ。

治療法の開発競争とは別に、この病気には倫理的な問題もある。ＦＦＩは遺伝病であるために、家系をたどれば起源に行き着くことができる。この病気の起源はヨーロッパ、具体的にはイタリアのある土地であり、そこにはこの遺伝子をもつ家族が多数暮らしている。さらに起源をさかのぼると、18世紀終わりにベネチアで暮らした医師が、明らかにこの病気を発症していたことが判明した。もちろん、起源はこの医師よりもさらにさかのぼるだろう。

しかし、病気の起源をつきとめるよりも、未来を予測することのほうが大切だ。遺伝で発症するとはっきりわかっているために、優生学という微妙な問題を避けて通ることはできない。自分が病気の家系に生まれたとしたら、その事実を伝えてほしいと思うだろうか？

さらには、自分の運命を知り、まだ子どもがいないとしたら、子どもが欲しいという気持ちになるだろうか？　自分が子どもをつくらなければ、この遺伝子を後世に伝えずにすむと思うだろうか？　この問題に、簡単な答えはない。もちろん科学は答えられないし、おそらく答えるべきでもないのだろう。

睡眠不足と栄養不足

ＦＦＩの存在によって、人間は寝ないと死ぬということが明らかになった。しかし科学的には、これだけではまだ完全に証明されたことにはならない。死亡するのは寝ないからではなく、何か他の症状が原因かもしれないからだ。病気以外にも、人間が寝ないことによって死亡したというケースは報告されている。たとえば、ジン・シアオシャンのケースだ。

報道によると、２０１２年、彼はサッカーのヨーロッパ選手権の全試合をテレビで見るために、11日間ずっと起きていたという。昼間は普通に仕事をして、夜は寝ないで観戦だ。そして12日目、シアオシャンはアパートの自室で死んでいるところを母親に発見された。死因は睡眠不足だと見られている。

さらには、モーリッツ・エアハルトの悲劇的な死もある。バンク・オブ・アメリカでインターンをしていたエアハルトは、発作を起こして急死した。金融業界では当たり前になっている過重労働と睡眠不足が原因であり、とくに若い社員が過酷な状況に置かれている。いずれにせよ、それらは単なる事例であり、本当に睡眠不足が死因だと科学的に証明するのは難しい。

しかし、動物実験で、睡眠不足が死につながる証拠が見つかっている。他に病気がない状態で睡眠を奪うと、たしかに動物は死亡する。もっとも劇的で、倫理的に考えさせられるのは、1983年にシカゴ大学の研究チームが行った実験だろう。彼らが実験で求めていたのは、とてもシンプルな答えだ。生きるために眠りは必要なのか？　そして、実験用のラットを何週間も眠らせなかった結果、彼らは明白な答えを手に入れた。平均すると、ラットは15日後に死亡したのだ。

その後すぐに、同じような実験が2つ行われた。1つの実験では、寝ないのは食べないのと同じくらい致命的だということがわかった。まったく寝ないでいると、まったく食べないのと同じくらい早く死ぬ。そしてもう1つの実験では、レム睡眠だけを奪われたときも、完全に睡眠を奪われたときと同じくらい早く死ぬということがわかった。どちらもラットを使った実験だ。ノンレム睡眠だけを奪った場合も最終的には死ぬが、レム睡眠を奪ったときよりは長生きできる。平均して45日だ。

ところが、これらの実験には問題もある。餓死であれば死んだ原因は明白だが、睡眠不足の場合はなぜ死んだのかがはっきりしないのだ。しかし、実験中の観察と、死後の解剖の中に、いくつかの手がかりなら見つけることができる。

第一に、眠らないラットは、眠っているラットよりもはるかにたくさん食べるが、眠らずにいる間にどんどん体重が減っていった。第二に、眠らないラットは自分の中核温を制御することができなくなった。眠らない時間が長くなるほど体温が下がり、どんどん室温に近づいていく。

これはかなり危険な状態だ。人間を含むすべての哺乳類は、身体がきちんと機能する体温の範囲がとても狭い。この範囲を超えて体温が上がりすぎたり、逆に下がりすぎたりすると、一気に死が近づいてくる。

代謝機能と体温の両方で変化が見られたのは偶然ではない。哺乳類は、中核温が下がると、代謝率を上げることで対応しようとする。エネルギーを燃やして熱を出し、身体や脳の温度を上げて、生存できる体温を保とうとする。しかし、睡眠不足の状態では、この努力もむだに終わる。フタのない薪ストーブと同じで、どんなに燃やしても熱はどんどん逃げてしまうからだ。

そして3つ目の手がかりが、おそらくもっとも有力だろう。睡眠不足は、ラットの見た目にも大きな影響を与える。体中の肌がぼろぼろになり、足や尻尾も傷だらけだ。睡眠不足で影響を受けるのは、代謝機能だけではない。免疫機能もまともに働かなくなるのだ。だからちょっとしたばい菌でもすぐに感染してしまう。

そして、劣化したのは見た目だけではない。死後の解剖によって、さらに衝撃の事実が明らかになった。あらゆる内臓や組織が破壊されていたのだ。肺には液体がたまり、内出血があり、胃の内壁にはあちこちに潰瘍ができていた。肝臓、脾臓、腎臓などの内臓は、実際にサイズも重さも減少していた。ストレスと感染に反応する副腎は逆にかなり大きくなっていた。副腎から分泌されるコルチコステロン（不安と関係があるホルモン）の量が、突出して多くなっていた。

それでは、いったい死因は何なのか。これは一筋縄ではいかない問題だ。研究者にも、答えはまったくわからない。死に至った病理学的な現象は、すべてのラットで違っていたからだ。共通するのは唯一「死」だけだ（または、どの段階でラットを安楽死させるかによっては、「死の確実性」だけだ）。

その後の数年間でさらに実験が行われ、そして最後となる実験でついに謎が解けた（これが最後の実験になったのは、科学者たちが実験の内容に倫理的な葛藤を抱いていたからだ。私自身も、これで終わりにするのは正しい選択だと考えている）。

ラットの死の決め手となったのは敗血症だ。バクテリアによる感染症が血流とともに全身をめぐり、身体のすべてが破壊されて死に至る。ただし、感染の原因は、外からやってきた恐ろしいバクテリアではない。ラット自身の腸内にいたバクテリアが犯人だった。免疫システムがきちんと機能していれば、難なく撃退できるバクテリアだ。

ロシア人科学者のマリア・マナセーナは、その1世紀前にすでに同じ現象を報告していた。若い犬を寝かせずにいたところ、数日で死亡したのだ（正直なところ、これはかなり読むのがつらい研究だ）。マナセーナの研究から数年後、イタリアの科学者もまた、犬を使った研究で、眠らないと死に至るということを確認した。それに加えて、死後解剖の結果、脳と脊髄の神経の劣化も報告している。

マリア・マナセーナの研究から100年の歳月と、実験技術の向上を待ち、ついにシカゴ大学の研究チームが謎の解明に成功した。なぜ睡眠を完全に奪われると、あんなに早く死に至るのか。職場などに設置してある非常ベルを見たことがある人も多いだろう。「緊急の場合はガラスを割ってボタンを押してください」と書いてあるはずだ。ラットや人間を含むすべての生き物は、睡眠を完全に奪われると、まさに「緊急の場合」の状態になる。そして割れたガラスの破片が脳と全身に散乱し、ついに死に至る。

本当に必要な睡眠時間は6時間？ 7時間？ 8時間？

慢性的な睡眠不足も、何日かまったく寝ないような急性の睡眠不足も、身体に深刻な影響をもたらし、場合によっては死に至る。その結果を見ると、睡眠研究の世界で議論の的になった、ある問題を思い出す。多くのメディアだけでなく、一部の科学者も誤解しているあの問題だ。

問題の研究を行ったのは、カリフォルニア大学ロサンゼルス校の研究チームだ。彼らは、工業化以前の社会で暮らしている民族の睡眠習慣を観察した。腕時計型のデバイスを装着してもらい、3つの狩猟採集民の活動を記録したのだ。南米のチマネ族、それにアフリカのサン人とハッザ族だ。彼らは前の章にも登場している。彼らの就寝と起床のパターンを数ヵ月にわたって追跡した結果、次のことがわかった。狩猟採集の生活をする民族は、夏は6時間しか眠らず、冬は7・2時間しか眠らない。

信頼あるメディア各社がこの実験結果を一斉に報道し、やはり人間は8時間も寝なくて大丈夫なのだと書き立てた。中には6時間かそれ以下でも問題ないと主張するメディアもあった。たとえば、あるアメリカの一流紙には次のような見出しが躍っていた。

8時間睡眠は必要ない？
現代の狩猟採集民の睡眠研究で明らかに

また他のメディアは、現代人に必要な睡眠時間は7時間とされているという、そもそも間違っている前提から出発し、「果たして7時間も必要なのか？」と疑問を呈している。

なぜ信頼あるメディアの数々が、あのような結論に達してしまったのだろうか。睡眠不足の害については、この章で紹介したような証拠が数多く存在しているにもかかわらず。ここで、問題の研究を詳しく検証して、どのような結論になるか見てみよう。

第一に、研究の報告を読むと、研究の対象になった狩猟採集民も、7～8時間半の「眠るための時間」をとっていることがわかる。それに加えて、研究で使った腕時計型のデバイスは（ちなみにこれは、そこまで正確でもなければ、睡眠を計測するのに理想的な機械でもない）、実際に眠った時間は6～7・5時間と推定している。つまり、彼らが確保している眠るための時間は、国立睡眠財団と、アメリカ疾病予防管理センターがすべての大人に推奨している7～9時間とほぼ同じだ。

ここでの問題は、「睡眠のための時間」と、「実際に眠った時間」を混同している人がいることだ。現代人の多くは、睡眠のための時間を5～6・5時間しかとっていない。そうなると、実際の睡眠時間はだいたい4・5～6時間だ。だから、現代の狩猟採集民が、われわれ工業化社会の人間と同じ睡眠時間で暮らしていると考えるのは間違いだ。彼らは私たちよりも多くの「睡眠のための時間」を確保している。

第二に、腕時計型デバイスが完璧に正確だと仮定し、彼らの睡眠時間が平均して6・75時間だとしよう。しかし、実際にこの数字が正しいとしても、これが人間にとって理想的な睡眠時間だと断言できるのだろうか？

先ほど引用した新聞の見出しをもう一度見てみよう。「8時間睡眠は必要ない？」も、「果たして7時間も必要なのか？」も、どちらも「必要」という言葉を使っている。しかし、この「必要」とは具体的にどういう意味なのか。ここでの間違いは、狩猟採集民の実際の睡眠時間が、すべての人間にとって「必要」な睡眠時間だと思い込んでしまったことだ。

この考え方は、2つの点で間違っている。1つは、実際の睡眠時間は、そのまま必要な睡眠時間を意味しないということ。これは不眠症患者の例で考えればわかるだろう。大切なのは、実際の睡眠時間が、本当に必要を満たしているのかということだ。つまり「必要」とは、健康に生きるために必要な時間という意味になる。

そこで、調査の対象になった狩猟採集民の健康状態に目を向けてみよう。彼らの平均寿命はわずか58歳だ。彼らは私たちよりもはるかに運動量が多く、肥満はほとんどいない。健康に悪い加工食品もほとんど食べない。それなのに平均寿命はとても短い。

たしかに彼らの社会に最新の医療は存在せず、衛生状態もよくないだろう。そして私たち先進国の人間の寿命が長いのは、まさにその2つのおかげでもある。しかし、疫学的なデータを見ると、平均して6・75時間しか眠らない大人の平均寿命は60代前半とされている。狩猟採集民の58歳とだいたい同じくらいだ。

しかし、睡眠よりも彼らの寿命に大きな影響を与えているものがある。これらの民族は乳幼児死亡率が高く、その段階を超えて思春期まで生き残ると、今度は感染症が待っている。感染症にかかるのは免疫力が下がっているからであり、そしてすでに詳しく見たように、睡眠不足は免疫力が下がる大きな原因だ。

ここでもう1つ指摘しておきたい。狩猟採集民にとってもっとも大きな脅威になっている感染症は腸内感染症だ。そして興味深いことに、先ほど紹介したラットを使った実験で睡眠を奪われたラットたちも、これとよく似た腸管感染症で死んでいたのだ。

狩猟採集民は寿命が短く、そして睡眠不足が寿命の短さにつながることはすでに証明されている。それを踏まえたうえで、今度はそもそもなぜ彼らの睡眠時間が短いのかという点を考えていこう。

はっきりした答えはまだわかっていないが、おそらく彼らの生活様式と関係があると考えられる。彼らはその名の通り、狩猟と採集をして暮らしている。**あらゆる生き物は、食料の量が制限されると睡眠が短くなる。**食べ物を探すために、長時間起きているようになるからだ。狩猟採集民に肥満がいない理由の1つは、つねに食べ物を探さなければならず、長期にわたって十分な食料を保存しておくことができないからだ。起きている時間のほとんどを、狩猟か採集、そして食事の準備に使っている。

たとえば、ハッザ族の場合、1日の摂取カロリーは1400キロカロリーかそれ以下だ。欧米諸国の平均と比べると、1日の摂取カロリーが300〜600キロカロリー少なくなっている。つまり彼らは、日常的に軽度の飢餓状態にあるということだ。そして自然な生理現象として、飢餓状態になると睡眠時間も少なくなる。彼らも食料が十分にあれば、「必要な」時間だけ寝ているかもしれない。つまりまとめると、先進国の人間も、狩猟採集民も、7時間かそれ以下の睡眠では足りないということだ。

9時間睡眠は寝すぎなのか？

疫学的なデータによると、睡眠と寿命の関係はきれいに比例しているわけではない。つまり、睡眠時間が長いほど長生きになるわけではないということだ。平均の睡眠時間が9時間に達するまでは死亡リスクは下がり続けるが、9時間を越すと逆に死亡リスクは増加するのだ。絵にすると、このような曲線を描く。

ここでの大切なポイントは2つある。第一に、このデータを詳しく分析すると、9時間以上眠る人の死因は、肺炎などの感染症やガンが多いということ。感染症もガンも免疫機能を活性化し、そしてすでに見たように、免疫機能が活発に働くと睡眠も増える。重い病気の人は、病気と闘うために長時間眠る必要があるのだ。

しかし、ガンのような強力な敵を相手にすると、どんなに寝ても病気に勝てないこともある。つまり、寝すぎると早死にするというのは、偽りの因果関係だ。正しくは、重い病気の人は長時間眠り、そして眠りでも病気に勝てずに早死にするということになる。今のところ、**睡眠が身体に悪いという証拠は1つも見つかっていない。**

第二に、だからといって寝れば寝るほどいいというわけではない。睡眠は、多ければ多いほどいいというしくみにはなっていない。それは食べ物、水、酸素も同じであり、死亡リスクとの関係では「J」を逆にしたような曲線を描く。

食べすぎると寿命は短くなる。水を飲みすぎると血圧が上がり、脳卒中や心臓発作を引き起こすこともある。血液中に酸素が増えすぎると高酸素症と呼ばれる状態になり、細胞、とくに脳の細胞が損傷を受ける。

食べ物、水、酸素がそうであるように、睡眠もまた、多すぎると死亡リスクを上げることにつながるのかもしれない。結局のところ、覚醒の時間も、睡眠の時間も、進化の過程で最適化されてきた。それぞれ役割は違うが、どちらも生存するために欠かせないものだ。そして人間の大人にとっては、平均して覚醒が16時間、睡眠が8時間が最適なバランスだ。

第13章 あなたを眠らせない犯人は誰か

——スマホ、目覚まし、アルコール

私たちの多くがあまりにも疲れている。しかし、なぜそうなのか？　具体的には何が、自然な本能である睡眠パターンや熟睡する能力を、私たちから奪っているのだろうか？　診断が下るような睡眠障害ではないのなら、眠れない理由をピンポイントで指摘するのは難しい。または、自分ではこれが原因だと思い込んでいても、間違っていることが多い。

通勤・通学時間が長いこと、そしてテレビやインターネットのせいで就寝が先延ばしにされること。まずこの2つのせいで、睡眠時間は朝と夜の両方から削られる。それは大人も子どもも同じだ。現代人の眠りに影響を与えている要素は、大きく分けて5つある。

（1）つねに電気の光（LEDも含む）を浴びていること

（2）室温が管理されていること

（3）カフェイン（第2章も参照）

（4）アルコール

（5）学校や職場の始業時間が早いこと
たいていの人は、以上のような社会的要因が組み合わさって、不眠のような状態になっている。それを本物の不眠症と勘違いしているのだ。

現代の明かりのダークサイド

マンハッタン南部のパール・ストリート255番地から257番地。ブルックリン橋にもほど近いこの場所は、一見したところはまったくわからないが、じつは人類史が大きく変わった現場だ。トーマス・エジソンがこの場所に世界初の発電所を建設し、電化社会が幕を開けたのである。

そのとき、人類は歴史上初めて、太陽光に支配される24時間のサイクルから解放された。ただスイッチを入れるだけで、周囲の明るさをコントロールできるようになった。そしてその結果、覚醒と睡眠のパターンも自然のリズムとは切り離された。これからは、「夜」と「昼」を決めるのは回転する地球ではなく、私たち自身だ。夜をここまで明るくすることに成功した種族は、私たち人類しか存在しない。

人類は視覚の生き物だ。脳の3分の1以上は、視覚情報を処理するために使われている。

この割合は聴覚や嗅覚、さらには言語や運動をもはるかに上まわる。初期のホモ・サピエンスは、日が沈むとほぼすべての活動を終わりにしていた。暗くてあたりが見えなければ身動きがとれないので、そうするしかなかったからだ。

やがて人類は火を発明し、夜にも活動ができるようになった。しかし、明るさにも限度があるので、そこまで大がかりな活動はできない。ハッザ族やサン人といった現代の狩猟採集民も、日が暮れてからは、たき火を囲んでお話をしたり、歌をうたったりするだけだ。そのため火を使うようになってからも、睡眠と覚醒のパターンが乱れることはなかった。

その後ロウソクが登場し、さらにガスやオイルのランプが発明されると、人工的な明かりの影響力は大きくなり、夜の活動範囲も広がった。ルノワールの絵を見れば、19世紀パリの夜は人口の明かりでかなり照らされていたことがわかるだろう。ガス灯の明かりが家々の窓からもれ、夜の街は明かりで満たされた。その瞬間から、人工の光は、人間の睡眠パターンに手を加えるようになった。

視交叉上核（24時間単位の体内時計のある場所）にとっては、さらに過酷な運命が待ち受けていた。エジソンがマンハッタンに建設した発電所によって、いたるところに電気の明かりが出現したのだ。とはいえ、電灯を発明したのはエジソンではない。その栄誉は、１８０２年にイギリス人化学者のハンフリー・デービーのものになっている。

しかし、１８７０年代の半ば、エジソン電気照明会社が、性能の安定した電球の商品化に成功したのだ。まず白熱灯をつくり、そして数十年後には蛍光灯をつくった。太古の昔からずっと真っ暗な夜をすごしてきた人類は、ついに明るい夜を手に入れたのだ。

そしてエジソンから100年がたち、現代の私たちは、人工の光によって自然な睡眠リズムが壊れるしくみを解明した。人間の目に見える光の波長のうち、短い波長はおよそ380ナノメートル（紫や青）で、長い波長はおよそ700ナノメートル（暖色の黄色や赤）だ。太陽の光は、これらの色と、その間にある色をすべて含んでいる。

エジソン以前、さらにはガスやオイルの明かりもまだなかった時代、太陽が沈むと、人間の目に見える光もすべて姿を消した。脳内にある24時間単位の時計（視交叉上核）にも光は届かない。視交叉上核は、昼の光が届かなくなったことで夜の到来を知り、脳の松果腺という部位にかけていたブレーキをゆるめる。すると松果体は、メラトニンと呼ばれる睡眠を誘発するホルモンを分泌する。メラトニンを合図に、脳と身体は「今は夜だ」と判断し、眠る準備を始める。人工的な光が存在しない世界では、人類はだいたい日の入りから数時間後に眠くなるようになっている。

しかし電灯が登場し、この自然なリズムは終わりを告げた。その後に生まれた世代は、「真夜中」の定義が変わった世界で生きていくことになる。夜の人工光は、たとえ弱い光であっても、視交叉上核に「今は昼だ」と信じさせることができる。メラトニンのブレーキは日の入りとともにゆるめられているはずなのだが、人工光が存在するかぎりしっかりと踏まれたままだ。

室内にあふれた人工光には、脳内の時計の進みを止める働きがある。そして現代人の眠りは、時間が来ても離陸しなくなってしまった。普通であれば、夜の8~10時の間に眠気が自然とやってくる。現代の狩猟採集民の就寝時間と同じだ。しかし工業化した世界で暮らす人たちは、人工光に脳がだまされ、就寝時間になってもまだ昼だと思い込んでいる。

夜の人工光によって、いったいどれくらい脳内の時計が巻き戻されるのか。通常であれば、2~3時間だ。たとえば、あなたが今これを読んでいる時間が夜の11時だとしよう。場所はニューヨークのマンハッタンだ。あなたは夜中ずっと、人工の光を浴びてきた。時計の針は夜の11時を指しているかもしれないが、視交叉上核はまだ昼だと勘違いしているので、メラトニンの分泌は始まらない。

メラトニンの分泌が遅れているので、自然な時間に眠ることはほぼ不可能だ。ついに電気を消して、目を閉じても、眠りはすぐにやってこない。メラトニンの量がピークに達し、自然な眠りが訪れるまでには、まだしばらく時間が必要だ。暗くなってからやっとメラトニンの分泌が始まるのだから、すぐに眠れることを期待してはいけない。

あなたは、ベッドサイドの小さなランプをつけていただけだ。それが視交叉上核にどれほどの影響を与えるというのか。しかし、影響は甚大だ。ほんの少しの明かり、具体的には8~10ルクス(ロウソクの明かりと同じくらい)でも、人体のメラトニン分泌を遅らせる効果があるとわかっている。ベッドサイドのランプなら、どんなに弱い光でもその倍の明るさはある。だいたい20~80ルクスだろう。

たいていの人が寝る前に浴びていると思われるリビングの明かりになると、弱い光でも2

00ルクスはある。たしかに明るさは日中の太陽光の1~2%でしかないが、それでも脳内のメラトニン生成を50%抑制する力があるのだ。

白熱灯のせいでかなりの苦労を強いられてきた視交叉上核は、1997年にさらに追い打ちをかけられる。青色発光ダイオード、またの名を青色LEDの登場だ。

目の中にあって光を感知し、視交叉上核に「今は昼だ」と伝える光受容器は、青い光の中にある短い波長をもっとも敏感に感じとる。そして青色LEDは、まさにその青い光を、もっとも強く発しているのだ。そのため、夜に青色LEDを浴びると、昔ながらの白熱灯に比べ、メラトニン生成への悪影響が2倍にもなる。

もちろん、毎晩LEDランプを正面からにらみつけている人はめったにいない。しかし、LEDが使われているのはランプだけではない。多くの人が何時間も見つめているパソコン、スマートフォン、タブレットの画面もLEDの光だ。ときには網膜から数センチしか離れていないところまで、画面を近づけることもあるだろう。

アメリカ人の大人1500人以上を対象にした最近の調査によると、90%の人が、夜寝る前の60分かそれ以下の時間、何らかの電子機器を定期的に使っているという。これはメラトニンの分泌に大きく影響し、その結果寝つきも悪くなる。

ある初期の研究によると、寝る前にiPad（画面で青色LEDを使っているタブレット）を2時間使うと、メラトニンの分泌が23%も抑えられるという。そして最近の研究では、さらに懸念される事実が明らかになった。

健康な大人を被験者に選び、厳密に管理された研究室の環境で、2週間にわたって生活してもらう。2週間は、前半と後半に分けられ、それぞれ違う条件で生活する。条件の1つは、5日にわたって夜寝る前にiPadで数時間本を読むこと。その読書以外でiPadは一切使わない。そしてもう1つは、5日にわたって寝る前に紙の本を数時間にわたって読むこと。参加者がどちらの条件を先に行うかはランダムに選んだ。

その結果、**iPadの読書は、紙の読書に比べ、メラトニンの分泌を20%以上抑える**ことがわかった。具体的には、分泌の始まる時間が、紙の本に比べて最大で3時間も遅くなる。iPadで読書すると、メラトニンの量がピークになって眠りが始まる時間が、夜中の12時を過ぎないと訪れない。そして、現に実験の参加者たちも、iPad組のほうが紙の本組よりも寝つきが悪かった。

iPadの読書は、メラトニン分泌のタイミングだけでなく、睡眠の量や質に悪影響を与えている。その方法は3つだ。第一に、寝る前にiPadで読書すると、レム睡眠の時間が劇的に少なくなる。第二に、iPad組は、寝ても疲れがとれず、昼の間もずっと眠かった。そして第三に、iPadの使用をやめても、メラトニンの分泌が遅くなる効果はその後も続く。実験の参加者は、数日の間、メラトニンの分泌が90分遅れたままだった。まるで**デジタルの二日酔い**だ。

夜に人工光を浴びないようにするのはとても難しい。光はいたるところにあふれているからだ。まずできるのは、夜の時間をすごす部屋の明かりを弱くすることだろう。天井の強い明かりは避け、ほの暗い間接照明に切り替える。さらに、夜の間は青い光を遮断するメガネをかけてもいいだろう。

そして、**寝ている間は寝室を真っ暗にするのも、同じくらい大切**だ。いちばん簡単な方法は、窓に遮光カーテンをかけること。最後に、パソコンやスマートフォン、タブレットに、夜になると青い光を出さないようにするソフトをインストールするという方法もある。

アルコールは眠りを妨げる

睡眠薬と並び、アルコールが睡眠を助けるというのは大いなる誤解だ。寝る前のアルコールで寝つきがよくなる、さらにはぐっすり眠れるとまで信じている人はたくさんいる。しかし、どちらも大きな間違いだ。

アルコールは鎮静剤に分類されるドラッグだ。脳内の受容器と結合し、ニューロンの発火を抑える働きをする。アルコールが鎮静剤だと聞くと、意外に思う人が多い。というのも、適量のアルコールであれば、気分が高揚して、より社交的になるからだ。鎮静剤を飲んでどんちゃん騒ぎなんて、あり得るのだろうか？

その答えは、アルコールが鎮静させる脳の部位にある。それは前頭前皮質だ。すでに見たように、前頭前皮質には衝動を抑える働きがある。アルコールは、まずこの前頭前皮質を麻痺させる。その結果、酔うと気が大きくなり、言動に抑制が効かなくなるのだ。解剖学的には、これも脳の鎮静の一種である。

アルコールにもう少し時間を与えると、脳の他の部分にも鎮静作用を及ぼしてくる。酔いが回り、頭がぼんやりしてくる。脳が鎮静した状態だ。意識を保つのが難しくなり、またその意志もなくなる。そのため、意識を簡単に手放すことができる。

ここで「眠る」という言葉を使わなかったことに注意してもらいたい。なぜなら、鎮静は睡眠ではないからだ。**アルコールは、あなたから覚醒の状態を奪うが、それは自然な眠りとは違う。**アルコールを摂取して眠った人の脳波は、自然な睡眠の脳波と同じではない。むしろ、軽い麻酔をかけられた状態に近い。

しかし、寝酒が睡眠に与える悪影響は、これで終わりではない。他にも2つの方法で自然な睡眠を阻害するのだ。

第一に、アルコールは睡眠を断片的にする。夜中に何度も目が覚め、そのため寝ても疲れがとれない。飲んでも朝までぐっすりだという人は、夜中に起きたのを覚えていないだけだ。

第二に、アルコールは現在わかっているかぎり、もっとも強力なレム睡眠抑圧因子の1つだ。体内でアルコールが分解されると、アルデヒドとケトンという化学物質がつくられる。とくにアルデヒドが、レム睡眠にとって大きな障害になる。たとえるなら、心停止の脳バージョンのようなものだ。脳波の鼓動を止め、夢が見られない状態にしてしまう。昼から夜にかけてアルコールを摂取すると、たとえ適量であっても、夢を見るレム睡眠が奪われるということだ。

この現象の極端な例は、アルコール依存症患者だ。彼らは酒を飲むと、眠りの中にレム睡眠がほとんど現れなくなる。夢を見ない期間が長くなると、処理していない記憶がたまり、身体は必死になってレム睡眠を欲するようになる。

そして恐ろしいことに、起きている間も夢を見るようになるのだ。マグマのようにたまったレム睡眠が、覚醒時にも吹き出してくる。それが、アルコール依存症によく見られる妄想や幻覚の正体だ。この症状には、「振戦譫妄《しんせんせんもう》」という名前がついている。

依存症患者がリハビリセンターに入り、アルコールを飲まなくなると、脳は待ってましたとばかりにレム睡眠をむさぼるようになる。長い間失われたレム睡眠を、一気にとり戻そうとする。これが「レム睡眠リバウンド」と呼ばれる現象だ。

ある研究により、依存症のレベルまで行かなくても、レム睡眠不足による譫妄状態になることが証明された。すでに見たように、レム睡眠の機能の1つは、記憶の統合と関連づけだ。これは、新しい言語を習得するときに抽象的な文法を自分の頭の中で組み立てたり、関連ある事実をつなぎ合わせて大きな全体をつくったりするときに必要な機能だ。

研究は、大勢の大学生を対象に7日間にわたって行われた。実験の条件は3つあり、学生を3つのグループに分けて、それぞれに1つの条件を与える。実験初日、すべての参加者が、人工的につくったまったく新しい言語の文法を学ぶ。コンピューターのプログラム言語を新しく学ぶのに似ているかもしれない。実験初日、すべての参加者が新しい文法を順調に身につけた。90%の正答率だ。そして1週間後、文法の知識がどれだけ脳に定着しているかテストする。

ここで、3つの条件が登場する。第一のグループは、2回目のテストまでの間、普通に眠ることを許される。第二のグループは、実験の初日に、アルコールを摂取してから就寝する。オレンジジュースで割ったウォッカを2〜3ショットだ。被験者の性別と体重を考慮し、血中アルコール濃度が同程度になるようにお酒の量を調整する。そして第三のグループは、初日と2日目は普通に眠り、3日目の夜にアルコールを摂取する。酔いの程度は第二のグループの初日と同じだ。

どのグループも、初日に文法を学ぶときは完全に素面だ。そして7日目に行われる2回目のテストも、完全に素面の状態で受ける。これで、テストの結果に違いが出ても、記憶する段階と思い出す段階でアルコールの影響があったからではない、ということがわかる。結果に違いが出たのなら、それは間の段階で記憶を阻害する何らかの要素があったからだ。

2回目のテストの結果、ずっと普通に寝ていたグループは、初日に学んだことをすべて覚えていた。むしろ抽象的な概念をさらに深く理解し、知識が増えていたほどだ。とはいえ、これは予想通りの結果だった。健全な睡眠にはそのような力がある。

対照的に、初日の夜にアルコールを摂取したグループは、7日後には部分的な記憶喪失とも呼べるような状態になっていた。初日の覚えたことの50％を忘れていたのだ。この結果は、本書でもすでに見た事実とも一致している。記憶を定着させるには、学んだ日の夜の睡眠がカギを握るということだ。

しかし、真の驚きは第三のグループだった。初日の学習から2日間は健康な眠りを確保したにもかかわらず、3日目の夜のアルコールによって、初日に覚えていたことの40％を忘れていたのだ。初日にアルコールを摂取したグループとほぼ変わらない結果だ。

学習した初日のレム睡眠には、複雑な知識を同化させるという働きがある。そのため学習初日にアルコールを摂取すると、この働きが阻害される。しかし、ここで特筆すべきは、どうやら記憶の処理は初日だけでは終わらないということだろう。初日をすぎても、何らかの理由で睡眠が阻害されると、記憶の処理と定着も大きな影響を受ける。そして睡眠の阻害には、アルコールの摂取も含まれる。初日と2日目にたっぷり寝て、3日目に睡眠が阻害されるケースでも、影響は大きかったのだ。

この発見を、現実の場面にあてはめて考えてみよう。あなたは学生で、月曜の試験に向けて詰め込み勉強をしている。水曜日は1日中まじめに勉強した。その日の夜、友だちから飲みに誘われた。しかしあなたは睡眠の大切さをよく知っているので、誘いを断る。木曜日にも飲みに誘われたが、あなたはまた断り、ぐっすり眠るほうを選んだ。

そして金曜日、友だちはみなパーティにくり出している。そこであなたは考える。まじめに勉強した水曜日から2日間はきちんと寝たのだから、もう大丈夫だろう。記憶の処理は終わり、脳に定着したはずだ。しかし、悲しいかな、それは甘い考えだ。ここでアルコールを摂取すると、レム睡眠が阻害され、学習したことの多くが消えてしまうのだ。

それでは、新しい記憶をどれくらい寝かせれば、完全に処理が終わって脳に定着したといえるのだろうか。はっきりした答えはまだわかっていない。しかし、数週間にわたる研究はすでに行われている。今のところわかっているのは、3日目の夜ではまだ記憶の処理は終わっていないということだ。

学部生の授業でこの事実を紹介すると、教室にはうめき声がこだまする。そこで私は、政治的には正しくないアドバイスをする——飲みたければ朝にパブへ行きなさい。そうすれば寝るまでにはアルコールが抜けているだろう。

冗談はともかく、睡眠とアルコールに関しては、いったいどうするのが正解なのだろうか。厳しすぎると思われるだろうが、アルコールが睡眠に悪影響を与えることは事実であり、これだけ科学的な証拠がそろっていると否定のしようがない。夕食と一緒に1杯のワインをたしなむぐらいなら影響はないと思うかもしれない。しかし、そのアルコールを体内で分解して排出するのに、肝臓と腎臓が何時間にもわたって働かなければならない。生まれつきアルコールを分解する酵素が多い人でもそれは同じだ。

夜のアルコール摂取は、あなたの睡眠を阻害する。望まれていない答えなのは重々承知しているが、それでも私からのアドバイスは、やはり「飲むな」にならざるを得ない。

夜は涼しく——理想的な寝室の温度は18・3度

身のまわりの温度、とくに自分の身体や脳に近い場所の温度は、眠りとの関係でもっとも見過ごされている要素だろう。これは寝つきのよさにも、眠りの質にも影響を与える。部屋の室温、寝るときに着ているもの、布団が温度を決めている。そして昔と大きく変わったのが部屋の室温だ。部屋の中が暖かくなったことは、現代人の睡眠に大きな影響を与えている。

第2章でも見たように、眠りに入るには身体の中心の体温（中核温）が摂氏1度ほど下がる必要がある。そのため、暑すぎる部屋よりは、寒すぎる部屋のほうが寝つきがいい。寒すぎる部屋は、少なくとも脳と身体の温度を下げて、眠るのに最適の状態にしてくれるからだ。

中核温が低下すると、脳の中央にある温度に敏感な細胞がその変化を感知する。この細胞は視床下部の中にある。温度の細胞のすぐ隣にあるのが、脳内の24時間時計である視交叉上核だ。もちろん、それにには理由がある。夜になり、中核温がある一定の温度より下がると、温度の細胞がすぐ隣にいる視交叉上核にメモを送る。そのメモと、あたりが暗くなってきたという情報を頼りに、視交叉上核はメラトニンの分泌を始める。

つまり、メラトニンの分泌を促す情報は、日が暮れて暗くなることだけではない。日が暮れて**温度が下がることも、メラトニンの分泌には必要**だ。夜の暗さと、夜の寒さは互いに独立した要素だが、それが協力して体内のメラトニン分泌を促してくれるおかげで、私たち人間は理想的な時間に眠りに落ちることができる。

しかし、あなたの身体も、ただ身のまわりの気温にすべてを任せているわけではない。中核温をコントロールする1つの方法は、皮膚の表面を活用することだ。体温調節の仕事は、主に身体の3つの部位が担当している。手と、足と、そして頭だ。

これらの部位はどれも、皮膚のすぐ下で血管が密集している（この状態は「動静脈吻合《どうじょうみゃくふんごう》」と呼ばれる）。血液が皮膚の表面近くで広がり、まわりの温度の影響を受けやすくなる。つまり、**手、足、頭は、きわめて効率的な放熱装置**というわけだ。睡眠の直前になると、盛大に放熱を行って中核温を下げてくれる。手足が暖かいと、中核温は下がりやすい。そのため寝つきもよくなる。

つまり、寝る前に水で顔を洗うのは、生理学的に見てもとても理にかなった習慣であるということだ。あなたはもしかしたら、顔を洗ってさっぱりするから寝つきがよくなると思っていたかもしれない。しかし、顔の皮膚の清潔さは、睡眠とは何の関係もない。ここで大切なのは、手と顔を水で濡らすという行為そのものだ。水（お湯でもかまわない）で**皮膚を濡らすと、蒸発するときに一緒に熱も逃げていく**。その結果、中核温が下がるのだ。

寝ている間に手足が布団から出ることがあるのも、身体の先端部分から熱を逃がし、高くなりすぎた中核温を下げることが目的だ。これは眠っている間の出来事なので、本人はだいたい気づいていない。子どものいる人なら、夜に寝室をのぞいたときに、この状態を確認できるだろう。

眠るときに中核温が下がるという現象は、24時間単位で気温が上がったり下がったりする環境と関係がある。ホモ・サピエンスは、アフリカ東部の赤道付近で進化した。この地域は、年間を通じて平均気温の変化がほとんどなく、プラスマイナス3度ほどだが、夜と昼の寒暖差は大きい。冬は8度の差があり、夏は7度の差がある。

ケニア北部に暮らす遊牧民のガブラ族や、狩猟採集民のハッザ族やサン人といった工業化以前の暮らしをしている民族は、今でも自然界の温度と調和した生活を送っている。小屋は風通しがよく、冷暖房の設備はない。寝具は最小限で、ほぼ裸だ。生まれたときから死ぬまで、ずっとこの状態で眠っている。

彼らが健康的な時間に就寝し、しかもぐっすり眠れるのは、外気とほぼ同じ温度の環境で眠っているからだ（もう1つの大きな要素として、人工的な光を浴びないことがあげられる）。管理された室温や、暖かすぎる布団や寝間着から解放された彼らは、言ってみれば温度のリベラリズムを体現している。そしてそれは、快適な睡眠を妨げるのではなく、むしろ促進しているのだ。

対照的に、工業化された社会に暮らす私たちは、自然の気温の変化とは切り離された生活を送っている。室内の温度はセントラルヒーティングやエアコンで管理され、眠るときは暖かい布団とパジャマがある。つまり私たちは、ほぼ一定した温度の環境で眠っているということだ。夜になっても室温が下がらないので、視床下部はメラトニンを放出するタイミングをつかめない。それに、身体も衣類や室温でつねに暖かい状態に保たれているので、放熱がうまくいかず、中核温が下がらない。

布団やパジャマが一般的なものであるなら、**ほとんどの人にとって、理想的な寝室の温度は摂氏18・3度**だ。これを聞いて驚く人は多い。寒すぎるのではないかと感じるからだ。もちろん、その人独自の体質や年齢、性別によって多少の違いはある。しかし、これは推奨される1日の摂取カロリーと同じで、だいたいの目標にするには悪くない数字だ。

現代人のほとんどは、気温が高すぎる環境で眠っている。そのことも、眠りの質や量に満足できない一因になっているだろう。たしかに寒ければいいというわけではなく、12・5度を下回ると、よほど暖かい布団やパジャマでないかぎり、むしろ眠りに悪影響を与える。

とはいえ、たいていの人が、室温20～22度ほどの暑すぎる環境で眠っていると思われる。不眠症で睡眠外来を受診すると、たいてい寝室の温度を尋ねられる。そして、今より3度から5度下げたほうがよいとアドバイスされるのだ。

睡眠と気温の関係がにわかには信じられないという人も、これまでのさまざまな研究結果を見れば考えが変わるかもしれない。たとえばある研究では、ラットの足や身体を温め、皮膚の表面近くに血液を集めて放熱を促し、中核温を下げた、するとそのラットは、他のラットよりもはるかに早く寝ついたという。

人間を対象にした、もっと変わった実験もある。まず、温度調節機能のついた「睡眠スーツ」を着てもらう。全身を包むタイプで、ダイビングのウェットスーツのような形状だ。スーツの裏に細いチューブがはりめぐらされている。人工の静脈のようなものだ。

四肢、手足、胴など、身体の主要な部分は、すべてこの人工静脈に密着している。研究者は、狙った部分のチューブに水を流すことで、身体の各部位の表面温度をコントロールすることができる。その間、被験者はずっとベッドに横になっている。

手足だけを選んで体温をわずかに上げたところ（具体的には0・5度）、その部位の血流が増し、身体の内部にたまっていた熱が放出された。すると被験者は、普通の状態よりも20％早く寝ついたのだ。若く、健康で、元々寝つきのいい被験者だったが、それでもこれだけの効果があった。

しかし、彼らはこの結果に満足せず、今度は睡眠に問題のある2つのグループを被験者に選んだ。それは高齢者と、不眠症の患者だ。そして前と同じように体温を操作したところ、高齢者は若者と同じような結果になった。寝つくのが普段より18％早くなったのだ。そして、不眠症患者のほうはさらに大きな効果が認められた。寝つくまでの時間が25％も短縮されたのである。

入眠時だけでなく、一晩にわたって体温が下がるように調節したところ、被験者はぐっすり眠る時間が増え、途中で起きる時間が減った。実験前の彼らは、睡眠の後半に入ると58％の確率で覚醒し、それから眠りに戻るのに苦労していた。これは睡眠維持に苦労する不眠症の典型的な症状だ。それが睡眠スーツによる体温調節を受けると、わずか4％まで減ったのだ。そしてすべての被験者で、脳波で見る睡眠の質、とくに深いノンレム睡眠の質も向上が認められた。

あなた自身も、自分では気づいていないかもしれないが、おそらくこの温度調節法を自分の睡眠で活用しているだろう。寝る前にお風呂にゆっくりつかるのは、多くの人にとって最高に贅沢なひとときだ。それに、身体を温めれば寝つきがよくなるような気もする。

それはたしかにその通りだが、理由はあなたの想像とは正反対かもしれない。お風呂に入ると寝つきがよくなるのは、身体が芯まで温まったからではない。温かいお湯につかると、血流が表面に集まる。皮膚が赤くなるのがその証拠だ。そしてお湯から出ると、拡張した血管から急速に熱が放出され、中核温が大幅に下がる。むしろ身体の芯が冷えることが、寝つきがよくなる本当の理由だ。また、寝る前のお風呂は、健康な大人で深いノンレム睡眠が10~15%増えるとされている。

目覚まし時計の功罪

工業化された世界が私たちの睡眠を襲う武器は、夜の人工光、変化のない室温だけではない。「早起きを強いる文化」もその1つだ。きっかけは、産業革命によって大きな工場が誕生したことだ。大きな工場を動かすには、大勢の工員が同じ時間に工場に来る必要がある。そこで誕生したのが工場の汽笛《きてき》だ。労働者の暮らす村では、朝になると、工場が鳴らす汽笛に静かな空気を切り裂かれる。すべての労働者を同じ時間に起こし、同じ時間に工場に来させるのが目的だ。そして時が流れ、このおせっかいな汽笛は、目覚まし時計に形を変えて個人の寝室にまで侵入してきた。

まだ眠いのにむりやり起きるという習慣があるのは、すべての種族の中で人類だけだ。他の種族は、こんなむちゃなことはしない。目覚ましでむりやり起きた人と、自然に起きた人の体内で起こっていることを比べてみればよくわかる。実験によると、目覚ましで起きた人は起床直後に血圧が急上昇し、脈拍も上がる。目覚ましの音で、「戦うか、逃げるか」のストレス反応が起きたことが原因だ。

目覚まし時計には、さらに大きな危険が潜んでいる。それはスヌーズボタンだ。**短時間の間に何度も目覚ましで起こされるのは、そのたびに心臓にショックを与えるということ**でもある。これを週に5回のペースで長年続けていたら、一生のうちに心臓や神経系がどんなにダメージを受けるか想像に難くないだろう。

睡眠で何らかの問題を抱えている人は、まず「休日か平日かにかかわらず、毎日同じ時間に起きる」ということを実践してもらいたい。実際のところ、不眠症の治療法としては、これがいちばん効果がある。

しかし、決まった時間に起きるには目覚まし時計が必要だという人も多いだろう。目覚ましを使うなら、スヌーズ機能だけは使わないように。1回のアラームで起きるようにすれば、心臓に何度も負担をかけずにすむ。

余談だが、私は独創的な（つまりバカげた）しくみの目覚まし時計を集めるのが趣味だ。自分をむりやり起こすという人間の愚行の記録を、せめて後世に残せたらという希望もある。たとえばある目覚ましでは、幾何学的な形をしたブロックが、本体の同じ形をした穴にはめ込まれている。そして時間になると、ただアラームが鳴るだけでなく、はめ込んだブロックが一斉に飛び出して床に散乱するのだ。落ちたブロックを拾い、すべて元の場所にはめ込むまで、アラームは鳴り続ける。

しかし、私のいちばんのお気に入りは別にある。何の紙幣でもいいのだが、たとえば20ドル札を時計の正面にある穴に差し込む。そして朝になってアラームが鳴ると、一定の時間内にお札を抜きとらないと、シュレッダーにかけられてしまうのだ。

行動経済学者のダン・アリエリーは、さらに残酷な方法を思いついた。目覚まし時計をWiFi経由で自分の銀行口座につなぎ、寝過ごす時間が1分増えるごとに、口座から10ドルが政治団体に送られるのだ——それも、心から嫌っている団体に。

朝起きるためだけに、私たちはここまでのことをしなければならない。この事実だけでも、現代人の睡眠不足の深刻さがよくわかるだろう。夜は明るい人工光にさらされ、朝は早くから仕事や学校に行かなければならない。自然の温度変化も感じられない環境で暮らし、カフェインやアルコールの攻撃も受けている。これではぐっすり眠れないのも当たり前だ。21世紀の世界は、自然な眠りとは相容れない環境になっている。環境活動家で詩人のウェデル・ベリーが発明した表現を借りれば、現代社会は自然が生み出した完璧な解決策（睡眠）をとり出し、それを2つの問題に分けた。1つは、夜に睡眠が足りないこと。そしてもう1つは、日中も疲れが残ることだ。この2つの問題を解決するために、現代人は睡眠薬に助けを求めた。これは賢い選択なのだろうか？　次の章で、この質問について科学と医学の面から検証していこう。

第14章 眠りを妨げるもの、眠りを助けるもの
——睡眠薬と自然療法

この1ヵ月で、アメリカでは1000万人近くの人が何らかの睡眠を助ける薬を飲んだ。中でもこの章でとくに注目したいのは、処方された睡眠薬だ。睡眠薬を飲んでも、自然な眠りは手に入らない。それどころか、健康を害し、命にかかわる病気のリスクも高まる。薬に頼らなくても、つらい不眠症から解放される方法は存在する。

本当にその薬は必要なのか？

現在出回っている睡眠薬は、合法的なものであっても、非合法のものであっても、自然な眠りにはつながらない。勘違いしないでもらいたいのだが、私はなにも、睡眠薬を飲んでも

眠れないと主張しているわけではない。もちろん眠れる。ただそれが、自然な眠りではないということだ。

かつて主流だった睡眠薬は、催眠鎮静薬と呼ばれる種類で、たとえばジアゼパムなどが代表的だ。これは名前の通り鎮静させる薬であり、入眠を助けてくれる薬ではない。無理もないことだが、多くの人がこの2つを混同している。現在市場に出回っている睡眠薬も、だいたい同じしくみだが、鎮静の効果は少し薄らいできた。

つまり睡眠薬は、今も昔も、アルコールと同じ働きをするということだ。そのため、アルコールと同じ「鎮静剤」に分類される。**睡眠薬は、ただ脳の外側だけを眠らせているにすぎない。**

自然な深いノンレム睡眠の脳波と、ゾルピデム（商品名アンビエン）や、エスゾピクロン（商品名ルネスタ）などの現代の睡眠薬で眠った脳波を比べてみると、その違いがはっきりわかる。薬で眠った脳は、いちばん大きく、いちばん深い脳波が欠けているのだ。

この状態に加え、ありがたくない副作用もたくさんある。たとえば、翌朝も疲れがとれない、日中も頭がぼんやりする、夜に自分が意識していない行動をとる（または、朝になって一部の記憶が飛んでいる）、日中に反応速度が鈍り、車の運転などに支障が出る。

新しい睡眠薬は効果の持続時間が短くなっているが、それでもこのような副作用からは逃れられない。その結果、不眠と睡眠薬の悪循環ができあがる。日中に眠気が残っていると、眠気覚ましにコーヒーやお茶を飲み、カフェインの力を借りて1日を乗り切ろうとする。そしてカフェインのせいで寝つきが悪くなり、しかたなくまた睡眠薬に頼る。そして翌日のだるさがさらにひどくなり、前日よりもたくさんのカフェインを摂取する。そのくり返しで、事態はどんどん悪化していく。

問題はそれだけではない。**睡眠薬は、不眠症のリバウンドも引き起こす。**睡眠薬を飲むのをやめたときに、不眠の症状が薬を飲む以前よりもひどくなっているのだ。リバウンドの原因は睡眠薬への依存だ。脳内に睡眠薬の成分が増えると、異質な存在である薬の影響をあまり受けないように、脳内の受容器のバランスが変わる。この現象は薬物耐性とも呼ばれていて、つまり睡眠薬が効きにくくなるということだ。そして薬を飲むのをやめると、禁断症状が出て、その過程で不眠の症状がさらに強くなる。

この現象は、とくに驚くに値しないだろう。医師に処方される睡眠薬のほとんどは、依存性のある薬だからだ。依存の強さは、摂取を継続する長さに比例する。そして長く摂取するほど、禁断症状もひどくなる。

当然ながら、一晩薬をやめてみて、リバウンド効果で眠れなくてつらい思いをしたら、その患者は次の夜には迷いなく薬を飲むだろう。薬がないと眠れないのも、また薬を飲みたくなるのも、睡眠薬を常用していたのがそもそもの原因なのだが、それに気づいている人はほとんどいない。

皮肉なことに、たとえ薬を飲んでも、実際に増える睡眠はほんのわずかであり、その効果さえも客観的というよりは主観的だ。最近、第一線で活躍する医師と研究者のチームが、現在もっとも広く使われている睡眠薬に関する研究データをすべて集めて分析した。それは65件の薬とプラシーボ（偽薬）を使った研究で、被験者は合わせて4500人近くになる。

全体的に、本物の薬を飲んだ人は、プラシーボを飲んだ人に比べ、寝つきが早く、夜中に目が覚めることも少なく感じたと報告している。しかし、実際の記録を見ると違う物語が見えてくる。本物の薬とプラシーボで、眠りの深さに違いはなかった。寝つきのよさについては、薬でもプラシーボでも摂取した人はいつもより寝つきが早くなったが（10～30分）、両者の間に違いはない。言い換えると、睡眠薬にはプラシーボ効果しかないということだ。

研究チームは、以上のような発見をまとめてレポートを発表した。それによると、睡眠薬は、主観的、及び睡眠ポリグラフ的に、睡眠潜時（横になってから入眠までの時間）をわずかに向上させるだけである――つまり、ほんの少しだけ寝つきがよくなるということだ。

研究チームは、レポートの最後をこんな言葉でしめくくった。

「現在市場に出ている睡眠薬は、すべて医学的な重要性が低く、その効果には疑問が残る」

不眠症のために開発された最新のスボレキサント（商品名ベルソムラ）でさえも、すでに効果は最小限だと証明された。スポレキサントを飲んだ患者は、プラシーボを飲んだ患者に比べて入眠までの時間がわずか6分早くなっただけだった。将来的には、健全な眠りを与えてくれる薬が登場するかもしれないが、今のところは、処方される睡眠薬が、眠れずに困っている人の救世主になることはないだろう。

睡眠薬は百害あって一利なし

処方薬の睡眠薬は、今のところ最小限の効果しかない。しかし、効果がないなら、害のほうはどうなのだろう？　睡眠薬を飲むのは身体によくないのだろうか？

この件については、今まで数多くの研究が行われてきた。しかしその結果は、まだ一般にはほとんど知られていない。

すでに見たように、自然な深い眠りは新しい記憶を脳に定着させる。そのとき、シナプスの間で新しいつながりが形成され、記憶の回路がつくられる。睡眠薬による睡眠は、脳のこの働きにどのような影響を与えるのか。近年、その点に注目した動物実験が行われた。

ペンシルベニア大学の研究チームは、まず動物に新しいことを学習させ、それから動物に体重を考慮した量のアンビエン（睡眠薬）、またはプラシーボを与えた。その後の睡眠で脳の働きを観察したところ、予想通り、プラシーボで眠ったグループは、記憶を定着させて新しいつながりをつくる作業が着実に行われていた。

アンビエンで眠ったグループは、その作業ができなかっただけでなく、最初の学習でつくられたつながりの50%が失われたのだ。つまりアンビエンの眠りは、記憶を強化するどころか、むしろ記憶を消す働きをするということだ。

以降も同じような報告が続き、さらに人間を対象にした研究でも同じことが証明された。

こうなったら、製薬会社も事実を認めなければならないだろう。睡眠薬を飲んだ人は、夜はいつもよりほんの少しだけ早く寝つけるが、朝には昨日の記憶をなくしているのだ。

現在、睡眠薬を処方する患者の低年齢化が進んでいることを考えると、これはとても懸念される事態だ。子どもの脳は発達過程にある。新しいつながりをつくるのはただでさえ大変な作業なのに、それを睡眠薬の影響下で行うとなると、発達に大きな影響が出かねない。医師も親も、子どもに睡眠薬を与えることに対しては慎重になるべきだろう。

脳の配線よりもさらに心配なのは、身体に与える影響だ。この影響を知る人は少ないが、もっと広く知られるべきである。カリフォルニア大学サンディエゴ校のダニエル・クリプケ医師は、中でもとくに恐ろしい影響を指摘している。

クリプケによると、処方された**睡眠薬を飲んでいる人は、それ以外の人に比べ死亡リスクが高く、さらにガンの発症リスクも高くなる**という。最初に断っておくべきだったが、クリプケも私と同じで、どの製薬会社とも利害関係はなく、睡眠薬の研究でどのような結果が出ようとも、経済的に得をすることも損をすることもない。

2000年代の初め、不眠症の患者が急増し、それにつれて睡眠薬の消費も劇的に増えた。それは裏を返せば、睡眠薬のデータがたくさん集まるということでもある。そこでクリプケは、疫学的なデータを集めて分析を始めた。彼が知りたかったのは、睡眠薬の服用と、病気や死亡リスクの関係だ。

分析の結果、関係はあると判明した。何度分析しても、同じ結果になる。睡眠薬を服用す

図15▶睡眠薬による死亡リスク

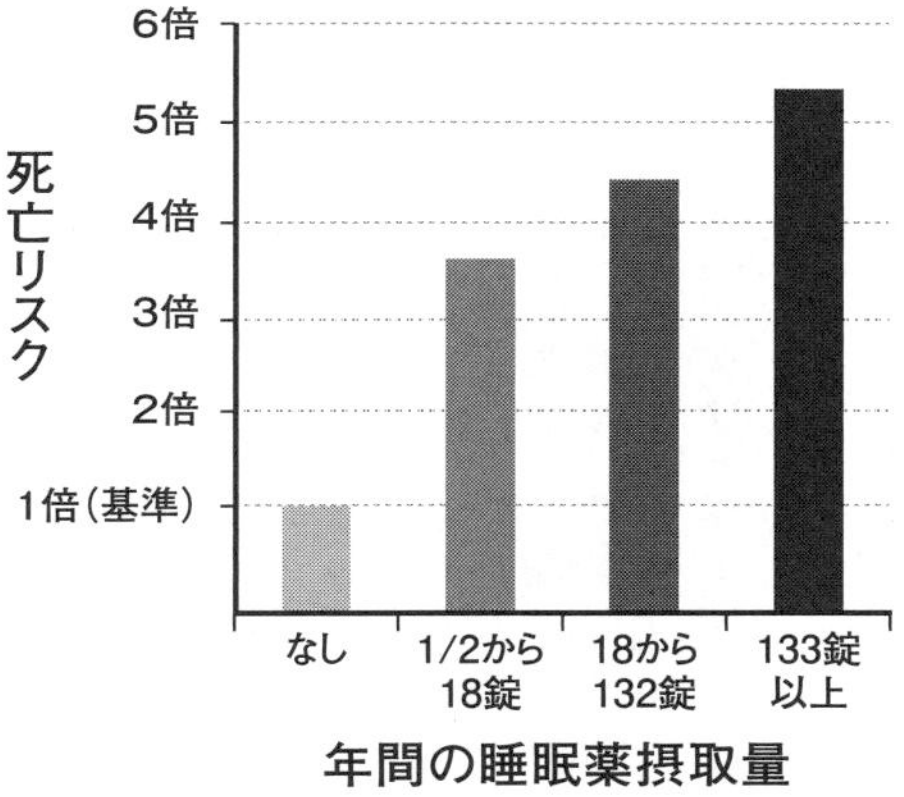

ると、追跡期間(たいていはわずか数年だ)における死亡率が、飲まない人に比べてかなり高くなるのだ。その理由は、この後すぐに明らかになる。

とはいえ、これら初期のデータだけで正確な答えを出すことは難しい。サンプルがまだ少なく、厳密に睡眠薬の影響だとわかるような要素も揃っていないからだ。しかし2012年にもなると、データは十分に集まった。そこでクリプケの研究チームは、純粋に睡眠薬の影響だけを抽出して分析を行った。

睡眠薬を服用したサンプルは1万人以上になり、そのほとんどはゾルピデム(商品名アンビエン)を服用していたが、中にはテマゼパム(商品名レストリル)を服用していた人もいた。そして彼らの比較の対象として、年齢、人種、性別、生活環境などがよく似ていて、さらに睡眠薬を服用していない2万人のデータを集めた。

さらに、睡眠薬以外に死亡リスクに影響を与える要素、たとえばBMI、運動習慣、喫煙、飲酒などの要素も考慮して死亡リスクを割り出した。そうやって2年半にわたって彼らの病気と死亡について調べたところ、図15のような結果になった。

このわずか2年半という期間でも、睡眠薬を飲んでいた人は、飲んでいない人に比べ死亡リスクが4・6倍も高かった。クリプケはさらに、死亡リスクは服用の頻度に比例して上がるということも発見した。年間132錠を超える「ヘビーユーザー」は、睡眠薬は飲んでいないが同じような条件の人と比べ、死亡リスクが5・3倍になった。

この図でさらに目を引くのは、たまに睡眠薬を飲む人たちの死亡リスクだろう。年間にたった18錠でも、データをとった2年半の間で、飲んでいない人に比べて死亡リスクが3・6倍にもなっている。睡眠薬と死亡リスクの関係を発見した研究者はクリプケだけではない。現在、この種の研究は世界で15以上存在し、そのどれもが、睡眠薬を服用すると死亡リスクが高くなるという結果になっている。

しかし、そもそもなぜ睡眠薬を飲むと死亡リスクが上がるのだろうか？　今手に入るデータだけで、その質問に答えるのは難しい。しかし、資料はたくさんある。そこでクリプケや他の研究チームは、その質問に答えるための調査を開始した。

頻繁に見られる死因として浮かび上がったのは、平均より高い確率で発症していると思われる感染症だ。すでに見たように、自然な眠りほど免疫機能を高めてくれるものはほとんどない。睡眠薬で眠れるようになったのなら、むしろ免疫力が高まり、感染症にかかりにくくなるのではないだろうか?

ここで考えられるのは、睡眠薬による眠りには、自然な眠りのような免疫機能を高める効果はないということだ。この発見でいちばん影響を受けるのは高齢者だろう。高齢者は元々、感染症にかかりやすい。彼らは新生児と並び、私たちの社会でもっとも免疫力の弱い人たちだ。そして高齢者は、睡眠薬のヘビーユーザーでもある。睡眠薬を処方される人の半数以上が高齢者だ。医療界はこの結果を踏まえ、高齢者に睡眠薬を処方する頻度を考え直したほうがいいかもしれない。

睡眠薬と結びつく死因は、他にも自動車事故がある。これは睡眠薬の直接の影響というよりも、睡眠薬のせいで眠っても疲れが残っていたり、睡眠薬の効果が翌日まで続いたりすることが原因だろう。夜の間の転倒も、とくに高齢者の間では目立つ死因だった。また睡眠薬を服用していると、心臓病や脳卒中のリスクも高まる。

そして、ついにガンとの関係も明らかになった。初期の研究でも、睡眠薬とガンで死亡するリスクの関係は指摘されていたが、比較研究という面では厳密な条件のコントロールがなされていなかった。クリプケの研究はこの点を大幅に改善し、さらに最近よく使われる新しい睡眠薬であるアンビエンも含んでいる。

睡眠薬を服用している人は、同じような条件で服用していない人に比べ、2年半の調査期間で、ガンにかかるリスクが30~40%高くなることがわかった。テマゼパム(レストリル)

のような昔の睡眠薬のほうが、ガンとの間に強い関係が認められた。少量から中量のテマゼパムを服用した人は、ガンのリスクが60％も高くなった。そしてゾルピデム（アンビエン）をもっとも大量に服用した人も影響を受けやすく、2年半の間でガンのリスクは30％高くなった。

興味深いことに、製薬会社が行った動物実験でも、同じようなガンのリスクが報告されている。アメリカ食品医薬品局（ＦＤＡ）に提出されたデータをウェブサイトで読んでみると、内容があいまいでわかりにくいところもあるが、どうやら一般的な睡眠薬を投与されたラットやマウスは、ガンのリスクが高くなったようだ。

これらの発見から、睡眠薬を飲むとガンになると断言することはできるのだろうか？　少なくとも、睡眠薬だけが原因だとすることはできない。たとえば、薬を飲む前から苦しんでいた不眠が原因であって、不眠に処方された薬のせいではないとも考えられるだろう。それに、そもそもの不眠の症状が重いほど、処方された薬を飲む量も増えるだろう。もしかしたら、クリプケや他の研究者が発見した薬の量とガンのリスクの関係は、本当の原因は薬の量ではなく、そもそもの不眠症が重症だったからかもしれない。

しかし、睡眠薬そのものがガンの原因である可能性も十分に考えられる。いずれにせよ、確実な答えを知るには、ガンによる死亡だけに特化した臨床試験を行う必要があるだろう。皮肉なことに、そのような試験が行われることは不可能に近いかもしれない。倫理委員会が、すでに明らかになっている睡眠薬とガンの関係を見て、試験は危険すぎると判断すると考えられるからだ。

製薬会社は、睡眠薬のリスクに関するデータをきちんと公表すべきではないだろうか。残念ながら、大手製薬会社は、一度出したデータを覆さないことにかけては無類の意志の強さを発揮する。とくに当局の安全テストに合格し、晴れて認可を受けた後ではなおさらだ。さらにその薬が莫大な利益を上げるようになると、もう覆す可能性はほぼゼロになる。

最初の『スター・ウォーズ』シリーズは、言わずと知れた世界的な大ヒット作だが、それでも興業収入が30億ドルになるまでに40年以上もかかった。そしてアンビエンは、わずか24ヵ月で40億ドルを売り上げる。しかもこの数字の中に、ブラックマーケットでの売上は含まれていない。これは大きな数字だ。製薬会社のあらゆるレベルで、意思決定に影響を与えるに違いない。

ここで1つはっきりさせておきたいことがある。私はなにも、薬による治療そのものに反対しているのではない。むしろその正反対で、人々に自然な睡眠を与える薬をぜひ開発してもらいたいと思っている。

製薬会社で睡眠薬の開発にとり組んでいる人たちは、みな患者を救うことを第一に考えている。私がそう断言できるのは、彼らの多くと実際に会ったことがあるからだ。私自身も研究者として、新薬の研究開発が進むことを心から望んでいる。そしていつの日か、リスクよりも効果のほうがはるかに上まわる睡眠薬が開発され、たしかな科学的データでその有効性が証明されれば、私は全力でサポートするだろう。ただ今の時点で、そのような薬が存在しないというだけだ。

薬に頼らない不眠治療

より洗練された睡眠薬を求める旅はまだ続いているが、その一方で、睡眠を改善する自然療法も研究が進んでいる。電気や磁気、それに音の刺激を使って深い睡眠の質を上げる方法はすでに見たが（そしてまだ開発のごく初期の段階であることも指摘したが）、行動療法で睡眠を改善する方法はすでに数多く存在する。とくに不眠症の人に効果が高い。

現在のところ、もっとも効果が高いのは、不眠症の認知行動療法（ＣＢＴ－Ｉ）だ。医療の現場でも、ＣＢＴ－Ｉが一次治療（ある病気に対して最初に行われる治療法）になりつつある。セラピストは患者の不眠のタイプを見きわめ、個別の方法で治療にあたってくれる。ＣＢＴ－Ｉは、まず睡眠に適した衛生環境（４３２ページの付録を参照）を整え、そのうえで患者の症状や生活習慣にそって悪い睡眠習慣を変えていく。当然だと思える方法もあれば、意外な方法もある。まさかと思うような方法もある。

カフェインとアルコールの摂取を控えること、寝室にテレビやスマホ、タブレットをもち込まないこと、そして寝室を涼しく保つこと。これは当然だ。そのほかに患者が守らなければならない決まりは６つある。

（1）起床と就寝の時間を決め、毎日それを守ること。週末も同じだ。
（2）眠くなったら布団に入る。夜にカウチなどでうたた寝しない。
（3）眠れなかったらいつまでも布団の中にいない。起きて何か静かでリラックスできる活動をしながら、眠気がやってくるのを待つ。
（4）夜眠れないのなら、昼寝を控える。
（5）就寝前に心を落ち着ける習慣をつくり、心配事や不安を布団の中にまでもち込まないようにする。
（6）時計を見えない位置に置く。時計の針を眺めて不安を募らせるのを防ぐためだ。

意外な方法とは、1つは布団の中ですごす時間を制限することだ。まず6時間かそれ以下で始める。覚醒時間を増やすことで、自然な眠気を誘発するという狙いがある。つまり脳内に睡眠物質のアデノシンを増やすという方法だ。睡眠圧を上げることで、患者は寝つきがよくなり、眠りも深くなる。その結果、患者は「眠ることができる」という自信をとり戻し、毎晩、自然で深い眠りを自分で生みだせるようになる。そして自信が確立したら、布団の中ですごす時間をだんだんと増やしていく。

懐疑的な読者や、とりあえず薬に頼るタイプの読者は、こんな方法でうまくいくのかと疑っているかもしれない。しかし、信じられないと切り捨てる前に、まずはCBT－Iの証明された効果を見てもらいたい。CBT－Iの治療効果は全世界で報告されており、再現性も認められている。不眠症の治療では、睡眠薬よりもＣＢＴ－Ｉのほうが優れているのだ。

ＣＢＴ－Ｉを受けた患者は、睡眠薬を飲んだ患者よりも早く寝つくことができる。睡眠の質もはるかに高く、夜の間に起きている時間が大幅に減少した。さらに重要なのは、ＣＢＴ－Ｉの効果のほうが長続きするということだろう。睡眠セラピーを受けなくなってからも効果は続く。これは、睡眠薬をやめたときのリバウンドとは対照的だ。

不眠症の治療法として、ＣＢＴ－Ｉはあらゆる点で睡眠薬よりも優れている。それに健康リスクもほとんど存在しないか、またはまったく存在しない。この点も睡眠薬と大きく違う。２０１６年には、アメリカ内科学会が画期的な発表を行った。第一線で活躍する睡眠専門医と睡眠科学者が、ＣＢＴ－Ｉの効果と安全性をあらゆる角度から検証し、睡眠薬との比較分析を行い、その結果が権威ある医学専門誌の『アナルズ・オブ・インターナル・メディシン』に掲載された。この包括的な調査は、「慢性的な不眠を訴えるすべての患者の一次治療は、睡眠薬ではなく、ＣＢＴ－Ｉを使用するべきだ」と結論づけている。

ＣＢＴ－Ｉの詳しい情報、および資格のあるセラピストのリストは、国立睡眠財団のウェブサイトで読むことができる。不眠症と診断されている人、または不眠症と思われる人は、睡眠薬を頼る前にこれらの情報を参照してもらいたい。

誰もがよりよい眠りを獲得できる方法

不眠症でもなく、他の睡眠障害もない人でも、もっとよい眠りを手に入れるためにできることはたくさんある。いわゆる「**睡眠衛生**」と呼ばれる方法だ。中でも大切な12の項目は、アメリカ国立衛生研究所のウェブサイトで読むことができる。また、本書の付録にも収録しておいた。

12のアドバイスはどれも有効だが、もし1つしかできないというのなら、ぜひ「**平日、休日にかかわらず、毎日同じ時間に寝て、同じ時間に起きる**」というアドバイスを実践してもらいたい。睡眠の質を向上させたいなら、これがおそらく最強の方法だろう。たとえ目覚まし時計を使うことになっても、実践する価値はある。

最後に、睡眠に関してもっともよく尋ねられる2つの質問について考えてみよう。それは、運動と食事だ。

睡眠と運動は双方向の関係だ。身体をよく動かした後は、ぐっすり眠れる。ハイキングで1日中歩く、自転車で長距離を移動する、または庭仕事で汗を流すなど、長時間にわたって活動した日の夜によく眠れるのは、多くの人が経験しているだろう。

科学的な研究もこの現象を報告していて、古くは1970年代のデータもある。しかし、多くの人が思うほど、この現象を強く裏づけるデータは存在しない。たとえば1975年に発表された研究では、健康な男性を対象に運動量を段階的に上げていったところ、それと比例して深いノンレム睡眠も段階的に増えていったと報告されている。

しかし他の研究では、定期的に走っている人を、性別と年齢が同じで走らない人と比較したところ、たしかに走る人のほうがノンレム睡眠がやや多いが、それほど大きな違いはないという結果になった。

もっと規模が大きく、条件もよりコントロールされた研究では、もう少しポジティブな結果が報告されているが、興味深い意外な発見もあった。若くて健康な大人が定期的に運動をすると、トータルの睡眠時間が長くなり、中でもとくに深いノンレム睡眠が長くなる。それに睡眠の質も高まり、力強い脳波が計測された。また、中高年でも同じような結果になり、睡眠に不満をもっている人や、正式に診断された不眠症患者も改善が認められた。

これらの研究は一般的に、まず被験者の普段の睡眠を計測してそれを基準とし、それから数ヵ月にわたって決められた運動をしてもらう。その後、基準の睡眠と比較し、運動による睡眠の変化が認められるか検証する。

平均すると、運動の効果はたしかにある。主観的な睡眠の質が向上し、トータルの睡眠時間も長くなる。さらに、寝つくまでの時間も短くなり、たいていの参加者が夜中に起きる回数も減ったと感じる。実験期間がもっとも長い研究の1つによると、4ヵ月にわたっていつもより運動した結果、高齢で不眠を訴える被験者でも、平均して1日の睡眠時間が1時間近く長くなったという。

しかし、意外な発見もあった。運動をした日と、その日の夜の睡眠との間に、それほど強い関係は認められなかったのだ。つまり、運動をした日の夜の睡眠は、運動しなかった日の夜の睡眠と比べ、必ず量や質が向上するわけではないということだ。または、こちらはそれほど意外ではないかもしれないが、睡眠と次の日の運動との間にも関係があるという結果になった。

前の晩によく眠れないと、次の日の運動は強度も長さも大幅に下がる。そして前の晩によく眠れると、次の日は精力的に身体を動かすことができる。簡単に言うと、運動が睡眠に与える影響よりも、睡眠が運動に与える影響のほうが大きいかもしれないということだ。

とはいえ、睡眠と運動が双方向の関係であることは間違いなく、活動量を上げるほど睡眠の質もよくなり、そしてよく眠れるほど翌日は精力的に活動できる。また、実験の参加者の感想によると、睡眠が改善されたことで、頭がすっきりしてエネルギーが増し、抑うつの症状もそれにつれて減少したという。1つはっきりしているのは、座りっぱなしの生活が質の高い睡眠につながらないということであり、すべての人が何らかの身体を動かす活動を定期的に行うべきだ。健康と体形維持だけでなく、睡眠の量と質の向上にもつながる。そして質の高い睡眠によってエネルギーが増し、さらに精力的に活動できる。その結果、心身ともに健康になる。これはまさに好循環と言えるだろう。

ここで、運動に関して1つ注意がある。**寝る直前に運動をしてはいけない**。身体を動かすと体温が上がり、1時間か2時間はそのまま下がらない。そのまま布団に入っても、中核温が高いままなのでなかなか眠気が訪れないだろう。しかも運動によって代謝が上がっているので、ますます体温は下がりにくくなる。寝室の電気を消す2時間か3時間前には、運動を終わらせるようにしよう。

次に、食事について見ていこう。食事の中身や食事のパターンは、睡眠に何らかの影響を与えるのだろうか。残念ながら、それに関する調査は限定的だ。極端なカロリー制限、たとえば1日に800キロカロリーしか摂取しない生活を1ヵ月続けた場合、一般的に眠るのが難しくなり、深いノンレム睡眠も減少する。

また、何を食べるかということも、睡眠に何らかの影響を与える。炭水化物が多く、脂肪が少ないという食事を2日間続けたところ、炭水化物が少なく脂肪が多い食事を2日続けた場合に比べ、深いノンレム睡眠が減少し、レム睡眠が増えるという結果になった。健康な大人を対象にした実験で、糖質と炭水化物が多く、食物繊維が少ない食事を4日続けたところ、深いレム睡眠が減り、夜中に目覚める回数が増えた。

平均的な大人に対して、睡眠のために何を食べればいいとアドバイスするのは難しい。というのも、これまでに行われてきた大規模な疫学的研究でも、特定の食べ物が睡眠の質や量に影響を与えることは証明されていないからだ。いずれにせよ、健全な眠りのためには、満腹すぎても空腹すぎてもよくないようだ。この点に関しては、科学的な証拠が存在する。それに、炭水化物が全摂取カロリーの70%を超えると、眠りに悪い影響が出る。とくに糖分は控えたほうがいい。

第15章 睡眠のために社会は何をすべきか？

――医療と学校の誤謬、グーグルとNASAの英断

今から100年前、睡眠時間が6時間かそれ以下の人は、全アメリカ人の2％もいなかった。そして現在、アメリカ人の大人の30％近くが6時間以下の睡眠だ。

国立睡眠財団が2013年に行った調査をきっかけに、現代人の睡眠不足が大きな注目を集めるようになった。一般的な大人に推奨される睡眠時間は7時間から9時間だが、それに満たないアメリカ人が全体の65％もいたのだ。世界を見わたしても、状況はそれほど変わらない。

たとえばイギリスと日本では、睡眠時間が7時間を切る大人は、それぞれ人口の39％と66％になる。睡眠を軽視する傾向は、すべての先進国で見られるようだ。そのためWHOも、睡眠不足をグローバルな健康問題と認定した。つまり今週でみると、先進国全体では、

大人の2人に1人（およそ8億人）が、十分な睡眠をとらないと推定される。

ここで重要なのは、ほとんどの人が好きで睡眠時間を少なくしているわけではないということだ。先進国の大人の週末の睡眠時間を見てみると、数字がかなり違うことがわかる。平日であれば、8時間以上の睡眠はわずか30％しかいないが、休日になると、60％近くの人が8時間以上寝ようとしている。いわゆる「寝だめ」をしようとしているのだ。

人々は週末になると、平日の間にたまってしまった睡眠負債を一気に返済しようとする。しかし、本書で何度も見てきたように、**睡眠はお金とは違う。いくら寝ても、失った睡眠は二度ととり戻せない。**睡眠の場合は、負債にペナルティがあるだけでなく、後から負債を返済することもできないのだ。

しかし、睡眠不足は個人の問題だ。なぜ社会問題のように扱わなければならないのか。次からは、睡眠不足が社会全体の問題である事例を見ていこう。具体的には、職場と睡眠の関係、拷問（そう、拷問だ）、睡眠と教育システムの関係、そして睡眠と医療の関係だ。

睡眠不足はいくら損失を与えるか

睡眠不足の状態になると、ほぼすべての職業で、必要とされる能力が損なわれる結果になる。それではなぜ、企業は睡眠を過小評価するような社員を過大評価するのだろうか？　午前1時でもメールに返信し、そして翌日の朝5時45分にはすでにオフィスにいる。飛行機で全国を飛びまわり、1週間のうちに5つのタイムゾーンを行き来する——私たちの社会には、そんな働き方を賞賛するような文化があるようだ。

睡眠を軽視する傲慢な態度は、企業文化に根強く残っている。昨今の企業は、従業員の健康をとても気づかうようになってきたというのに、睡眠だけは例外のようだ。ハーバード大学の同僚だったツァイスラー博士も指摘しているように、企業は喫煙、アルコール、ドラッグ、セクハラ、パワハラ、怪我や病気の予防などには、つねに厳しい目を光らせている。しかし睡眠不足となると、容認されているどころか、むしろ推奨されているほどだ。

この態度はなかなか消えてくれない。というのも、一昔前には、仕事をする時間が長いほど、成果も生産性も上がると信じられていたからだ。しかし、産業革命時代の工場で行われていたような単純作業でも、この法則はあてはまらない。これはまったくの誤解であり、しかもその代償は大きい。

アメリカの4つの大企業を対象にした研究によると、**睡眠不足による生産性の低下で、従業員1人あたり年間で2000ドルを失っている**という。さらに重度の睡眠不足になると、その額は3500ドルになる。

たいした金額ではないと思うかもしれない。しかし全社単位で考えると、損失は年間で5400万ドルだ。年に5000万ドルも失うような事態を放置する取締役会など、どこの会社にも存在しないだろう。この問題を解決する方法があるとわかったら、全会一致で賛成票を投じるはずだ。

図16 ▶ **睡眠不足による世界の経済損失**

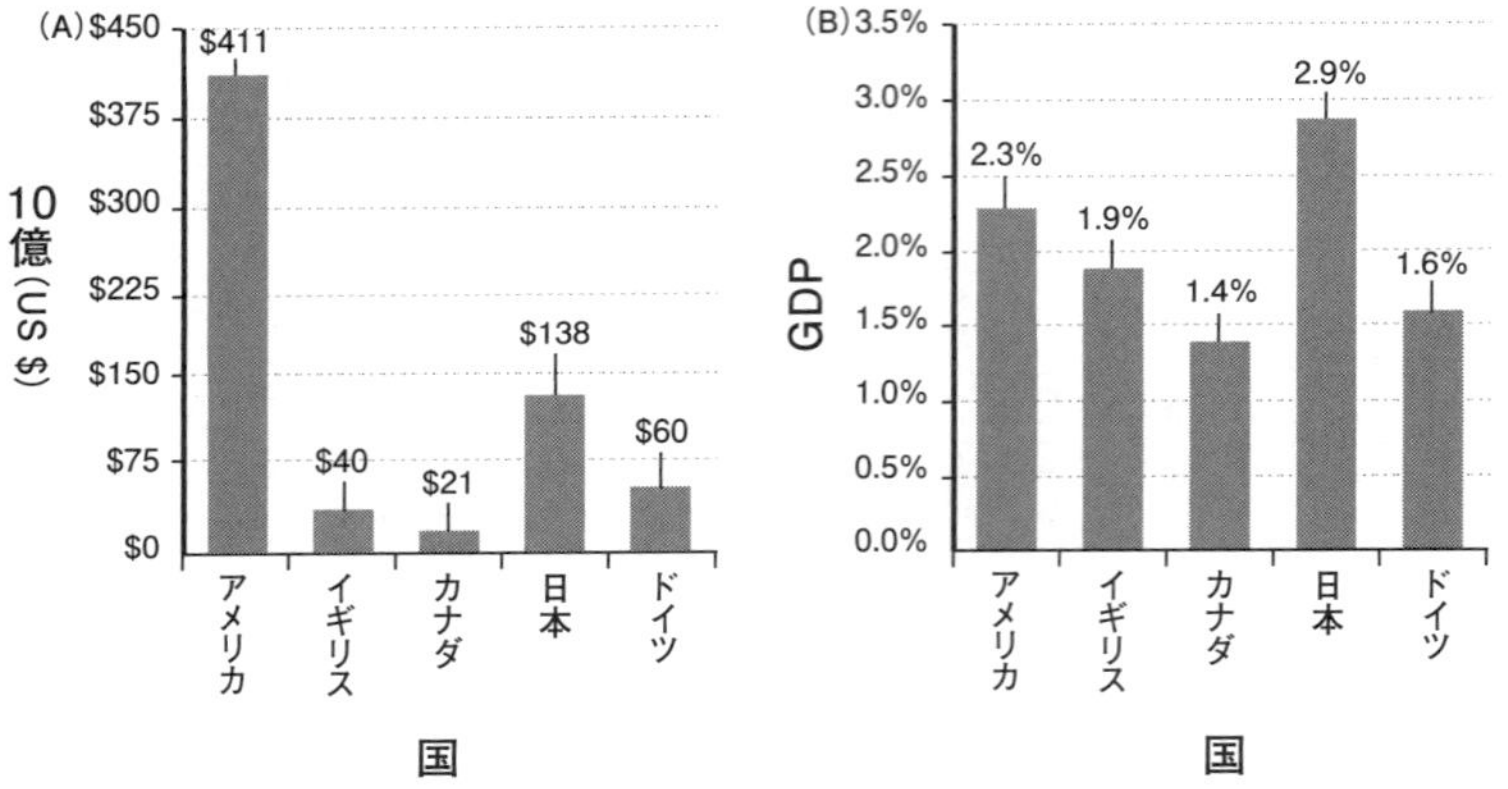

独立系シンクタンクのランド研究所が、睡眠不足が経済活動に与える影響について独自の調査を行った。企業のＣＥＯやＣＦＯは、この結果を見たら思わず震え上がるだろう。平均の睡眠時間が７時間に満たない人は、平均の睡眠時間が８時間を超える人と比較すると、国に甚大な経済的損失をもたらす。図16のＡを見ればわかるように、睡眠不足によって、アメリカは４１１０億ドル、日本は１３８０億ドルの損失を出している。この２ヵ国に続くのが、ドイツ、イギリス、カナダだ。

もちろん、これらの数字は国の経済規模によってもつ意味も変わってくる。そこで今度は、ＧＤＰに対する割合で考えてみよう。すると、さらに深刻な現実が浮かび上がる（図16のＢ）。睡眠不足による経済損失は、ほぼＧＤＰの２％にもなる。これは各国の軍事費と同じレベルだ。教育投資とも同じくらいの額になる。

考えてみよう。国全体の睡眠負債をなくしたら、子どもの教育に投資するお金を2倍にできるということだ。この事実だけでも、国家レベルで睡眠不足対策にとり組む動機になるはずだ。

しかし、そもそも睡眠不足がなぜ企業や国家に損失を与えるのだろうか? 私が講義を行ったフォーチュン500企業の多くは、KPIsという指数に興味を持った。これは「Key Performance Indicators」の頭文字で、純収益、目標達成の速度、商業的成功といった重要な項目でパフォーマンスを評価する。評価の基準は多岐にわたるが、とくに重視されるのは、創造性、知性、モチベーション、努力、効率性、グループで働くときの有効性、心の安定、社交性、誠実さなどだ。そしてそのすべてが、睡眠不足によって著しく損なわれる。

初期の研究でも、睡眠不足は基本的な作業における効率とスピードを下げるという結果が出ている。つまり、**寝不足の社員は生産性が低い**ということだ。また、睡眠不足は問題解決の能力も下げ、思いつく解決策の数が減り、そして正しい解決策を出すこともできない。

睡眠不足はなぜ損失を与えるのか

私たちは、睡眠不足が職場における生産性と創造性に与える影響をさらに詳しく調べるために、より実際の仕事に近いタスクを開発して実験を行ってきた。創造性はビジネスに欠かせないものであり、すべてのイノベーションは創造性から生まれるとされている。

実験では、睡眠不足の被験者と、睡眠を十分にとっている被験者を集め、それぞれに自分のやりたいタスクを選んでもらった。タスクの内容は、単純作業（留守番電話を聞く）から頭を使う仕事（問題解決能力と創造性が必要とされる複雑なプロジェクトの遂行）までさまざまだ。そして、**いちばん簡単な仕事を選ぶのは、きまって睡眠不足の被験者**だった。彼らはつねに楽な道を選び、創造的な解決策をほとんど思いつかない。

もちろん、睡眠を軽視する人は、そもそも楽な道を選ぶ性格だという可能性もある。睡眠不足だからそうなったという証拠にはならないかもしれない。しかし、その同じ人物に、睡眠が十分の状態で同じように仕事を選んでもらうと、今度は難しい仕事も選ぶようになる。同じ人物で条件を変えて実験を行えば、睡眠不足が与える影響を証明できるのだ。

睡眠不足の従業員は、創造的な発想であなたのビジネスを前に進める力にはならない。これはたとえるなら、社員がそろってエアロバイクを漕いでいるような状況だ。みんな脚は動かしているが、まわりの景色は一向に変わらない。

睡眠が足りないと生産性が落ち、そして生産性が落ちるために長時間働かなければならなくなる。残業が増え、家に帰るのが遅くなり、寝るのが遅くなり、でも起きる時間は変わらず、その結果さらに寝不足になる。悪循環の完成だ。これは、強火にすればあっという間にお湯が沸くのに、あえて弱火で時間をかけているような状況だ。

「仕事が忙しくて寝るひまがない」という声はよく聞く。しかし、気を悪くしないで聞いてほしいのだが、あなたがそんなにも忙しく、時間内に仕事が終わらない理由は、そもそも寝不足で効率が落ちているからではないだろうか。

興味深いことに、先ほど紹介した実験の参加者たちは、**自分が寝不足のときは簡単な仕事を選んでいることも、仕事の効率が落ちていることも自覚していなかった**。すでに見たように、寝不足の人は、自分の能力を客観的に評価する能力も下がっているのだ。寝不足のときはあらゆることが面倒になり、職場にきちんとした服装で行くということさえできなくなる。それに、寝不足のときは自分の仕事が嫌いになる。寝不足のときの気分を考えれば、それもうなずけるだろう。

寝不足の社員は、生産性が下がり、モチベーションが下がり、創造性が下がり、幸福度が下がり、怠惰になる。しかもそれだけでなく、倫理観まで下がるということがわかっている。ビジネスにおいて、信頼や評判は会社の命運を決めると言っても過言ではないだろう。寝不足の社員は倫理観が下がっているために、会社の評判を下げることを平気でするという危険がある。私は以前、脳スキャンを使った実験で、睡眠不足の脳は理性と感情のコントロールを司る前頭葉の活動が弱くなると証明したことがある。前頭葉の機能が落ちた人は、感情を抑えることができず、間違った判断を下しやすい。重要な意思決定が求められる職場でも、おそらくこれと同じ結果になるだろう。

実際の職場を対象にした研究によると、睡眠時間が6時間以下の従業員は、6時間以上寝た従業員に比べ、正しくない行動をとる傾向や、嘘をつく傾向が高くなる。ワシントン大学フォスター・スクール・オブ・ビジネスのクリストファー・バーンズ博士が行った研究によると、睡眠時間が短くなるほど、偽のレシートをつくって返金を要求する詐欺を働いたり、ただで宝くじを手に入れるために嘘をついたりするという。

またバーンズは、**睡眠不足の従業員は、自分のミスを他人のせいにしたり、他人の手柄を横どりしたりする傾向が強くなる**ことも発見した。こんな人間が職場にいたら、健全なチームワークなど望むべくもない。

また睡眠不足は、何だかんだと言い逃れをして仕事をさぼる態度ともつながりが認められている。そういう人は、個人が評価される仕事ではそれなりに努力するが、グループ全体の仕事が評価される仕事では、自分はなるべく楽をしようとする。面倒なことは人にやらせて、自分は怠けるチャンスだと考える。

1人でやる仕事に比べると、グループでは仕事量が減り、たとえ仕事をしても間違っているか、または質が低い。このように、グループでの作業で自分だけ怠けようとする行為は、**「社会的手抜き（ソーシャル・ローフィング）」**と呼ばれる。この行為は、グループ全体の生産性を下げるだけでなく、グループ内の関係もぎくしゃくさせる。

ここで紹介した実験の多くは、被験者の睡眠時間をそこまで大きく変えずに行っている。睡眠時間がたった20分から1時間少なくなるだけで、生産性、創造性、協調性、正直さなどで、ここまでの差が出たのである。

睡眠不足は、従業員だけでなく、経営陣にも同じような影響を与える。そして睡眠不足の

CEOがトップにいると、その悪影響は組織のすみずみまで浸透するのだ。

たいていの人は、リーダーには「いいリーダー」と「悪いリーダー」がいて、いいリーダーはいつもいいリーダーであり、悪いリーダーはいつも悪いリーダーだと考えているが、実際はそうではない。個人のリーダーとしての能力は、その日によって大きく変わる。

個人の中での能力の開きは、別のリーダー同士を比べた能力の開きよりもはるかに大きい。それでは、リーダーの能力が日によってここまで大きく変わる理由は何なのか。はっきりわかっている理由の1つは、前日の夜の睡眠時間だ。

リーダーシップと睡眠の関係を探る、ある研究が行われた。これは一見するとごくシンプルだが、なかなかうまい方法だ。職場のリーダーの睡眠を数週間にわたって追跡し、それと並行して、直属の部下たちにリーダーの仕事ぶりを日毎に評価してもらう。部下たちにリーダーの睡眠については一切知らせない。すると、前日の睡眠時間が短く、睡眠の質が悪いほど、リーダーは機嫌が悪くなり、部下に当たることが多くなる。

また、別の興味深い結果もある。リーダーが睡眠不足の日は、睡眠を十分にとった部下も、1日を通して仕事へのやる気が下がるのだ。これは**睡眠不足の連鎖反応**であり、トップが睡眠不足の状態だと、その影響はウイルスのように全社に広がっていく。その結果、せっかく十分に寝ている社員も、生産性やモチベーションが下がる。

さらに私たちの研究によると、睡眠不足の上司やCEOは、カリスマ性が低く、部下のやる気を引き出すことができないという結果になった。そしてボスにとっては残念なニュースだが、睡眠不足の部下は、たとえボスが睡眠十分でカリスマ性とリーダーシップを発揮していても、仕事のできないボスという評価を下す。

トップから末端の社員まで、すべての従業員が睡眠を十分にとれば、生産的で、正直で、協力的な、会社にとっての真の戦力になるだろう。睡眠をほんの少し増やすだけで、見返りはかぎりなく大きい。

睡眠時間が増えると収入が増える

従業員にとっては、睡眠時間を増やすと給料も増えるという見返りがある。エコノミストのマシュー・ギブソンとジェフリー・シュレーダーが、**全米の労働者と賃金を調べたところ、平均して睡眠時間が多いほど収入も多くなる**ということを発見した。彼らは同じタイムゾーンにある郡区の中で、同じような教育レベルで賃金が同程度の仕事をしている人を比較した。

ただし同じタイムゾーンでも、西端と東端では昼の時間がだいぶ異なる。西端に暮らす人は昼の時間が長く、遅い時間になるまで日が暮れない。そのため東端に人に比べると、就寝時間が平均して1時間遅くなっていた。しかし、どちらの労働者も起きる時間は同じだ。その結果、西端の労働者は、東端の労働者よりも睡眠時間が短いということになる。

収入に影響を与える他の条件、居住地の平均収入、住宅価格、生活コストなどを調整した後でも、1時間多く眠る東端の人はやはり収入が多くなっていた。だいたい4〜5%の違いだ。

60分の睡眠でそれだけのリターンかと鼻で笑っているかもしれないが、この数字はバカにできない。たとえば昇給の全米平均は、だいたい2・6%だ。ほとんどの人は、その昇給のために仕事をがんばり、そして昇給がなければ心底がっかりする。想像してみよう——働くのではなく、むしろ1時間多く寝るだけで、そのほぼ倍の昇給が実現するのだ!

現実問題として、ほとんどの人はお金のために睡眠時間を犠牲にしている。最近コーネル大学が、数百人のアメリカの労働者を対象に、2つの選択肢のうちどちらを選ぶかという調査を行った。

(1)年収8万ドル。残業はなく、夜は8時間眠れる。

(2)年収14万ドル。残業は当たり前で、夜は6時間しか寝られない。

残念ながら、大多数の人が(2)を選んだ。たくさん眠る人のほうが稼げるという事実があることを考えると、これはなんとも皮肉な結果だ。

長時間労働を誇りに思うような企業文化は明らかに間違っている。これまでの研究結果をどの角度から見ても、睡眠不足が成功につながらないことは明らかだ。**健全な眠りが、健全なビジネスを生む。**

それにもかかわらず、依然として多くの企業がアンチ睡眠の構造から脱していない。この態度を変えずにいると、イノベーションは起こらず、成長もない。琥珀に埋め込まれた虫と同じで、ただその場で停滞するだけだ。

しかし、睡眠に関する研究結果に興味を持ち、自らの態度を変えてきている企業も存在する。私のような睡眠専門家を招き、社員に向けて睡眠の大切さを教えているところもある。たとえばP&Gやゴールドマン・サックスは、社員向けに無料の「睡眠衛生」講座を開いている。さらに、大金をかけて社内の照明を新しくし、社員の概日リズムを狂わせないような工夫もしている。

また、ナイキやグーグルのように、より自由な勤務時間を設定している企業もある。社員はみな、自分の自然な概日リズムに合わせて勤務時間を決めることができる。しかもそれだけでなく、職場で眠ることまで許可している。

ナイキとグーグルの本社には、お昼寝のための静かな部屋が完備されている。従業員はいつでもその部屋で眠ることができ、そしてすっきりして創造性の高まった頭で仕事に戻る。さらに社員の健康状態も向上し、長期にわたる病欠が減少した。

職場で居眠りをすれば上司に叱られるのは当たり前で、ヘタをすると解雇されることもある。グーグルやナイキのような企業は、そのような文化から大きな飛躍を遂げた。しかし悲しいことに、ほとんどの企業のCEOは、依然として睡眠の価値を理解していない。社員をムダに甘やかしているだけだと考えている。

しかし、それは彼らの勘違いだ。ナイキもグーグルもしたたかな企業であり、その証拠に莫大な利益を上げている。彼らが**睡眠を重視するのは、そのほうが儲かるから**だ。

睡眠の利点をどこよりも早く理解していた組織がある。1990年代半ば、NASAはいち早く睡眠の研究に乗り出した。宇宙飛行士の健康管理のためだ。そして彼らは、26分の短い昼寝であってもタスクのパフォーマンスは34%上昇し、覚醒度の上昇は50%以上になることを発見した。この発見が、いわゆるNASAの昼寝文化に発展し、地上で働く職員もみな昼寝をするようになった。

これからは、従業員が十分な睡眠時間を確保できる環境を整え、さらには職場で昼寝もできることも、企業の価値を判断する重要な基準になるべきだろう。

睡眠を奪うのは拷問である

睡眠不足がモラルの低下につながるのは、ビジネスの世界だけではない。政府や軍のほうがさらに深刻な事態になっている。

睡眠不足が人体に与える悪影響が明らかになり、1980年代に入ると、ついにギネス世界記録も「連続して寝ないで起きている時間」の世界記録を認めなくなった。さらに今後真似をする人が出るのを恐れ、過去の記録からも抹消してしまったほどだ。

そして科学の世界でも、同じような理由で睡眠不足のデータを集めるのが難しくなっている。実験で被験者に徹夜をしてもらえるのは、せいぜいで1日か2日だ。それ以上になると被験者の負担が大きすぎる。被験者から睡眠を奪うのは、それが人間であっても、または動物であっても、倫理的に間違った行為だと私たちは考えている。

しかし、政府機関の中にはこの倫理観を共有していないところもあるようだ。彼らは不眠を拷問の手段として使っているのである。拷問の是非という問題には、政治や倫理が複雑に絡み合っている。それを本書で扱うべきではないと感じる読者もいるかもしれない。しかし、あえて扱うことを選んだのは、人類は睡眠の価値を再認識すべきであり、まず国のトップである政府からそれを実践するべきだと強く信じているからだ。

2007年、「痕跡を残さない：尋問技術の強化と犯罪性のリスク」と題されたレポートが公表され、現代にも残る拷問の実態が明らかになった。レポートをまとめたのは、人権のための医師団という拷問廃止を訴える団体だ。

レポートのタイトルからもわかるように、現代の拷問の多くは、証拠となる痕跡を残さないよう巧みな方法で行われている。中でも有効なのが、睡眠を奪うという方法だ。この本を書いている時点で、ミャンマー、イラン、イラク、アメリカ、イスラエル、エジプト、リビア、パキスタン、サウジアラビア、チュニジア、トルコで、不眠が拷問の手段として用いられている。

私は睡眠をよく知る科学者として、この拷問法の廃止を強く要求する。その根拠は2つある。1つは、純粋に拷問の効果の問題だ。尋問で情報を引き出すことが目的なら、不眠はその目的を達成するのに適していない。

睡眠を奪われると、たとえそれが短時間であっても、その人物の認知機能に大きな影響を与える。具体的には、記憶の一部喪失、論理的思考力の低下、言葉の理解力の低下などだ。その状況で正確な情報を引き出すのはきわめて難しい。それに加えて、睡眠不足はモラルの低下につながるので、嘘をつく確率が高くなる。

睡眠を奪われた人は、信頼できる情報を提供するのにもっとも適していないと言えるだろう。彼らより頼りにならないのは、昏睡状態にある人ぐらいだ。頭が混乱している人は、嘘の告白をする。もちろん、それが拷問の目的である場合もあるだろう。最近行われた研究によると、普段は意志が強くて正直な人でも、たった一晩でも睡眠を奪われると、本当はやっていないことを「やった」と告白してしまう可能性が、2倍から、ときには4倍にもなるという。つまり、ただ睡眠を奪うだけで、相手の態度や信念を変えられるということだ。

イスラエル元首相メナヘム・ベギンの手記『白夜のユダヤ人』(新人物往来者)を読めば、その状況が手にとるように理解できるだろう。1940年代、1977年にイスラエル首相になるはるか以前、ベギンはソ連当局に捕らえられた。牢獄に入れられ、KGBから拷問を受けた。その中には、長時間にわたって睡眠を奪うという拷問もあった。ほとんどの政府が「囚人の睡眠管理」とぼかして呼んでいるその手段を経験したときのことを、彼は手記に記している。

拷問を受けた囚人は、頭の中に霧が充満してくる。精神は疲弊して死に絶え、足腰は立たず、望むことはただ1つだけ。それは眠りだ。ほんの少しでいいから眠りたい。横になりたい。眠ってすべてを忘れたい。（中略）この欲求を体験した者なら、飢えや渇きでもこの苦しみとは比べものにならないことを知っている。（中略）ある囚人は、署名しろと命令されたものにただ黙って署名していた。署名すればもらえると約束したものがただ欲しかったからだ。それは自由ではない。署名すればもらえるもの――それは誰にもじゃまされない眠りだ。

そして、私が睡眠を奪う拷問に反対するもう1つの理由、そしてより重要な理由は、睡眠を奪われると、精神も肉体もとり返しのつかないダメージを受けるからだ。しかし残念ながら、そして拷問者にとっては都合のいいことに、そのダメージを外から見ることは難しい。

精神面の害から見ていこう。睡眠を長期間にわたって奪われた人は、希死念慮が強まり、自殺未遂を起こすリスクが高くなる。このどちらも、一般の人と比べたときに拷問経験者に顕著に見られる傾向だ。また睡眠が不足すると、抑うつと不安の強い状態が続く。そして身体面では、心臓発作や脳卒中といった心血管疾患、免疫機能の低下によるガンや炎症の発症、または生殖機能が失われるといったリスクがある。

アメリカの連邦裁判所の中にも、睡眠を奪う拷問について私と同じように考えているところが存在する。この手段は、非人間的で残虐な罰を禁じたアメリカ憲法修正第8条と第14条に違反するという考えだ。「睡眠は生きるために絶対に必要なものである」という彼らの言葉に、異論を挟む余地はないだろう。

それにもかかわらず、アメリカ国防総省はこの判決を覆し、2003年から2004年にかけて、グアンタナモ収容所での24時間連続の尋問を許可したのだ。今これを書いている時点で、この行為はまだ許されている。改訂版のアメリカ陸軍フィールドマニュアルの付録Mを見ると、囚人の睡眠時間を24時間のうちの4時間まで制限し、その状態を数週間にわたって続けることは許可されると明記されている。しかし、昔からそうだったわけではない。1992年の版には、不眠は非人道的な精神的拷問であると書かれている。

本人の合意と、医師による慎重な観察のない状況で睡眠を奪うのは、人間の心身に対する野蛮な攻撃である。その長期にわたる死亡リスクは飢餓に匹敵する。もうそろそろ、こんなことは終わりにするべきだ。**睡眠を奪うという行為は、きわめて残虐で非人道的**である。人類の深い恥として、後世にわたって記憶されるだろう。

始業時間を遅らせたら、成績が上がった

アメリカの公立高校の80%以上が、午前8時15分より前に学校が始まる。そのうちの50%近くが、始業時間が7時20分より前だ。7時20分の始業時間に間に合うようにするには、いちばん早くて5時45分にはスクールバスに乗らなければならない。そのため、毎日5時半、5時15分、さらにはそれよりもっと早く起きなければならない高校生もいる。この生活を、週に5日、4年間続けなければならない。これは狂っているとしか言えない事態だ。

そんなに早く起きて、集中して何かを学ぶことなどできるだろうか？　ここで重要なのは、高校生にとっての5時15分は、大人にとっての5時15分とまったく違うということだ。すでに見たように、10代の子どもの概日リズムは、一気に1時間から3時間ほど前にずれる。つまり高校生にとっての5時15分は、大人にとっての3時15分と同じだということだ。あなたはこんな時間に起きて、まだ何か勉強しようという気になれるだろうか？　しかも、それが毎日続くのだ。

職場で機嫌よくしていられるだろうか。同僚たちに愛想よくできるだろうか。心に余裕をもち、いつもにこにこしていられるだろうか。まわりの人への敬意を忘れずにいられるだろうか。もちろんできないに決まっている。それならなぜ、自分にできないことを、子どもたちに押しつけるのだろう。これが教育の理想の形であるわけがない。それに心身の健全な成長にとっても害になるばかりだ。

学校の早い始業時間が、慢性的に睡眠不足の子どもを生みだしている。10代は、うつ病、不安障害、統合失調症、自殺傾向といった慢性的な精神疾患の芽が出やすい時期であることを考えると、この状態は大いに憂慮されるべきである。子どもを睡眠負債で破産状態にすると、ただでさえ危うい心身のバランスが崩れ、深刻な結果につながりかねない。

私がここまで強い口調で断言するのには、もちろん確固とした科学的な根拠がある。1960年代、まだ睡眠の機能の大部分が知られていなかった時代、若者のレム睡眠を1週間にわたって奪うという実験が行われた。レム睡眠を奪われるということは、夢も見ない。ノンレム睡眠をとることは許される。

かわいそうな被験者たちは、実験の間ずっと頭に電極をつないだまま、実験室から一歩も出ることができなかった。夜になると、レム睡眠に入るたびに、研究アシスタントが部屋に入ってきて起こされる。寝ぼけまなこの被験者は、そのまま5分から10分かけて数学の問題を解く。レム睡眠に戻るのを防ぐためだ。しかし、再びレム睡眠が始まったら、また同じ手順がくり返される。それが夜通し続く。1週間ずっと、このくり返しだ。

精神に異常が現れるまで、1週間も待つ必要はなかった。3日目に入ると、被験者は精神病の兆候を見せるようになった。不安が強くなり、気分の浮き沈みが激しく、さらには幻覚や幻聴まで始まった。偏執病の症状も出た。研究者が共謀して自分を陥れようとしている、たとえば毒を盛ろうとしているなどと思い込む被験者もいた。または、研究者はスパイであり、実験は政府の陰謀だと言い出す被験者もいた。

そのとき初めて、研究者は重大な事実に気がついた。レム睡眠は、狂気と正気を分ける存在なのだ。レム睡眠のことには触れずに、これらの症状だけを精神科医に伝えたら、うつ病、不安障害、統合失調症の診断が確実に下るだろう。

しかし被験者たちは、たった数日前までは健康な若者だったのだ。抑うつ状態にはなっていなかった。不安障害や統合失調症の兆しもなかった。精神病の既往歴もない。本人だけでなく、家族も同様だ。

レム睡眠が失われると、精神を病む。そして、朝の早すぎる時間にむりやり起こされている10代の子どもたちは、まさにこのレム睡眠の時間を失っているのだ。

学校の始業時間は、昔からこんなに早かったわけではない。100年前の記録を見ると、アメリカの学校は朝の9時に始まっていた。そのため、95%の子どもが目覚まし時計の力を借りずに起きていた。しかし現在、その割合は逆になっている。それは学校の始業時間がどんどん早くなっているからであり、そのせいで子どもたちは、進化の過程でプログラムされた貴重な睡眠を奪われているのだ。

スタンフォード大学教授で、IQテストの作成に貢献したことでも知られる心理学者のルイス・ターマンは、子どもの教育の向上をライフワークにしていた。そして1920年代から、子どもの知的成功に貢献する要素をリストにしていった。そのような要素の1つが、十分な睡眠時間だ。

ターマンは著書の『天才の遺伝的研究（Genetic Studies of Genius）』の中で、年齢に関係なくよく眠る子どもほど知性が高くなると報告している。彼はさらに、睡眠時間は、適切な学校の始業時間と大きな関連があるということにも気がついた。適切な始業時間とは、発達段階にある若い脳の自然なリズムを乱さない時間、つまり遅い時間ということだ。

ターマンの研究では因果関係までは証明されなかったが、さまざまなデータから睡眠が子どもの発達にとって大切であることは明らかだった。アメリカ心理学会の会長でもあったターマンは、学校の始業時間を早くするというヨーロッパの潮流に従ってはいけないと、強い調子で警告している。ヨーロッパのいくつかの国では、始業時間が8時、さらには7時と、どんどん早くなっていた。

学校の始業時間を早めると、子どもの知性の成長を大きく妨げると、ターマンは確信していた。しかし、彼の警告にもかかわらず、100年後のアメリカでは学校の始業時間を早める方向にシフトしてしまった。そして今度はヨーロッパが、その逆の方向に進んでいる。

現代の私たちには、ターマンの慧眼を裏づける科学的証拠がある。5000人以上の児童生徒を長期にわたって追跡した日本の研究によると、**睡眠時間の長い子どもほど成績がいい**。被験者はそれより少ないが、研究室のコントロールされた環境で実際に睡眠を観察した研究では、トータルの睡眠時間が長い子ほどIQが高くなり、成績優秀な子どもは、IQが低い子どもに比べ、平均して40~50分長く眠っていることがわかった。

一卵性双生児を対象にした研究を見ると、睡眠の大切さがさらによく理解できる。ルイビル・スクール・オブ・メディスンのロナルド・ウィルソン博士は、1980年代に一卵性の双子に関する研究を始めた(ちなみにこの研究は現在も続いている)。数百組の双子を対象に、幼少期から数十年にわたって追跡調査を行った。

とくに注目したのは、双子で睡眠時間に差があるケースだ。睡眠時間の違いが発達にどのように影響するかを観察する。**10歳になると、双子で睡眠時間の長いほうは、短いほうに比べ、知性と学業成績がかなり優れているという結果に**なった。読解力を測る標準テストで点数が高く、語彙も豊富だ。

もちろん、このような差が出たからといって、睡眠が学業成績を上げるという因果関係の証明にはならない。とはいえ、第6章で見た睡眠と記憶の関係と、この調査の結果を組み合わせれば、次の仮説を立てることができる。「睡眠が学習にとって欠かせないものであるなら、学校の始業時間を遅らせて子どもの睡眠時間を増やせば、子どもの成績に大きな変化が出るのではないだろうか」。結果は、仮説の通りだった。

アメリカでは、始業時間を前倒しにする流れに逆行し、むしろ始業時間を遅らせる学校がだんだんと増えてきている。生物学的に理にかなった時間に戻しているのだ。早い段階で方向転換に踏み切った例として、ミネソタ州イーダイナがあげられる。かつては7時25分だった始業時間を、8時30分に遅らせたのだ。その結果、生徒たちの学業成績に劇的な変化が起こった。具体的には、SATと呼ばれる標準テストの成績だ。

まだ始業時間が早かったころ、SATのリーディングとライティングの点数は、トップクラスの生徒で平均605点だった。これでもかなり立派な成績だ。そしてその翌年、始業時間を8時30分に変えてから行ったSATでは、同じトップクラスの生徒で平均点が761点に上昇した。リーディングとライティングだけでなく、数学の点数にも大きな変化があった。始業時間が早かったころの683点から739点まで上昇している。

このような結果を見れば、始業時間を遅らせるという投資には十分な見返りがあることがわかるだろう。自然なバイオリズムに合った始業時間を設定し、生徒に十分な睡眠時間を与えれば、SATの点数が202点も上がるのだ。これだけ上がれば、進学する大学のランクも上げることができる。その結果、その後の人生も大きく変わるかもしれない。

イーダイナの事例がどこまで一般化できるのかという疑問の声はあるが、より大規模で、条件をコントロールした組織的な研究でも、イーダイナは偶然ではないという結果が出ている。アメリカ各州の数多くの郡で、学校の始業時間を遅らせたところ、生徒の評点平均が大幅に上昇した。成績の向上はすべての時間帯で見られたが、とくに顕著だったのが午前中のクラスだ。もっとも、これは予想通りの結果だろう。

以上のような結果を総合すれば、疲れて寝不足の脳が学習に向いていないことは明白だ。それでも早い始業時間にこだわるというのなら、子どもたちに「部分的な記憶喪失」というハンディキャップを背負わせるのと同じことだ。若い脳にとっては、早起きは三文の徳にならない。現在の状況は、意図的に学力の低い世代をつくり出してしまっている。この問題を解決するには、ただ学校の始業時間を遅らせるだけでいい。それが文字通り、賢い選択だ。

睡眠と脳の発達の関係で注目されるのが、低所得の家庭だ。これは子どもの学業成績にも直接的な影響を与える。低所得の家庭の子どもは、親の車ではなく、スクールバスで通学することが多い。サービス業の親が多く、親の始業時間が朝の6時か、それよりも早くなるからだ。スクールバスは各地を巡回する都合上、出発時間が早くなる。そのため、スクールバスで通学する子どもは、親の車で通学する子どもよりも、早く起きなければならない。

彼らは低所得の家庭というハンディを背負いながら、さらに睡眠時間が少なくなるというハンディまで背負わされる。この状況は負の連鎖となって次の世代にもつながり、これを断ち切るのはかなり難しい。何らかの行政や制度の介入が必要であり、それも今すぐに始めなければならない。

子どもの非行を減らし、死亡率を下げる方法

また別の研究では、学校の始業時間を遅らせると、出席率が上がる、子どもの問題行動やメンタルの問題が減る、アルコールやドラッグの濫用が減るなどの効果があるという結果が出た。それに加えて、始まる時間が遅ければ、終わる時間も遅くなる。

午後3時から6時までの時間帯は「危険な空白時間」と呼ばれていて、学校は終わったが親はまだ帰宅していないために、子どもは誰にも監督されない状態になる。この時間帯に、犯罪、アルコールやドラッグの濫用に手を染める危険が高いことは、数々の調査で実証ずみだ。

そこで、学校が終わる時間を遅くすれば、この空白時間も短くなり、子どもが非行に走るリスクも低くなるだろう。

しかし、始業時間を遅くする効果はこれだけにとどまらない。研究者も予期していなかったような結果が出ている。それは、**子どもたちの平均余命が伸びた**ことだ。10代の子どもの死因でいちばん多いのは自動車事故だ。そしてすでに見たように、車の運転では、ほんの少し睡眠が奪われただけで重大な結果につながりかねない。

ミネソタ州のマトミディ学区では、学校の始業時間を7時30分から8時に遅らせたとこ

ろ、16~18歳のドライバーが起こす事故が60%減少した。ワイオミング州ティトン郡はさらに大胆な変化を起こし、学校の始業時間を7時35分から、身体の自然なリズムにより適した8時55分に変更した。そして、驚くべきことに、16~18歳のドライバーが起こす事故が、じつに70%も減少したのである。

以上はすべて、一般に公開されているデータだ。次の学校の始業時間見直しまでに、すべての学校関係者がこのデータに目を通さなければならない。しかし実際は、あえて目の届かないところに隠されている。米国小児科学会とアメリカ疾病予防管理センターから正式な要請があるにもかかわらず、変化の兆しはまだ見えない。

いちばん大きな関門は、スクールバスの運行スケジュールと運転手の組合だ。それに、子どもを早く学校に行かせたいという親の声もある。そうすれば親も早く仕事に行けるからだ。この親の言い分は私も理解できる。しかしだからといって、ここまで明白なデータが出ているのに、それでも子どもの脳にダメージを与えるスケジュールを続ける理由にはならないだろう。教育の目的が、文字通り教育することであり、子どもの命を危険にさらすことではないのなら、始業時間を早くするという現在の方針は、教育の真の目的を裏切っていることになる。

ここで変化を起こさないと、この悪循環をいつまでも断ち切ることができない。子どもから貴重な睡眠を奪い、半分昏睡状態で授業を受けさせる。当然の結果として、子どもたちの学業成績は振るわない。睡眠不足の状態を何年も続けるために、心身の健全な発達が阻害される。

そうやって育った子どもが大人になって社会に出ると、自分の能力を効果的に発揮できず、低い社会階層に追いやられ、そして自分の子どもたちにまた同じ苦労を強いることになる。この負のスパイラルにより、状況は悪化するばかりだ。

75万人以上の5歳から18歳の子どもを対象にした過去100年の調査結果を見ると、**現代の子どもは、100年前の子どもに比べ、睡眠時間が2時間も少なくなっている**ことがわかる。これはどの年代でも同じ結果だ。

子どもの睡眠不足とADHD

子どもの睡眠不足は、増え続けるADHDとの関連も指摘されている。ADHDと診断された子どもは、落ち着きがなく、気分の変化が大きく、気が散りやすい。学校の授業に集中するのが困難で、うつ病や希死念慮のリスクが高くなる。

この症状だけを見て、ADHDという病名がついていなかったら、寝不足の症状とまったく同じだということに気づくだろう。寝不足の子どもを病院へ連れていき、寝不足のことは知らせず症状だけを説明したら、医師は間違いなくADHDと診断し、その薬を処方するはずだ。

これは皮肉な状況だ。たいていの人は、一般的なADHDの薬の名前を知っている。それはアデラルとリタリンだ。しかし、その薬の働きを正確に知っている人はほとんどいない。アデラルはアンフェタミン塩という覚醒剤からできていて、リタリンはメチルフェニデートという同じような興奮作用をもつ成分でできている。アンフェタミンとメチルフェニデートは、現在わかっているかぎり、もっとも強力な覚醒作用のあるドラッグだ。

もしADHDと診断された子どもが、本当は寝不足なのだとしたら、これはもっとも処方してはいけない薬だろう。同僚のチャールズ・ツァイスラー博士も指摘しているように、通常であれば未成年にアンフェタミンを売るのは重罪であり、実際にそれで何十年も牢屋に入っている人もいる。しかし、売人が大手製薬会社になると、ゴールデンタイムのコマーシャルで、アンフェタミン系のドラッグ（アデラルやリタリン）を堂々と宣伝しても許されるのだ。

私はここで、ADHDの診断そのものに疑問を呈しているのではない。ADHDと診断されたすべての子どもが睡眠不足だと主張しているわけでもない。しかし、事実として、睡眠不足、または何らかの睡眠障害でありながら、ADHDと誤診されている子どもは数多く存在するのだ。彼らは成長期という大事な時期に、アンフェタミンという強力なドラッグを強制的に飲まされている。

隠れた睡眠障害の1つに、小児の睡眠無呼吸症候群があげられる。大きないびきをかくことが特徴だ。睡眠中に呼吸筋が弛緩すると、肥大したアデノイド（鼻とのどの間にあるリンパ組織）や扁桃腺が気道をふさいでしまう。ふさがれた気道は空気が通りにくくなり、無理に呼吸をするといびきをかくことになる。

脳に酸素が十分に行きわたらず、子どもは呼吸を回復するために、夜中に何度も目を覚ます。その結果、貴重な深いノンレム睡眠が阻害されるのだ。この睡眠時無呼吸症候群による睡眠不足は毎晩起こり、それが数ヵ月、ときには数年も続くことになる。

慢性的な睡眠不足の状態が長く続くと、気性、認知力、情動、学業成績などの面で、さらにＡＤＨＤの症状に酷似してくる。幸運にも睡眠障害と正しく診断され、扁桃腺を切除する手術を受けた子どもは、たいていＡＤＨＤではなかったということが証明される。手術で睡眠が改善すると、ＡＤＨＤの症状がすっかり消えるからだ。

最近の調査や臨床データによると、**ＡＤＨＤと診断された子どもの50％以上が、実際は睡眠障害だと推定される**。しかし、そのことを把握している医師はほとんどいない。この問題については、行政の対応が望まれる。製薬会社の影響を受けず、政府が独自で、子どもの睡眠障害の啓発キャンペーンを行うべきだろう。

国立睡眠財団が最近行った調査によると、70％の親が、自分の子どもは十分な睡眠をとっていると信じている。しかし現実は、11〜18歳の子どもで十分な睡眠をとっているのは、わずか25％以下だ。

親である私たちは、子どもの睡眠について誤解している。偏見をもっているとさえ言えるかもしれない。眠りたがる子どもをむりやり起こし、怠け者だと叱責するのだ。子どもは学校のせいで奪われた睡眠時間をとり戻すために、週末ぐらいは好きなだけ寝ようとする。しかし親である私たちは、それさえも許さない。

この考え方が変わることを、私は願っている。睡眠を軽視するという負の遺産を、せめて子どもには受け継がせないようにしよう。睡眠を十分にとった脳は、もてる力を発揮する。睡眠不足の脳にそれはできない。

なぜ研修医は睡眠を削るようになったか

近いうちに病院を受診する予定があるなら、ぜひ医師に確認してもらいたいことがある。それは、医師の睡眠時間だ。「昨夜は何時間寝ましたか?」という質問への答えが、あなたの生死を分けると言っても過言ではない。

誰でも知っているように、医師も看護師も長時間労働の激務だ。とくに研修医の労働時間は常軌を逸している。しかし、その理由を知る人はほとんどいない。医師としての知識や技術を学ぶこの大切な時期を、なぜ睡眠不足の状態ですごさなければならないのか? 最初にこの問いに答えたのは、ウィリアム・スチュワート・ハルステッドだ。彼は高名な医師であり、そして深刻なドラッグ依存症だった。

1889年、ハルステッドは、ジョンズ・ホプキンス病院で外科医の研修プログラムを設立した。当時、ハルステッドは外科部長だったので、彼の哲学は絶大な影響力をもっていた。若い医師たちは、彼の考える「理想の医師像」に従うしか道はない。

研修医を意味する「レジデント（resident）」という言葉には「居住者」という意味もある。ハルステッドはこの言葉を文字通りに解釈し、研修期間は実際に病院に住み込むべきだと考えていた。若い研修医はまさに病院に缶詰になり、長時間労働を強いられた。ハルステッドにとって、睡眠はただの贅沢品であり、なくても生きていける。研修や診療の妨げになるので、むしろないほうがいい。

ハルステッドの哲学に異を唱える人はいなかった。なぜなら彼自身がそういう生き方をしていたからだ。何日も寝ていなくても、まるで平気な顔をしている。まさに超人だった。

しかし、ハルステッドには誰も知らない秘密があった。彼の死後、それが初めて明るみに出ると、あの超人的なエネルギーの理由がついに判明した。彼はコカイン依存症だったのだ。どうやらコカインを始めたのは意図的ではなく、偶然だったようだ。それは、ジョンズ・ホプキンス病院に来るかなり前のことだった。

キャリアの初期、ハルステッドは神経ブロック作用のある薬の研究をしていた。手術時の麻酔に応用するためだ。そのとき研究していた薬の1つがコカインだ。コカインは、神経を流れる電気を止める働きがある。コカインをやったことがある人ならよくわかるだろう。鼻から吸うと、鼻だけでなく、ときには顔全体の感覚がなくなるからだ。まるでやけくそになった歯医者から、大量の麻酔を投与されたようになる。

ラボでコカインの研究をしていると、自分で試してみたくなるまでにそれほど時間はかからなかった。そしてハルステッドは、コカインから離れられなくなったのだ。1885年9

月12日付けの『ニューヨーク・メディカル・ジャーナル』誌に、ハルステッドの研究レポートが掲載されている。読んでみればわかるだろうが、支離滅裂な内容でとても理解できない。医学史の研究者の中には、おそらくコカインでハイになっているときに書いたのだろうと言う人もいる。

ジョンズ・ホプキンスに来る前から、まわりの人はハルステッドの奇妙な様子に気づいていた。たとえば、研修医の手術で指導者として立ち会っているのに、いきなり手術室から出て行ってしまう。若い医師はすべて1人でやるしかない。または、あまりに手が震えて手術ができないこともあった。ハルステッドはその理由を、ニコチンが切れたからだと説明していた。

ハルステッドには助けが必要だった。リハビリ病院に入ったが、ファーストネームとミドルネームだけ登録し、名字は隠していた。周囲の人に知られるのを恐れていたからだ。こうやって何度も依存症を断ち切ることに挑戦したが、どれも失敗に終わった。ロードアイランド州プロビデンスのバトラー精神病院に入院したとき、ハルステッドは病院がすすめるリハビリプログラムを実行した。プログラムには、運動、健康的な食事、新鮮な空気の他に、禁断症状をやわらげるためモルヒネも含まれていた。そしてそこを退院するとき、ハルステッドはコカインの他に、モルヒネの依存症にもなっていた。

ハルステッドの謎の行動は他にもある。自分のシャツを洗濯するためになぜかパリまで送り、そしてパリからは、シャツだけでなく他に何かが入った小包が送り返されてきたという。

コカインで眠らない男になったハルステッドは、自分を基準にジョンズ・ホプキンス病院の研修プログラムを作成した。若い研修医たちにも、眠らずにすべての時間を病院に捧げることを求めたのだ。そして彼の精神は、現在も全米の病院で形を変えて受け継がれている。

そして犠牲になるのは、若い研修医だけではない。その影で数え切れないほどの患者が、誤診され、医療ミスにあい、命を落としてきた。患者のために日夜尽くしている若い医師に、そんなことを言うのはひどいと思うかもしれない。しかしこれは、本当の話だ。

睡眠不足の医師と医療事故

多くのメディカルスクールは、かつて研修医の労働時間は30時間と決めていた。意外と短いと思った人も多いだろう。おそらくあなたは、最低でも週に40時間は働いているのではないだろうか。しかし研修医の30時間は、連続して働く時間の制限だ。しかも彼らは、この30時間のシフトを週に2回こなすこともある。それ以外の日は、12時間のシフトだ。

この過酷な労働が研修医に与える影響については、詳しい記録が存在する。30時間シフトの研修医は、間違った薬を処方する、手術用具を患者の体内に残すといった深刻な医療ミスを犯す確率が、16時間かそれ以下のシフトの研修医に比べて36％上昇する。また、一睡もせずに30時間のシフトをこなした後の研修医は、十分に睡眠をとったときと比べ、集中治療室での診断ミスがじつに４６０％も増える。

そして研修期間を通じて、研修医の5人に1人が、睡眠不足が原因のミスを犯し、患者に重大な損害を与えている。そして研修医の20人に1人が、睡眠不足が原因のミスで患者を殺している。

現在、アメリカの病院で研修医として働いている医師は10万人を超えている。つまり、年間に何百人もの人が、研修医が十分な睡眠をとれないために、落とさなくてもいい命を落としているのだ。この章を書いている間にも、また新しいレポートが発表された。それによると、**医療ミスは、心臓発作、ガンに次いで、アメリカで3番目に多い死因**だという。その医療ミスの多くに、おそらく睡眠不足がかかわっているだろう。

そして、若い医師自身も死者の数に加わることもある。30時間連続のシフトを終えた研修医は、睡眠を十分にとったときと比べ、注射針を自分に刺したり、メスで自分を切るなどのうっかりミスをする確率が73％増えるという。その結果、危険な感染症で命を落とすこともある。

研修医の寝不足は、自動車事故とも無縁ではない。それが悲しくも皮肉な事態を招いている。長いシフトを終えて、寝不足の研修医が車を運転している。おそらく救急救命室で自動車事故の犠牲者の命を救うために奮闘し、そしてやっと勤務が終わって帰路についたのだろう。彼らが事故を起こす確率は、寝不足のために168％上昇している。その結果、彼らがさっきまで自分が働いていた救急救命室に舞い戻る確率はかなり高い。しかし今度は、マイクロスリープが原因の自動車事故で担ぎ込まれるほうだ。

ベテランの医師も、寝不足が原因で医師としての技量を危険にさらしている。たとえば、前日に最低でも6時間は寝ていない医師がメスを握ると、臓器に傷をつける、大量出血などの深刻なミスを犯す確率が、十分に睡眠をとっているときに比べて170%上昇する。

近々手術を受ける予定がある人は、手術の前に執刀医の睡眠時間を確認するようにしよう。もし医師の睡眠が足りないと感じたら、手術を延期したほうがいい。どんなに経験豊かなベテランの医師でも、睡眠不足を克服する方法は学ぶことができない。それも当然だろう。母なる自然は、何百万年もかけて、この睡眠という生命に絶対に必要な機能を進化させてきたのだ。それを考えれば、どんなに意志の力が強くても、数十年のキャリアがあっても、進化の上を行くことはできない。すでに数々の証拠が示しているように、そのような傲慢さは死につながる。

次に病院のお世話になるときは、この本で読んだことを思い出すようにしよう。22時間連続で起きている人は、法的に酔っているとされる人と同じくらい、さまざまな機能が下がっている。患者の目の前でウィスキーを飲み、ろれつが回らなくなっている医師に、命を預けることなどできないはずだ。睡眠不足の医師も、それと同じことだ。

これだけの証拠が揃っているというのに、なぜアメリカの医学界は、医療関係者がもっと人間的なスケジュールで働けるようにしないのだろうか。

研修医の過酷なスケジュールがさすがに問題になり、政府から法定労働時間を病院にも適用するという圧力を受けると、ACGME（研修医のプログラムの許認可を行う組織）もついに重い腰を上げて改革に乗り出した。新しい決まりによると、1年目の研修医は、（1）週の勤務時間を80時間までに制限し、（2）連続勤務は24時間までとし、（3）夜勤は3日に一度までとする。

この改革後のスケジュールでも、脳にとっての理想的なスケジュールにはほど遠い。睡眠不足による医療ミスはこれからも続くだろう。この事態に危機感を覚え、全米科学アカデミーに属するアメリカ医学研究所が声明を発表した。その声明は、16時間以上連続で働くのは、医師にとっても患者にとっても非常に危険だと断言している。

先ほどACGMEが決めた新しいルールを紹介したときに、私が「1年目の研修医」と書いていることに気づいた人もいるかもしれない。なぜわざわざ1年目に限定したかというと、実際、適用されるのは1年目の研修医だけであり、2年目以降の研修医には適用されないからだ。

その理由は、ACGMEによると（ちなみにこの団体は超大物医師の集まりであり、研修プログラムのすべてを決める権限を持っている）、睡眠不足の危険を指摘したデータは、すべて1年目の研修を対象にした研究から集められていたからだ。そのため、2年目以降のプログラムを変更する正当な理由にはならない。

もしかしたらACGMEのエリート医師たちは、研修医生活が12ヵ月を超えると、睡眠という本能に打ち勝つ力が魔法のように湧いてくるとでも思っているのだろうか。わずか1ヵ月前までは睡眠不足の影響を如実に受けていた人たちが、1年を超えるとまったく平気になるなんて、どう考えてもおかしな話ではないか。

このようなドグマに支配された官僚主義は、医学の世界にまったくふさわしくない。医師や科学者なら、純粋に科学的なデータで物事を決めるべきだ。おそらくＡＣＧＭＥのお偉方も、若いころはほとんど寝かせてもらえなかったのだろう。そして自分が偉くなったら、今度は若い医師たちにも、自分たちと同じ苦労を味わわせようとしているのだ。

もちろん医学会も言い分はあり、睡眠をないがしろにする今の働き方を正当化しようとする。たいていはウィリアム・ハルステッドの焼き直しで、睡眠を削って学ばないと一人前になるまでに時間がかかりすぎると主張する。しかしヨーロッパのいくつかの国では、研修医の勤務時間を週に48時間に制限しているが、それでも研修期間はアメリカと同じだ。

これはどう説明すればいいのだろう。彼らは研修が不十分で、医師として未熟なままなのだろうか？　しかし、それが間違いであることはデータが証明している。イギリスやスウェーデンの医療は、医療の世界ランクでつねにトップ10を維持しているからだ。それにひきかえアメリカの医療機関は、大部分が18位から32位のあたりをうろうろしている。

現にアメリカでも、試験的に研修医をより人間的なスケジュールで働かせたところ、患者に危害を与えるような深刻な医療ミスが20％も減少したという。具体的には、連続勤務を16時間に制限し、そして次のシフトまでに最低でも8時間の休憩を確保するという働き方だ。それに研修医の診断ミスも、４００〜６００％も減少した。

現在の睡眠時間を奪う働き方を正当化する理由は１つも存在しない。このままでは、学習効果がないばかりでなく、若い医師と患者の健康も危険にさらすことになる。それでも変化が起こらないのは、医学界のお偉方がまったく聞く耳をもたないからだろう。「決まりは決まりだ。文句を言うな」という態度だ。

チェルノブイリ原発事故の原因

一般的に、社会全体も睡眠に対する否定的な態度を改めるべきだ。あるアメリカの上院議員が、かつてこんなことを言っていた。「睡眠はまことに忌々しい存在だ。あれは死と同じで、どんなにエネルギーにあふれた人間も横になることを強いられる」。この言葉に、現代の睡眠観が凝縮されていると言えるだろう。

ちなみこの上院議員は実在の人物ではなく、ドラマ「ハウス・オブ・カード 野望の階段」に登場するフランク・アンダーウッドだが、それでもこの言葉は、睡眠を軽視する現代の態度を見事に表現している。

悲しいことに、睡眠不足は、人類史に残る惨事のいくつかも引き起こしている。たとえば、チェルノブイリ原発事故だ。1986年4月26日、チェルノブイリ原発の原子炉でメルトダウンが起こった。事故で噴出した放射線は、第二次世界大戦で実際に使用された原子爆弾の100倍にもなった。

事故の原因は人為的なミスであり、無理な長時間労働による睡眠不足がエンジニアの判断を狂わせた。事故が起こった時間が午前1時なのも、偶然ではないだろう。事故が起こってから現在まで、放射線が原因で数千人が命を落としている。病気や障害に苦しむ人は数万人だ。

また、アラスカ沖の大規模な原油流出事故もある。1989年3月24日、原油タンカーのエクソン・バルディーズ号がアラスカ沖で座礁し、大量の原油が海に流出した。その量は、1000万ガロンから4000万ガロンと見積もられている。

2000キロ以上の海岸が原油で汚染された。50万羽の海鳥、5000頭のラッコ、300頭のアシカ、200羽以上のハクトウワシ、20頭のシャチが、原油流出が原因で死んだとされている。現場付近の生態系は、二度と元に戻らなかった。

初期の報告では、船長が酒に酔った状態で舵を握っていたとされていた。しかし後になって、船長は酔ってはいなかったが、三等航海士に舵を任せてその場を離れたことが判明した。問題は、その三等航海士が、それまでの48時間で6時間しか眠っていなかったことだ。彼の寝不足が、致命的な操舵ミスを引き起こした。

この2つの悲惨な事故は、完全に防ぐことができた。この章で紹介したすべての事例もそれは同じだ。

第16章 21世紀の新しい睡眠
——もっと充実した睡眠ライフのために

寝不足は緩慢な自殺であるという事実を認めたら、次にできることは何だろう？　どうすれば今の状況を変えることができるのだろうか？

私が考える解決策は、２つの段階に分かれている。第一に、まず睡眠不足の問題がここまで根強い原因を解明すること。そして第二に、あらゆる「てこの支点」で変化が起こるようなモデルを構築することだ。

この問題に、魔法の万能薬は存在しない。そもそも、睡眠不足がここまで蔓延している理由も1つではないからだ。図17は、私が考える未来の睡眠のあり方だ。個人から社会まで、あらゆるレベルを「てこの支点」として活用し、それぞれの支点で変化を起こしながら、新しい睡眠のあり方を社会全体に広げていく。

図17 ▶ 睡眠に変化を起こすレベル

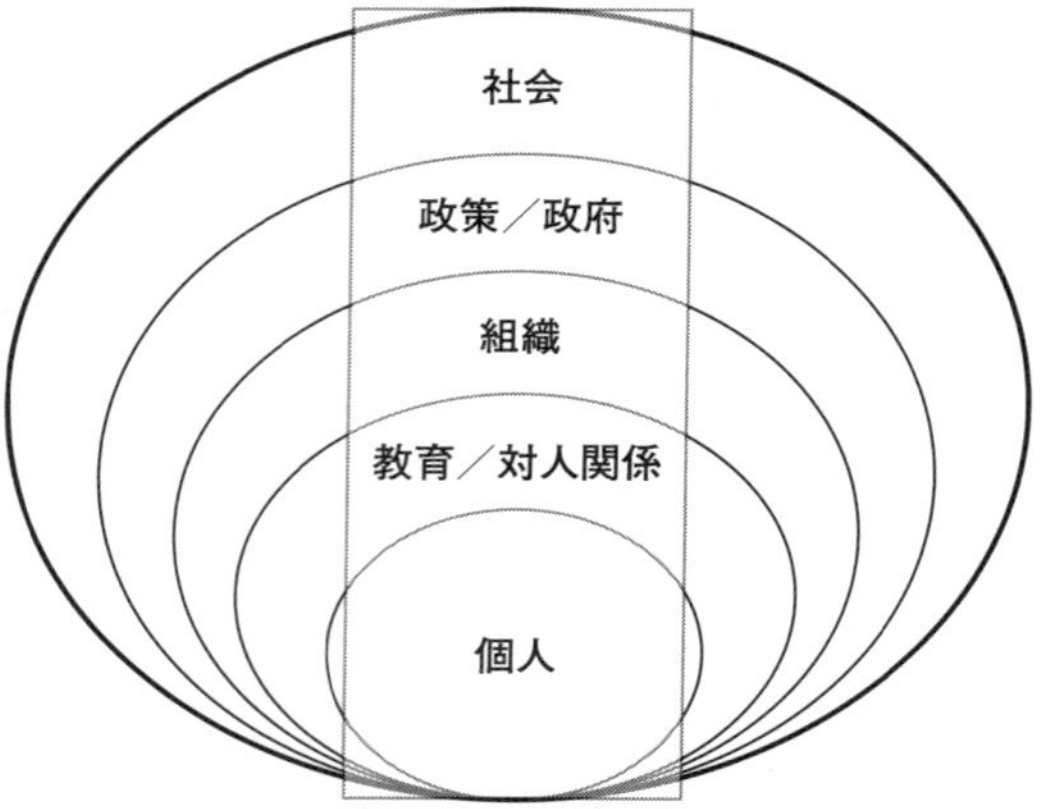

テクノロジーを最大限に利用する

個人の睡眠を増やすには、2つの方法が考えられる。1つは受け身的な方法で、個人がすることはとくにない。そのため、こちらの方法のほうが望ましい。そしてもう1つは、能動的な方法で、個人の努力が必要になる。現実的な方法はいくつか考えられる。

同僚の多くは、寝室にテクノロジーをもち込むことで睡眠が阻害されていると主張する。私も同意見だ。本書でも、たとえばLEDの光を出すデバイスを夜に見ることの悪影響に言及している。そこで睡眠の専門家の多くは、睡眠を完全にアナログにすることを提案する。

しかし、私はこれには賛成できない。テクノロジーを敵に回すのは得策ではない。そもそも、その戦いに勝ち目はないからだ。むしろこの便利な道具を活用するべきだ。

おそらく3年後から5年後には、個人の睡眠を記録するデジタル機器が登場しているだろう。安価で、使いやすく、しかもかなり正確に睡眠パターンと概日リズムを計測してくれるはずだ。もちろんこのデバイスは、家庭内のネットワークとつなぐことができる。今これを書いている時点で、すでにそれを行っている人もいる。

この装置から、2つの可能性が開けてくる。1つは、別の部屋に眠る家族全員の睡眠を記録できること。エアコンなど部屋の温度を調節する機器とネットワークでつなぎ、寝室の温度も記録する。装置には学習アルゴリズムも組み込まれていて、室温と睡眠の質の関係を学習し、やがてエアコンに正しい温度を教えるようになる。眠りの質を決める要素はたくさんあるが、中でも温度はカギになる要素の1つだ。

さらに、自分の自然な概日リズムを装置に学習させ、そのリズムに合わせて自動で室温を変えることも可能だろう。現在のエアコンでは、寝ている間に温度を変えることはできない。しかしこの新しいシステムでは、自然な眠りのリズムに合わせて室温を変えることができる。しかも、私たちは何もしなくていい。すべて機械におまかせだ。

これで私たちは、寝つきがよくなり、トータルの睡眠時間が長くなり、家族全員が、オーダーメイドの睡眠環境を手に入れることができる。

この装置のもう1つの使い道は、部屋の照明と関係がある。現代人の多くは、夜に人工の光を浴びすぎるという問題を抱えている。とくに青色LEDの光が問題だ。

そう遠くない未来に、ＬＥＤ電球専用のフィルターが開発され、人間に届く光の波長をコントロールできるようになるだろう。時間によって、覚醒効果のある青い光を出したり、メラトニンの生成を抑えない黄色い光を出したりできる。

これを、私たちの概日リズムを把握している睡眠追跡デバイスと組み合わせれば、家中の明かりをカスタマイズできる。もちろん、電球もホームネットワークに接続されている。ＬＥＤ電球だけでなく、タブレットやスマートフォンの画面を光らせるＬＥＤも、それぞれの個人の自然な睡眠パターンに合わせて、発する光の波長を変えるのだ。

部屋を移動しても、行った先の部屋にある光があなたに合わせて変わるので問題ない。身につけたデバイスから、あなたの生体情報がつねに他の機器に送られるので、どこにいても完全にカスタマイズされた環境に身を置くことができる。そして正しい時間にメラトニンが分泌され、自然に眠りに就くことができる。これは完全にカスタマイズされた睡眠医療だ。

そして朝が来たら、今度は室内を覚醒効果のある強いブルーライトで満たす。こうすれば毎朝すっきり目覚め、前向きな気分で1日を始められるだろう。

また、時差ボケの解消にも有効だ。旅行に持っていくＬＥＤ、つまりスマホ、タブレット、ノートパソコンなどの光も活用し、睡眠と覚醒のリズムを調整すればいい。

この方法には、さらにたくさんの応用が考えられる。朝の通勤時間に、自家用車内をブルーライトで満たしたら、頭がすっきり覚醒するだろう。このテクノロジーは、冬の朝はほぼ真っ暗な、緯度の高い地域に暮らす人にとってはとくに有効だろう。また、職場でも自宅と同じように明かりを調整することができる。

そのような変化でどれほどの利益があるのかはまだわからない。しかし、睡眠にはうるさいNASAは、すでに似たようなテクノロジーを活用している。国際宇宙ステーションに暮らす宇宙飛行士は、時速3万キロ近くで宇宙空間を移動し、90分から100分で地球のまわりを1周する。その結果、彼らは「昼間」をおよそ50分経験し、そして「夜」をおよそ50分経験している。1日に16回の日の出と日の入りを見ることはできるが、睡眠と覚醒の自然なリズムは完全に乱れてしまう。

このままでは、重度の不眠症と眠気に襲われるだろう。地上の仕事で失敗をすれば、ボスに怒られるかもしれない。しかし、宇宙空間に浮かぶ金属のチューブの中で、何億ドルものコストがかかっている仕事をやり損なうと、結果はボスに怒られるどころではすまされない。

この問題を解決するために、NASAは数年前から大手電機メーカーと提携し、まさに私が提案したような電球を開発した。宇宙ステーションいる宇宙飛行士たちに、地球と同じ24時間サイクルの光と闇を届けるのが目的だ。これで彼らの睡眠と覚醒のリズムが整い、疲労が原因のミスを減らすことができる。

ただし、ここで使った特殊な電球の製造コストは、1個あたりおよそ30万ドルもする。しかし、現在は多くの企業が、この種の電球の量産を目指して研究開発にとり組んでいるところだ。いずれ普通の電球とそれほど変わらない価格で手に入るようになるだろう。そうすれば、ここで提案しているような多くの可能性が現実になる。

少しずつ習慣を変える

次に、個人の努力が必要な方法について見ていこう。こちらは導入がかなり難しいかもしれない。人間の習慣は、一度確立してしまうとなかなか変えることができない。これまでの新年の誓いを思い出してみよう。その中に実際に守れたものはあるだろうか？

食べすぎない、定期的に運動をする、タバコをやめる。誓いを守ったほうが健康にいいとわかっているのに、それでも守れない。しかし、それでも私は楽観的だ。いくつかの解決策で、睡眠に大きな変化を起こすことができるだろう。

まずは、本、講演、テレビなどを活用し、人々に睡眠について教育する。私は毎年、400〜500人の学部生を相手に、睡眠の科学を教えている。そして授業の初日と最終日に、匿名で睡眠に関するアンケートを採っている。初日と最終日の生徒の睡眠時間を比較すると、平均して42分増えているのだ。たいした違いではないと思うかもしれない。しかし週に換算すると5時間増えたことになり、1学期では75時間も増えたことになる。

しかし、これだけではまだ足りない。私が教えた学生たちの大部分も、いずれは昔の不健康な習慣に戻ってしまうだろう。ジャンクフードを食べると肥満のリスクが増大するという事実を、どんなに科学的な証拠を交えて説明されても、それだけでクッキーよりもブロッコリーを選ぶようにはならない。知識だけでは不十分だ。それ以外の方法が必要になる。

健康的な習慣を定着させる1つの方法は、自分自身のデータを見ることだ。心血管疾患の分野での研究が参考になる。心血管の疾患があり、生活習慣の改善を指導された患者に、自分の健康状態を確認できる機器をわたすと、指導を守る確率が上昇するのだ。

高血圧の人は、毎日血圧を測って記録する。減量を指導された人は、体重を量ってBMIを記録する。禁煙を指導された人は、肺活量を測って記録する。そうやって自分の進歩を目で見て確認すると、いい習慣を続けるモチベーションになる。彼らの1年後、さらには5年後を追跡調査すると、大部分の人が改善された習慣を守っているという。自分を数値化するということにかんしては、「百聞は一見に如かず」という諺があてはまるようだ。

また、自分の睡眠をモニターするウェアラブル端末（自分の身につけるデジタル機器）もどんどん生まれてきている。それを使えば、自分をデータ化するという方法を、睡眠にも応用することができるだろう。スマートフォンを活用すれば、自分のあらゆる情報を1ヵ所で管理することができる。

1日の歩数、歩いた時間、運動の強度などの活動、光を浴びた記録、体温、心拍数、体重、食事、仕事の生産性、気分といったデータを見て、それを自分の睡眠と関連づける。そうすれば、自分の心身の健康が、睡眠と直接的に関係していることが理解できるだろう。適量の健康的な食事をして、たっぷり寝た翌日は、頭がすっきりして、機嫌がよく、ポジティブで、人間関係もうまくいき、仕事の生産性も上がるということが、データとして見える化されるのだ。

これを毎日、毎月と続け、そして最終的には毎年続けていけば、多くの人の睡眠習慣が改善するだろう。いきなり理想を実現できるとは思わないが、しかし睡眠時間が一晩に15〜20分増えるだけでも、生涯の健康リスクは激減する。国家レベルで実行すれば、数兆ドルものコストを節約できる。

見返りは他にもまだまだあるだろう。現在の医療は病気の治療が中心になっているが、睡眠不足を改善することで、予防を中心とする医療に変わっていけるかもしれない。予防は治療よりもずっと効果的だ。それにお金もはるかにかからない。

または、医療の改革をさらに1歩進めることもできるかもしれない。現代の医療は、現状を分析するだけだ。これがあなたの睡眠パターンで、これがあなたの体重です、というように。しかしこれを、未来を予測する医療に変えられるのではないだろうか？

たとえば喫煙では、このままタバコを吸い続けたらどうなるかを予測するようなアプリが、すでに開発されている。アプリをスマートフォンに入れ、自分の顔の写真を撮り、1日の喫煙本数を入力する。そして、喫煙による外見の変化に関する科学的なデータをもとに、喫煙を続けた場合のあなたの顔を予測する。

この同じ方法が、睡眠でも使えるはずだ。しかも外見の変化だけでなく、脳内や体内の変化も見られるようにする。たとえば、このまま睡眠不足の生活を続けると、アルツハイマー病や何らかのガンを発症するリスクが高まる、というように。男性であれば、睾丸が縮小する、男性ホルモンが減少するといったリスクを画像で見せられると、睡眠不足の怖さが身にしみて理解できるだろう。また、体重増加、糖尿病、免疫力の低下、感染症といったリスクも見える化できる。

睡眠の記録をとることで、インフルエンザの予防接種を受けるタイミングも知ることができる。1週間の睡眠時間の合計で判断するのだ。第8章でも見たように、予防接種を受けるまでの1週間で平均して4時間から6時間しか寝ていなかったら、抗体をつくる能力が通常の半分以下まで落ちている。対して平均して7時間以上寝ていれば、予防接種の効果を最大限に生かすことができる。

アメリカのインフルエンザによる社会的なコストは、年間で1000億ドルにもなる。直接的な損失が100億ドルで、生産性が落ちるなどの間接的な損失が900億ドルだ。

このシステムがあれば、予防接種の効率化で病院の負担はかなり小さくなる。それに、患者数が減れば、生産性の低下などの間接的な損失も数十億ドル単位で減少する可能性がある。そして浮いたお金は、このシステムの充実のために再投資できるだろう。

教育システムを変える

この5週間で、私は同僚、友人、家族を対象に非公式のアンケートを実施した。彼らの中には、アメリカ人もいれば、私の祖国であるイギリスの出身者もいる。さらに、スペイン、ギリシャ、オーストラリア、ドイツ、イスラエル、日本、韓国、カナダの出身者にも参加してもらった。

私が知りたかったのは、彼らがそれぞれの国で子どものころに受けていた健康教育だ。正しい食生活の指導は受けたか？　98％が「受けた」と答え、教わった内容のいくつかをまだ覚えている人もいた。

ドラッグ、アルコール、安全なセックス、妊娠や出産についての授業はあったか？　87％が「あった」と答えた。運動の大切さを学校で教わったか、または、体育の授業で毎週何らかの運動をしていたか？　この質問の答えは、１００％が「イエス」だった。

しかし、同じ人たちを対象に睡眠教育について尋ねると、それまでと正反対の結果になった。睡眠について学校で何かを教わったと答えた人は、１人もいなかったのである。健康に関する授業があったという人でも、睡眠の大切さについては何も教わっていない。

彼らの体験が一般的だとしたら、学校は睡眠について何も教えていないということになる。私たちは何世代にもわたって、睡眠不足の危険を子どもたちに教える義務を怠ってきたのだ。そのため彼らは、睡眠不足が自分の身体に与える短期的、長期的な影響を、まったく知らずに過ごしている。

私はできることなら、ＷＨＯと協力し、全世界の学校で簡単に導入できる睡眠教育プログラムを開発したいと思っている。

ここでの目標は2つだ。１つは、子どもたちの人生を変えること。そしてもう1つは、睡眠の大切さを知った子どもたちが大人になったら、今度は自分の子どもたちに睡眠の大切さを教えることだ。こうすれば、家庭の中で礼儀や道徳を教えるように、睡眠の大切さを次の世代に伝えていく文化ができあがるだろう。

医療面での効果もある。未来の世代は、寿命が延びるだけでなく、より大切な健康寿命を延ばすことができるだろう。

睡眠教育を実施するコストは、睡眠不足が引き起こす世界規模の損失に比べればまさに微々たるものだ。あなたが組織や会社の代表者、または慈善活動に興味ある個人で、この活動に協力したいという気持ちがあるなら、ぜひ私に連絡してもらいたい。

組織を変える

職場の睡眠改革について、私から3つの提案がある。

第一は、社員のための改革だ。5万人近くの従業員を抱える大手保険会社のエトナは、睡眠追跡装置の記録を基準に、**たくさん寝た社員にボーナスを出す制度**を始めた。エトナ会長兼CEOのマーク・ベルトリーニは言う。「仕事に100%集中し、よりよい決断を下すことは、私たちのビジネスの基本である」。さらには、「頭が半分寝ている状態でいい仕事はできない」とも言っている。7時間睡眠を20日間続けたら、一晩につき25ドルのボーナスがもらえる。1年で最高500ドルまでもらうことができる。

このシステムに疑問をもつ人もいるだろう。しかし、私生活も含めて社員の健康のために投資することには、思いやりの意味だけでなく、経済的な意味もある。ベルトリーニはおそらく、投資の見返りは十分にあるということを知っていたのだろう。

睡眠を十分にとった社員は、生産性、創造性、勤労意欲、エネルギー、効率性が向上する。幸福感については言うまでもない。社員の睡眠を大切にする会社は、誰もが長く働きたい会社だ。ベルトリーニは経験からわかっていた。1日に16時間から18時間も働いていると、社員はすぐに燃え尽きてしまう。社員を消耗品のように扱っていると、生産性も下がるばかりだ。病欠が増え、士気は下がり、そして離職率は上昇する。

私はベルトリーニの制度を全面的に支持するが、少しだけ変えたいところもある。ボーナスという金銭的な報酬ではなく、休暇を増やしてはどうだろうか。多くの社員は、数十ドルから数百ドルのお金よりも、休暇のほうが嬉しいはずだ。私なら、「睡眠ポイントシステム」を採用したい。睡眠時間をポイントに換算して貯め、お金か休暇のどちらかと交換できるというシステムだ。

しかし、ただ睡眠時間を貯めればいいわけではない。すでに見たように、大切なのは十分な睡眠を継続的にとることだ。7時間から9時間の睡眠を毎日続けること。平日に負債を貯め、休日に一括返済するという方法は認められない。このシステムでは、トータルの睡眠時間だけでなく、継続性も評価の対象になる。

不眠症の人も、このシステムでペナルティを受けることにはならない。むしろ、自分の睡眠をデータ化することで問題を自覚し、さらにスマートフォンを使った認知行動療法を受けることができる。そして不眠症の治療を受けることも、睡眠ポイントと同じように扱われ、ボーナスや休暇と交換することができる。

第二に、勤務時間を柔軟にすることを提案したい。午前9時から午後5時までと厳格に決めるのではなく、社員の都合に合わせて出社時間や退社時間を決められるようにする。大切な連絡などのために全員が会社にいる時間をあらかじめ決め（たとえば12時から午後3時など）、あとは自由に決めてもらう。

本書の初めのほうでも見たように、人にはそれぞれの「クロノタイプ」がある。簡単に言えば、朝型か、それとも夜型かということだ。このシステムであれば、朝型の人は早く来て早く帰り、夜型の人は遅く来て遅く帰ることができる。それぞれの自然なリズムに合った時間で働き、能力を最大限に発揮することができる。それに加えて、通勤時間をずらすことで、ラッシュの緩和という効果も期待できるだろう。時間とお金の節約になり、ストレスも軽減する。その間接的な効果も小さくないはずだ。

睡眠を主軸にすれば、医療改革できる

そして第三の提案は、医療業界の改革だ。研修医のスケジュール改革ももちろん緊急の課題だが、患者のケアと睡眠の関係についても大きく考え方を変える必要がある。ここで、2つの例をあげて説明しよう。

例1：痛みを軽減させる

睡眠が少なくなるほど、または睡眠がこま切れになるほど、あらゆる種類の痛みに対して敏感になる。そして、大きな痛みをもっとも感じる場所である病院は、同時にもっとも熟睡できない場所でもあるのだ。

たった1日でも入院した経験のある人は、私の言っていることがよくわかるだろう。とくにひどいのは集中治療室なのだが、ここにいる患者はもっとも症状が重く、そのために誰よりも睡眠の力を必要としている。医療機器はひっきりなしに何らかの音を出している。定期的にアラームやブザーも鳴る。それに検査だ何だと、しょっちゅう起こされることになる。この状況で、患者が十分な睡眠をとれるわけがない。

病院の労働衛生に関する研究によると、病室や病棟内の騒音は混雑したレストランやバーに匹敵するという。しかもその状態が24時間ひっきりなしに続くのだ。

集中治療室を対象にした調査によると、内科や外科の区別なく、すべての患者がよく眠れないという結果になっている。患者はまず、集中治療室という慣れない環境でとまどい、さらに騒音という追い打ちにあう。寝つきが悪くなり、やっと寝ても眠りが浅く、途中で何度も目が覚め、レム睡眠の時間が短くなる。さらに問題なのが、医師や看護師が、集中治療室の患者の睡眠時間を実際よりも長く見積もっていることだ。以上のような事実を総合すると、病院の環境は、患者の健康回復にまったくそぐわないということがわかる。

しかし、この問題は解決できる。睡眠を中心に据えて、患者ケアのプログラムをつくることは可能だ。私自身が行った研究によると、痛みを感知する脳の部位は、寝不足の状態でいると、8時間ぐっすり眠ったときに比べ、不快な温度の刺激（もちろん危険なレベルではない）に対して42％より敏感になる。ここで興味深いのは、この痛みを感知する部位は、モルヒネなどの鎮静剤がもっとも作用する部位でもあることだ。

つまり**睡眠は自然の鎮静剤であり、睡眠をとらないと、痛みを敏感に感知する**ようになる。患者が激しい痛みに苦しむということだ。ちなみに、モルヒネはできれば使用を避けたほうがいい薬だ。以上のようなさまざまな科学的研究を総合すれば、入院患者の睡眠を向上させることで、モルヒネの投与を減らせるということがわかるだろう。そしてモルヒネを減らせば、安全リスク、重い副作用、薬の危険な相互作用も減らすことができる。

良質な睡眠を手に入れた入院患者は、薬がいらなくなるだけでなく、体内の免疫システムも強化できる。その結果、感染症にかかりにくくなり、手術後の傷も早く治る。回復が早ければ、退院も早くなる。それが医療費削減につながり、保険料率を下げることにもなる。

病院における睡眠の改善は、決して難しいことではない。まずは、病室から必要のない機器やアラームをとり除くことから始めよう。次に、医師、看護師、病院スタッフに、睡眠の効果を教育する。患者の睡眠を守ることは、自分たちの利益にもなると理解してもらう。

また患者に対しては、入院手続きのときに、いつもの睡眠パターンを確認しておくといいだろう。そしてできるかぎりそのパターンに合わせて検査などを行うようにする。私の自然に起きる時間は7時45分なので、盲腸で入院することがあるとしたら、6時半に起こすのはできればやめてもらいたいと思っている。

簡単な方法は他にもある。たとえば、すべての入院患者に耳栓とアイマスクを配るという方法だ。そして夜間の照明は暗くし、LEDを使わない。逆に昼間は明るい照明にする。これで患者は概日リズムが乱れず、自然な睡眠と覚醒のパターンを維持できる。どの方法もお金はそれほどかからない。しかも、ほとんどの方法が明日からでも導入できる。そしてすべての方法が、間違いなく患者の睡眠を大幅に改善してくれる。

例2：新生児を守る

未熟児の健康と命を守るのは難しい仕事だ。不安定な体温、呼吸のストレス、感染症などが、心臓の不安定、神経発達の阻害につながり、最悪の場合は死に至る。まだ未熟な状態である新生児は、ほとんどの時間を寝て過ごさなければならない。しかし、新生児の集中治療室のほとんどは、夜間もずっと明るく照らされ、日中も天井の強い光が赤ちゃんの薄いまぶたを攻撃する。24時間明るい環境で、あなたはぐっすり眠ることができるだろうか？

当然ながら、この環境に置かれた未熟児たちは、普通に眠ることができない。ここで再び、睡眠を奪われた人間とラットの運命を思い出してみよう。彼らは中核温を維持する能力を失い、心血管機能が弱り、呼吸が困難になり、免疫機能が崩壊した。

なぜ私たちは、新生児の睡眠を最優先に考えて、新生児集中治療室（ＮＩＣＵ）を設計してこなかったのだろう。睡眠は、母なる自然が与えてくれた最高の治療法だ。

私たちは、睡眠に適した照明（昼は弱い光、夜はほぼ真っ暗）を導入したＮＩＣＵを対象に調査を行っている。

ここ数ヵ月の間で集まった予備データによると、赤ちゃんの睡眠は、時間、質ともに大幅に改善した。その結果、睡眠に適さない環境にいる未熟児に比べ、体重増加は50〜60％向上し、血中酸素飽和度も大幅に高くなった。ここで特筆すべきは、熟睡できた未熟児は、退院が5週間も早くなったことだ！

発展途上国でも、お金をかけずにこの設備を導入することは可能だ。ただ電球にカバーをかけて暗くするだけでいい。費用は電球1つにつき1ドルもしないだろう。それだけで、未熟児の眠りを大幅に改善することができる。また、お風呂の時間に注意するという単純なことでも、赤ちゃんの眠りを改善できる。真夜中にお風呂に入れるのではなく（実際に行われているのを見たことがある）、自然な就寝時間の前に入れるようにする。どちらの方法も、全世界で導入できるだろう。

全世界の新生児病棟や小児病棟で、子どもの睡眠を最優先にした設備を整えるべきだ。それができない理由は1つもないことを、私はここで強調しておきたい。

睡眠は国家レベルでとり組むべき課題

睡眠に関する正しい教育は、国家レベルでとり組むべき課題でもある。運輸安全関連の予算のうち、居眠り運転の危険を教育するための予算はごくわずかだ。しかし現実は、ドラッグと飲酒を合わせた自動車事故よりも、居眠り運転による事故のほうが多い。それに事故の結果もはるかに深刻だ。

各国の政府が真剣に居眠り運転防止キャンペーンを行っていれば、年間で数十万人の命を救えるかもしれない。居眠り運転が減れば事故が減り、救急医療費や通常の医療費も削減できる。キャンペーンでかけた費用はすぐに回収できるだろう。各種の自動車保険の保険料率も下がり、そして個人が払う保険料も下がる。

居眠り運転に対する罰則も強化するべきだ。もちろん、血中アルコール濃度に比べ、居眠り運転は立証するのが難しい。

しかし、大手自動車メーカーと一緒に働いた経験から判断すると、そう遠くない未来に、運転手の覚醒度を判定するテクノロジーを搭載した車が登場するだろう。運転手の反応速度、目の動き、運転態度、それに事故の性質などから、居眠り運転かどうか判断できるようになる。また、個人の睡眠を記録するデバイスが普及すれば、そのデータも参考にできるだろう。居眠り運転版の「呼気検査」が実現するのも夢ではない。

社会全体を変えるのは、たしかに大がかりで難しい仕事だ。しかし、すでに存在する他の分野の対策を拝借し、睡眠に応用することなら、それほど難しくないだろう。たとえばアメリカの保険会社の多くは、スポーツジムに通う人の医療保険料を安くしている。睡眠にはスポーツ以上の健康効果があるのだから、保険会社はきちんと寝ている人にも同じような待遇をするべきではないだろうか。

保険加入者は、保険会社が認定した市販の睡眠記録デバイスを使って自分の睡眠を記録する。そしてそのデータを、保険会社のウェブサイトの専用ページにアップロードする。保険会社が年齢ごとに適切な睡眠時間を設定し、それをクリアした加入者は、その月の保険料が安くなる。運動の習慣と同じで、睡眠の向上は社会全体の利益になる。医療費の削減につながり、そして個人はより健康で長生きできるようになる。加入者の保険料が下がっても、保険会社は利益を上げることができる。事故が減ることで、保険金の支払いが減るからだ。これはすべての人が恩恵を受けることのできるシステムだ。

メディアが健康問題を扱うときは、とかく危機感を煽るような暗い話ばかりする。しかし私はこの本で、誰もが前向きになれるような解決策を提示してきたつもりだ。この本に触発されて、自分なりの睡眠改善法を思いつく人もいるかもしれない。そのアイデアを普及させるためにＮＰＯを設立する人、または起業する人が出てきたら、私にとってこんなに嬉しいことはない。

おわりに——眠るべきか、眠らざるべきか

たった100年の間で、人類は生きるために必要な「十分な睡眠」を捨ててしまった。睡眠は、340万年にもおよぶ進化の末に完成したシステムであり、きわめて機能的に人類の命を守ってきた。その完璧なシステムを捨てた現代人は、健康、寿命、安全、生産性、そして子どもたちの教育で、大きな代償を払うことになった。

睡眠不足は沈黙の疫病だ。世界の先進国でこの病気が蔓延しているという事実は、21世紀の公衆衛生が直面する最大の難問だ。睡眠不足がもたらす早すぎる死や健康被害を避けたいのなら、抜本的な意識改革が必要だ。個人も、文化も、職場も、社会も、睡眠に対する態度を大きく変えなければならない。

一晩ぐっすり眠ることは人間の生まれながらの権利であり、その権利をとり戻すときがついにやって来たと私は信じている。眠ることは恥ではなく、怠惰の証でもない。睡眠は自然の万能薬だ。健康、幸せ、活力を人類にもたらしてくれる。本来の睡眠をとり戻した私たちは、日中の「本当に目覚めている」という感覚を思い出すこともできるだろう。そして、真に生きているという充実感も味わえるようになるはずだ。

謝辞

同僚の睡眠科学者たち、それに私の研究所の学生たちの類い希な献身のおかげで本書は誕生した。彼らが研究に注ぐ英雄的な努力がなければ、ここまで充実した本にはならなかっただろう。とはいえ科学者と若い研究者たちは、発見の方程式の半分でしかない。残りの半分は、研究に参加してくれた一般の人たちや患者たちだ。彼らの協力があったからこそ、画期的な発見が可能になり、睡眠科学の基礎を築くことができた。彼らの全員に、心から感謝の意を表したい。

本書の誕生に欠かせない三者の存在にも感謝を。出版社のスクリブナーは、この本を信じ、社会を変えるという私の大それた野望を信じてくれた。有能で、献身的で、いつも刺激を与えてくれる編集者のシャノン・ウェルチとキャスリン・ベルデン。そして有能エージェントにして賢人、私の文章の師匠、つねに私の道を照らしてくれるティナ・ベネット。私はただ、この本であなたたちの献身に応えられる仕事ができたことを願っている。

[著者]
マシュー・ウォーカー（Matthew Walker, PhD）
睡眠コンサルタント。睡眠科学者。カルフォルニア大学バークレー校教授。睡眠・神経イメージ研究室所長。英国ノッティンガム大学で神経科学の学士号を取得し、英国ロンドンのMedical Research Councilから神経生理学の博士号を取得。その後、ハーバード大学医学部の精神科助教授に就任。 現在はカリフォルニア大学バークレー校の神経科学と心理学の教授であり、睡眠と神経イメージング研究室のディレクターを務める。また、国立科学財団と国立衛生研究所から数多くの資金賞を受賞し、国立科学アカデミーの主任研究員としても活躍している。健康と病気の集団における人間の脳機能に対する睡眠の影響を研究し、今日までに80以上の科学研究調査を発表している。また、テレビ、ラジオ、メディアに多数登場し、海外での講演も多数行っている。本書は、サンデータイムズにてベストセラー1位、タイム誌ほか5誌で2017年度ベストブックスに選ばれるなど、全米・全英で大反響を呼んだ一冊。

[訳者]
桜田直美（さくらだ・なおみ）
翻訳家。早稲田大学第一文学部卒。おもな訳書に『うまくいっている人は朝食前にいったい何をしているのか』（SBクリエイティブ）、『こうして、思考は現実になる』『脳は「ものの見方」で進化する』（サンマーク出版）、『人生が変わる最高の呼吸法』（かんき出版）、『生きるために大切なこと』（方丈社）などがある。

※本書の原注および図版出典については、以下のURLよりPDFファイルをダウンロードできます。

http://www.sbcr.jp/book/suimin/

睡眠こそ最強の解決策である

2018年 5月28日　初版第1刷発行
2022年 3月24日　初版第12刷発行

著　者――――――――マシュー・ウォーカー
訳　者――――――――桜田直美
発行者――――――――小川 淳
発行所――――――――SBクリエイティブ株式会社
〒106-0032　東京都港区六本木2-4-5
電話：03-5549-1201（営業部）

装　丁――――――――井上新八
本文デザイン――――松好那名（matt's work）
本文DTP ――――――荒木香樹
校　正――――――――新田光敏
編集担当――――――杉本かの子（SBクリエイティブ）

印刷・製本――――――三松堂株式会社

　ISBN978-4-7973-9584-6

⑨ 寝る前にお風呂につかる

お風呂から出たときに中核温が下がり、自然な眠気が訪れる助けになる。それにお風呂につかること自体にリラックス効果がある。

⑩ 寝室を暗くする、寝室を涼しくする、寝室にデジタル機器を持ち込まない

睡眠の妨げになるもの、たとえば音、明るい光、寝心地の悪い寝具、暖かすぎる室温などは、寝室から一掃する。室温は少し寒いぐらい（理想的な室温は摂氏18・3度）のほうがよく眠れる。テレビ、携帯電話、スマートフォン、パソコンも睡眠のじゃまになる。寝心地のいい寝具と枕は安眠を促進してくれるだろう。不眠症の人は、よく時計をじっと見てますます眠れなくなる。文字盤や数字が見えないようにするといい。

⑪ 日中に太陽の光を浴びる

太陽の光は、体内の時計を整えるカギとなる要素だ。毎日、最低でも30分は外に出て日光を浴びる。もし可能なら太陽の光で目覚めるようにする。または朝起きたら明るい人工光を浴びる。眠れなくて困っている人に、睡眠の専門家はたいてい「朝の光を1時間浴びて、寝る前に部屋の明かりを暗くする」とアドバイスする。

⑫ 眠れないままずっと布団の中にいない

20分以上寝つけなかったら、または寝つけなくてイライラしてきたら、布団から出て、眠くなるまで何かリラックスできる活動をする。眠れないという不安のせいで、ますます眠れなくなるからだ。

④ 寝る前にアルコールを摂取しない

寝酒や軽いアルコール飲料ぐらいなら、たしかにリラックスできるかもしれない。しかしあまり飲みすぎると、レム睡眠が失われ、眠りも浅くなる。それに睡眠中の呼吸も妨げられる。それに、アルコールの効果が切れた夜中に目が覚めてしまうことも多い。

⑤ 夜の遅い時間に大量の飲食をしない

軽食ならかまわないが、夜遅くにたくさん食べると消化不良を起こし、それが熟睡の妨げになる。また寝る前に水分を摂りすぎると、夜中に何度も起きてトイレに行くことになる。

⑥ 可能なら、睡眠を妨げるような薬を飲まない

心臓病、高血圧、喘息の一般的な処方薬、市販の咳止めの漢方薬、風邪薬、アレルギー薬には、睡眠を妨げる成分が入っていることもある。もし不眠に悩んでいるのなら、いつも飲んでいる薬の中に眠れなくなる成分が入っているか、医師か薬剤師に確認してみよう。もし入っているなら、寝る前以外の時間に服用しても問題ないか相談する。

⑦ 午後3時をすぎたら昼寝をしない

昼寝は失われた睡眠をとり戻すいい方法だが、午後の遅い時間に寝てしまうと夜に眠れなくなる。

⑧ 寝る前にリラックスする

寝る直前までスケジュールを詰め込みすぎないこと。本を読む、音楽を聴くなど、リラックスできる寝る前の習慣をつくる。

付録

健やかな眠りのための12のアドバイス

① いつも同じ時間に寝て、同じ時間に起きる

人間は習慣の生き物。睡眠パターンがコロコロ変わると適応するのに苦労する。週末に寝だめをしても、平日の睡眠不足の埋め合わせにはならない。それに、月曜の朝に起きられなくなるという弊害もある。起きる時間だけではなく、寝る時間にもアラームが鳴るようにする。この12のアドバイスの中でどれか1つだけ守るなら、ぜひこのアドバイスにしてもらいたい。

② 夜寝る前に運動してはいけない

運動はたしかに健康にいいが、あまり遅い時間にしてはいけない。最低でも30分の運動を定期的に行うことを推奨するが、寝る2時間前か3時間前までに終わらせること。

③ カフェインとニコチンを摂取しない

コーヒー、コーラ、お茶の一部、チョコレートには刺激剤であるカフェインが含まれていて、効果が完全に抜けるまで8時間かかることもある。つまり、午後の遅い時間に一杯のコーヒーを飲むと、夜になかなか寝つけなくなるということだ。ニコチンも刺激剤であり、そのため喫煙者は眠りが浅いことが多い。それに加えて、ニコチンの禁断症状のために朝早く目覚めてしまう。